ACTA NEUROVEGETATIVA / SUPPLEMENTUM V

Die chemische Blockierung des adrenergischen Systems am Menschen

Experimentelle Studien und klinische Beobachtungen
mit sympathicolytischen und ganglienblockierenden Substanzen
unter besonderer Berücksichtigung des Kreislaufs
und der Gefäße

Von

Priv.-Doz. Dr. A. Bernsmeier
II. Medizinische Klinik der Universität München

Mit 49 Textabbildungen

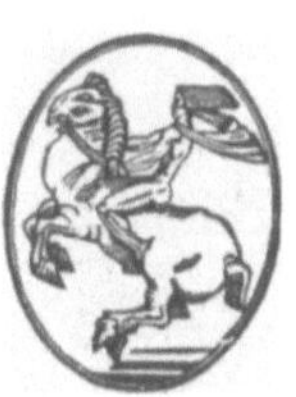

SPRINGER-VERLAG WIEN GMBH 1954

ISBN 978-3-211-80332-5   ISBN 978-3-7091-7828-7 (eBook)
DOI 10.1007/978-3-7091-7828-7

Geleitwort.

Eine pharmakologische Einflußnahme auf das sympathische Nervensystem ist auf zwei Wegen möglich, einmal durch Hemmung der peripher ausgelösten Sympathicuswirkungen mittels adrenolytischer bzw. sympathicolytischer Substanzen, zum anderen durch eine Blokkierung der cholinergischen Erregungsübertragung in den ganglionären Schaltstellen des vegetativen Nervensystems. Die klinische Beurteilung solcher Stoffe war bisher aber dadurch erschwert, daß die therapeutische Anwendung auf tierexperimentellen Ergebnissen basierte und vielfach keine exakte Prüfung der pharmakologischen Wirksamkeit am Menschen vorausgegangen war.

Mit der vorliegenden Arbeit hat *Bernsmeier* versucht, die spezifische Wirkung der Sympathicolytica und der Ganglienblocker am menschlichen Organismus festzustellen. An Hand der Untersuchungen wird der Beweis erbracht, daß die kritiklose Übertragung tierexperimenteller Erfahrungen auf die Klinik oftmals zu Fehlschlüssen in der Deutung von Befunden führen kann. Die Ausrichtung auf das Problem der Quantität zeichnet die Untersuchungen aus.

Die Bedeutung der Hemmungsstoffe beider Gruppen für die innere Medizin ist nach den klinischen Erfahrungen der letzten Jahre ausführlich dargestellt und bewertet. Mit modernsten Methoden wurde der Einfluß auf die Hirndurchblutung gemessen. Die Ergebnisse stehen heute so sehr im Brennpunkt des allgemeinen Interesses, daß sie eine weite Verbreitung erfahren dürften. Die Arbeit stellt ein Beispiel einer klinischen Pharmakologie dar, die diesen oft mißverstandenen und falsch gebrauchten Ausdruck wirklich verdient.

München, im Februar 1954

Prof. Dr. Dr. **G. Bodechtel**
Direktor der II. Medizinischen Klinik der
Universität München

Inhaltsverzeichnis.

A. Einleitung und Problemstellung.

1. Vegetatives Nervensystem und innere Erkrankungen.

Seit *Claude Bernard* [47][1] vor mehr als hundert Jahren mit seinem
Salz- und Wasserstich den Einfluß des vegetativen Nervensystems auf
den Stoffwechsel des Organismus entdeckte und *Magendie* [430] die Be-
ziehungen zwischen Nervensystem und Trophik am Beispiel der Keratitis
neuroparalytica diskutierte, ist die Bedeutung des Vegetativums für die
Pathogenese innerer Erkrankungen immer wieder ventiliert worden.
Erinnert sei an *Samuel* [576], *Charcot* [119], *Friedländer* [203], *Leschke* [403],
Loeb [414] und *L. R. Müller* [473], um nur einige Namen zu nennen. Die
Forschungen der letzten Jahrzehnte, angeregt insbesondere durch *Ricker*
[548], *Lichtwitz* [407], *Veil* und *Sturm* [661], haben wertvolle Erkenntnisse
für die Bedeutung des vegetativen Systems gebracht. Gerade die Über-
bewertung des nervalen Faktors, die im Rahmen der zeitweise heftigen
Diskussionen nicht ausbleiben konnte, gab auf der anderen Seite Anlaß zu
intensiver experimenteller Arbeit, der wir heute unsere Kenntnisse über
die funktionelle Organisation des vegetativen Nervensystems verdanken.
Durch eine weitgehende Autonomie der Peripherie und die zentrale Koor-
dination zu höheren Regulationsmechanismen im Sinne von *W. R. Hess*
[296], die *Bodechtel* [79] auch als Relais-Funktion charakterisiert hat,
sind die Eigenarten dieses Systems gekennzeichnet, die das wechsel-
volle Bild der vegetativen Beeinflussung der verschiedenen Organe bedingen. Als wesentlicher Faktor für die vegetative Leistung im gesamten
Organismus ist die Zirkulation anzusehen, die, über Gefäßnerven und
glatte Muskulatur reguliert, im Dienste der Ernährung aller Gewebe
steht.

Die hier skizzierten pathogenetischen Zusammenhänge gewinnen für
die Klinik dadurch an Bedeutung, daß sie neue Wege für die Therapie
eröffnen. In den letzten drei Jahrzehnten haben sich bei zahlreichen Erkrankungen operative Eingriffe am vegetativen Nervensystem, insbesondere am Sympathicus, immer mehr durchsetzen können und die
Sympathicus-Chirurgie zu einem Sondergebiet gemacht. Daneben be-
währte sich für temporäre diagnostische und therapeutische Ausschaltungen in vielen Fällen die Anaesthesie mit Novokain als paravertebrale,
epidurale und Stellatum-Blockade. Die Operationen am Sympathicus
stellen aber erhebliche Eingriffe dar, und auch die Novokainblockaden
sind infolge mannigfacher Komplikationsmöglichkeiten nicht ungefähr-
lich [81, 670, 516].

---

[1] Ziffern in eckigen Klammern beziehen sich auf das Literaturverzeichnis, S. 131.

Seit vielen Jahren haben deswegen Pharmakologen und Kliniker Stoffe gesucht, die bei einfacher oraler oder parenteraler Anwendung imstande sind, die Wirkungen einer sympathico-adrenalen Aktivität zu hemmen. Schon 1906 hatte *Dale* [139] solche Effekte bei gewissen Mutterkornalkaloiden im Tierexperiment beobachtet, die die Aufmerksamkeit der Pharmakologen und Physiologen auf sich zogen, jedoch für eine klinische Auswertung wegen der toxischen Nebenerscheinungen nicht geeignet waren. Erst in den letzten Jahren ist es gelungen, neue Substanzen aufzufinden, die bei hoher spezifischer Wirksamkeit ein adäquates Verhältnis der pharmako-therapeutischen zur toxischen Dosis besitzen.

Seither sind zahlreiche klinische Erprobungen beschrieben worden, die den Effekt einer Medikation mit solchen Substanzen in Analogie zum Tierexperiment als spezifische Hemmung des sympathischen Systems zu deuten versuchen. Exakte Analysen der pharmakologischen Wirkung am Menschen liegen jedoch bis heute noch nicht vor. *Es ist das Ziel dieser Arbeit, auch am Menschen an Hand von experimentellen Beobachtungen den Effekt solcher Substanzen zu prüfen, die eine Hemmungsfunktion auf nervale und hormonale Sympathicusreize ausüben*; damit würde die Lücke geschlossen, die zwischen Tierexperiment und klinisch-therapeutischer Anwendung noch besteht. Die Möglichkeit der Blockierung des sympathischen Systems am Menschen mit allen sich daraus ergebenden Auswirkungen und die Brauchbarkeit eines solchen Eingriffs für die klinische Medizin sollen im folgenden untersucht werden.

2. Definition der vegetativen Hemmungsstoffe.

Zur Charakterisierung der Hemmungsstoffe und ihres Angriffsortes ist am besten eine schematische Darstellung (Abb. 1) geeignet, die lediglich eine Orientierung geben soll, ohne physiologische und pharmakologische Besonderheiten zu berücksichtigen. Eine chemische Beeinflussung des peripheren sympathischen Systems ist an mehreren Stellen möglich, weil der Sympathicus in seinen strukturellen Elementen zur Erregungsleitung zwei funktionell verschiedene Überträgermechanismen benutzt. Bei Reizung sympathischer Fasern, die vorwiegend dem Grenzstrang entstammen, wird an der peripheren Endstufe Sympathin bzw. Adrenalin und Noradrenalin oder ein Gemisch dieser Wirkstoffe freigesetzt, die eine Übermittlerfunktion auf das Erfolgsorgan ausüben sollen. Die Leitung in den sympathischen Nerven zwischen ihrem zentralen Ursprung und dem peripheren Erfolgsorgan hat aber eine oder mehrere Schaltstellen, die Synapsen in den vegetativen Ganglien, zu passieren. Bei dieser synaptischen Reizübertragung wird in allen vegetativen Ganglien, im sympathischen und parasympathischen System Acetylcholin als Überträger-Substanz freigesetzt.

Nun ist es möglich, die Erregung sowohl an der Endstufe als in den Ganglien durch verschiedenartige Substanzen zu hemmen. Stoffe, die die adrenergische Erregungsübertragung an der Endstufe des Systems, also am Erfolgsorgan, beeinträchtigen, werden antiadrenergische Substanzen, *Adrenolytica oder Sympathicolytica* genannt; Stoffe, die die cholinergische, synaptische Reizübertragung in den Ganglien blockieren, bezeichnet man als *Ganglienblocker oder ganglienblockierende Substanzen.*

Da wahrscheinlich die ganglionäre Reizübertragung durch Acetylcholin im cholinergischen und adrenergischen System grundsätzlich gleich ist, werden durch die Ganglienblocker beide vegetativen Systeme von ihren zentralen Formationen gelöst, die hormonale Beeinflussung der Endorgane

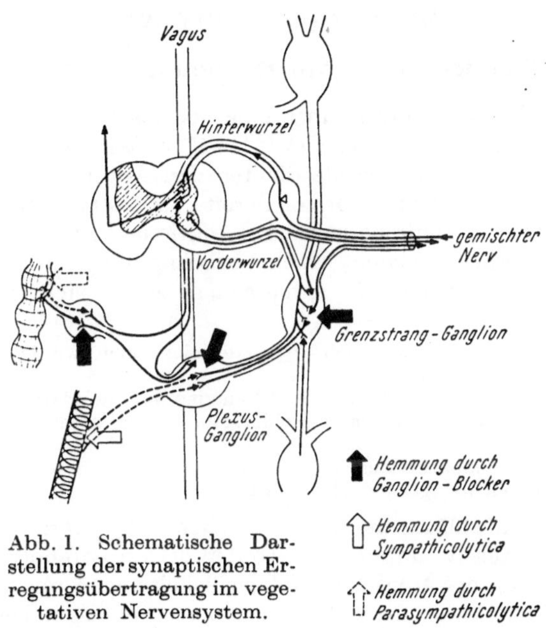

Abb. 1. Schematische Darstellung der synaptischen Erregungsübertragung im vegetativen Nervensystem.

bleibt jedoch im vollen Umfange erhalten. Die „Sympathicolytica" dagegen — wir wollen diesen Ausdruck beibehalten, weil er sich in der Literatur bereits allgemein durchsetzen konnte, obwohl *Nickerson* [479] berechtigte Bedenken gegen die „Lysis" erhoben hat — hemmen eine spezielle Funktion der adrenergischen Erregungsübertragung und sind etwa den „Parasympathicolytica", z. B. dem Atropin, in seiner peripheren Wirkung auf den sogenannten „muskarinähnlichen Effekt" des Acetylcholins an die Seite zu stellen. „Sympathicolytica" und „Parasympathicolytica" hemmen aber nicht spezifisch die intraganglionäre „nikotinähnliche Wirkung" des Acetylcholins.

Ein „Sympathicolyticum" im engeren Sinne muß auch ein „Adrenolyticum" sein, während das Umgekehrte nicht unbedingt erforderlich ist. Dies hat eine gewisse praktische Bedeutung, weil manche Hemmungswirkungen bei Reizen durch Adrenalin schon eher registriert werden können als bei Sympathicusreiz oder Noradrenalin-Applikation. Wir werden uns mit diesen Erscheinungen noch näher zu befassen haben.

Es hat sich als zweckmäßig erwiesen, die Beeinflussung des adrenergischen Systems durch Blockierung der cholinergischen Synapsen einerseits und der Endstufen andererseits gesondert zu behandeln, weil ganz unterschiedliche Wirkungsmechanismen zugrunde liegen.

B. Die Blockierung des adrenergischen Systems durch die Sympathicolytica.

I. Übersicht über die Hemmungssubstanzen.

Die ersten Beobachtungen über eine spezifische Hemmung der Adrenalinwirkung wurden 1905 von *Dale* [142], *Sollmann* und *Brown* [625] beschrieben. Als Hemmungsstoffe dienten den Autoren nur teilweise gereinigte Extrakte des Mutterkorns. Bereits 1906 stellte *Dale* [139] dann die Kriterien der antiadrenergischen Funktionen zusammen, die auch heute noch Gültigkeit besitzen. Nach Vorbehandlung mit Sekale-Extrakten, die etwa dem Ergotoxin entsprachen, zeigte sich im Tierexperiment:

1. die Blutdrucksteigerung nach Adrenalininjektionen wurde gehemmt oder in eine Senkung umgekehrt,

2. die konstriktorischen Effekte des Adrenalins auf die glatte Muskulatur der Gefäße und verschiedener muskulärer Hohlorgane wurden herabgesetzt oder unterbrochen,

3. die Reizung sympathischer Nerven erzeugte nur einen geringen oder keinen Effekt an einem Teil der glatten Muskulatur.

Seither sind die *Mutterkornalkaloide* chemisch, pharmakologisch und physiologisch intensiv untersucht worden. Der adrenolytische Effekt war jedoch wegen der toxischen Nebenerscheinungen und der Erregung der glatten Muskulatur, die bekanntlich zu erheblichen Durchblutungsstörungen bis zur Gangrän führen kann, therapeutisch nicht auswertbar. Erst nach Hydrierung der natürlichen Alkaloide durch Anlagerung von Wasserstoff an eine Doppelbindung der Lysergsäure durch *Stoll* und *Hofmann* [635, 637] waren die Voraussetzungen für eine klinische Auswertung gegeben. Diese chemische Umwandlung vermindert die toxische Dosis der verschiedenen Alkaloide am Kaninchen 8- bis 30mal, steigert dagegen den adrenolytischen Effekt bis zu 35mal [559].

1925 wurde die adrenalinhemmende Wirkung von *Yohimbin* [534] gefunden. Es besteht ein Antagonismus gegen zirkulierendes Adrenalin [535] und bei drei- bis fünffach höherer Dosierung auch gegen den Effekt der Sympathicusreizungen [702, 36]. Die Substanz hat jedoch als Sympathicolyticum nur für Laboratoriumsuntersuchungen eine Bedeutung erlangt, nicht dagegen in der Klinik.

Einen besonderen Fortschritt in der Darstellung der Sympathicolytica bedeutet die Entdeckung *Loewes* [417], der 1927 erstmals unter synthetischen *Phenylaethylaminen* Stoffe fand, die den Anforderungen *Dales* [139] als adrenolytischen Körpern entsprachen. Auffallend ist die große Ähnlichkeit in der chemischen Konstitution dieser Substanzen mit den Sympathicomimeticis. Die Art und Stellung der Substitutionen am Amin oder Phenolring können völlig entgegengesetzte pharmakologische Reaktionen einmal im Sinne der Erregung, einmal im Sinne der Hemmung adrenergischer Substrate bewirken. *Bovet* [88, 90] hat sich ausführlich mit diesen strukturell bedingten, gegensätzlichen pharmakodynamischen Effekten von Substanzen derselben Körperklasse befaßt und die Vermutung ausgesprochen, daß auch daraus gewisse Schlüsse auf einen gemeinsamen „spezifischen Receptor" gezogen werden können. Wir begegnen ihnen bei vielen biologisch wirksamen Verbindungen, unter anderen auch bei den Ammoniumbasen, über die noch zu berichten sein wird.

In der Folgezeit sind eine ganze Reihe wirksamer Verbindungen synthetisiert worden, die adrenolytische Funktionen aufweisen. 1933 haben *Fourneau* und *Bovet* [190] die *Benzodioxane* dargestellt, deren zahlreiche Substitutionen einer eingehenden pharmakologischen Analyse unterzogen wurden [88].

Die sympathicolytischen Eigenschaften der *β-Haloalkylamine*, deren Prototyp das Dibenzyl-β-Chloraethylamin (*Dibenamin*) ist, sind 1945 erstmalig von *Nickerson* und *Goodman* [491] beschrieben worden, nachdem schon *Eisleb* [165] 1934 die Substanzen chemisch charakterisiert hatte.

Unter den heterocyclischen Verbindungen mit adrenolytischen Eigenschaften sind noch die Imidazoline zu nennen:

1. das *Benzyl-imidazolin (Priscol)*, untersucht von *Hartmann* und *Isler* [283], *Meier* und *Müller* [450], sowie *Schnetz* und *Fluch* [598] — *Hermann* et al. [290, 291] bewiesen 1941 seine antiadrenergische Wirksamkeit —, und

2. das *Regitin* (Tolyl-oxyphenyl-aminomethyl-imidazolin), das sich durch hohe Spezifität und große therapeutische Breite auszeichnet.

Außer den hier skizzierten wurden verschiedene Gruppen von natürlichen und synthetischen Verbindungen beschrieben, die einen Antagonismus gegenüber Adrenalin aufweisen, aber nicht den Anforderungen für eine klinische Anwendung entsprechen. Sie sollen deswegen auch keine besondere Erwähnung finden. Nicht berücksichtigt werden weiter Substitutionsprodukte der oben aufgezeigten Reihen, die wegen ihrer Unspezifität, geringeren Wirksamkeit, Nebenwirkungen oder Toxizität aus der Gruppe der Therapeutica ausgeschlossen werden müssen oder keine Besonderheiten gegenüber den typischen Vertretern bieten. So bleiben nur wenige Substanzen, die für unsere Problemstellung von Bedeutung sind:

1. aus der Gruppe der Mutterkornalkaloide die dihydrierten Formen, insbesondere das Dihydroergotamin und das Hydergin als Kombinationspräparat aus gleichen Teilen Dihydroergocornin, -cristin und -kryptin,

2. aus der Gruppe der Benzodioxane die Aminomethyl-benzodioxane 883 F und 933 F,

3. aus der Gruppe der β-Haloalkylamine das N-N-Dibenzyl-β-Chloraethyl-amin = Dibenamin,

4. aus der Gruppe der Imidazoline das 2-Benzylimidazolin = Priscol und das 2-((N-p'-tolyl-N-(m'-hydroxyphenyl)-aminomethyl)-imidazolin = Präparat 7337 = Regitin.

Die chemische Konstitution der hier behandelten Sympathicolytica ergibt sich aus den nachstehend angegebenen Strukturformeln. Es würde den Rahmen dieser Arbeit überschreiten, Einzelheiten und Daten der Chemie dieser Stoffe aus dem Schrifttum zu referieren. Schon die Auswahl klinisch wichtiger Sympathicolytica zeigt Körper verschiedener chemischer Struktur. Gemeinsam ist allen Verbindungen die hemmende Funktion gegen adrenergische Reize.

	+ NH_3 + d-Prolin + Brenztrauben-säure	+ l-Phenylalanin	Ergotamin
d-Lysergsäure	+ NH_3	+ l-Phenylalanin	Ergocristin
	+ d-Prolin	+ l-Leucin	Ergokryptin
	+ Dimethylbrenz-traubensäure	+ l-Valin	Ergocornin

Mutterkornalkaloide

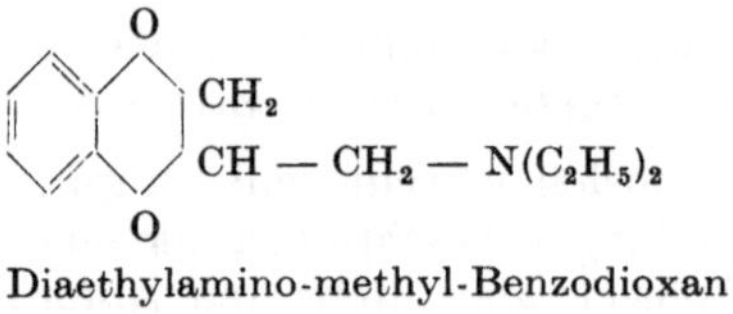

Diaethylamino-methyl-Benzodioxan = *833 F*

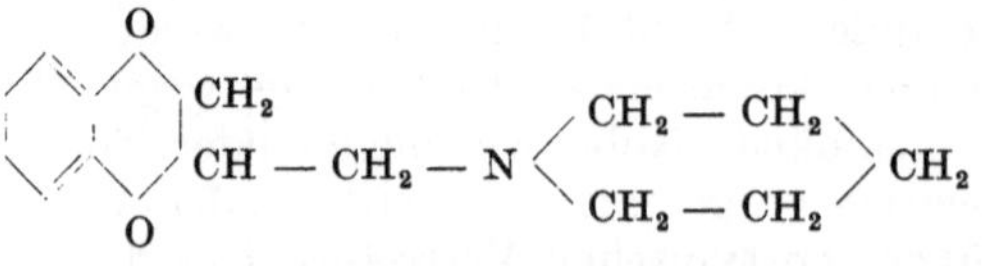

Piperidino-methyl-Benzodioxan = *933 F* = *Benodaine*

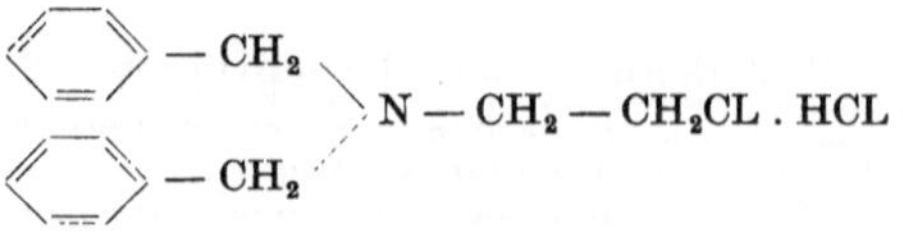

N-N-Dibenzyl-β-Chloraethylamin = *Dibenamin*

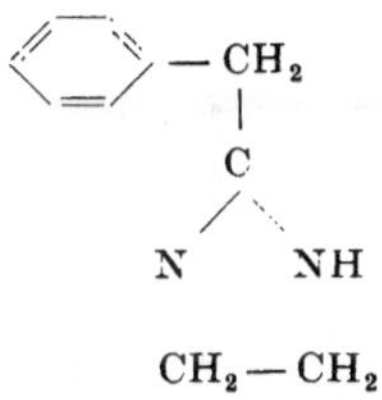

CH_2-CH_2
2-Benzyl-Imidazolin = *Priscol*

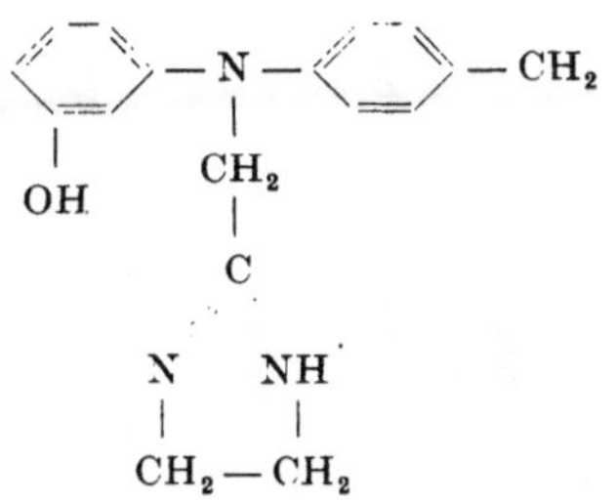

2-(N-*p*-Tolyl-N-*m*-oxyphenyl-aminomethyl)-
imidazolin = *7337* = *Regitin*

II. Übersicht
über die pharmakologischen Eigenschaften der Sympathicolytica nach tierexperimentellen Untersuchungen.

Der Sympathicusreiz und die pharmakodynamische Aktivität der Sympathicomimetica äußern sich in der Peripherie an der glatten Muskulatur und an den sekretorisch tätigen Zellen. *Die Sympathicolytica blockieren diese peripher ausgelösten Effekte.* Wesentlich für die sympathicolytischen Substanzen ist es, daß sie ihre Wirksamkeit nicht nur am isolierten Organ, sondern auch in vivo besitzen und als Antagonisten der Sympathicomimetica in einer bestimmten quantitativen Relation zu diesen stehen. Die Reaktionsfähigkeit der Zellen bzw. Organe wird von ihnen nicht aufgehoben, zum Beispiel reagiert die glatte Muskulatur auf nicht sympathico-adrenale Reize in normaler Weise. Gerade darin äußert sich die spezifisch sympathicolytische Eigenschaft der Substanzen dieser Gruppe. Man findet an den verschiedenen Organen eine ganze Reihe von Reaktionen mit mehr oder weniger deutlicher Paralysierung der sympathischen oder adrenergischen Reize (Tab. 1).

Wie die sympathicomimetischen Substanzen, so zeigen auch die Hemmungsstoffe gewisse unterschiedliche Eigenschaften. Diese Verhältnisse sind nur durch einen Vergleich der Wirksamkeit an verschiedenen Testobjekten zu bestimmen. In der Tab. 1 haben wir deshalb die pharmakologischen Wirkungen der wichtigsten Gruppen geordnet, soweit sie für unsere Untersuchungen eine Bedeutung besitzen. Es erübrigt sich im Hinblick auf unsere Problemstellung, an dieser Stelle auf weitere Einzelbeobachtungen einzugehen. Der sympathicolytische Effekt differiert weitgehend, einmal mit den verschiedenen Stoffen, zum anderen bei den verschiedenen Tierarten und den speziellen Versuchsbedingungen [140, 294], insbesondere dann, wenn man auch die Beeinflussung der inhibitorischen Effekte zur Beurteilung mit heranzieht. Die Spezifität endlich wird oftmals durch die direkte Wirkung der Substanzen auf verschiedene Gewebe gemindert. Solche Eigenwirkungen können die sympathicolytischen Effekte völlig verwischen oder die Anwendung einer ausreichenden Dosierung verhindern.

Tabelle 1. *Übersicht über die Wirkung verschiedener Sympathicolytica nach tierexperimentellen Erfahrungen.*

Testung	Substanz / Substrat	Mutterkornalkaloide (dihydrierte) Hydergin (DHE)	Benzodioxane 883 F und 933 F	β-Haloalkylamine Dibenamin	Imidazoline Priscol	Imidazoline Regitin
Wirkung an den isolierten Organen gegen Adrenalin- (Noradrenalin-) bedingte	Kontraktion der isolierten Meerschwein-Samenblase	aufgehoben [559, 98, 561]	gehemmt [276, 277]	aufgehoben [479]	—	aufgehoben [252]
	Vasokonstriktion isolierter Gefäße	aufgehoben [559]	aufgehoben [145]	aufgehoben [263]	aufgehoben [598, 460, 449]	aufgehoben [655]
	Lähmung des isolierten Darmes	aufgehoben [561]	unverändert [469]	unbeeinflußt [479, 480]	wenig gehemmt [474]	nahezu aufgehoben [252]
	Erschlaffung der isolierten Trachea	—	bronchokonstriktorische Eigenwirkung [87]	wenig gehemmt [585]	—	unbeeinflußt [252]
Wirkung am Ganztier gegen Adrenalin- (Noradrenalin-) bedingte	Blutdruckanstieg	Adrenalin aufgehoben, Umkehr; Noradrenalin aufgehoben [559]	Adrenalin aufgehoben, Umkehr; Noradrenalin aufgehoben [29, 298, 454]	Adrenalin aufgehoben, Umkehr; Noradrenalin aufgehoben [480]	aufgehoben [121]	Adrenalin aufgehoben, Umkehr; Noradrenalin aufgehoben [673, 252, 447]
	Vasokonstriktion	aufgehoben [559]	aufgehoben [29, 298, 413, 454]	aufgehoben [263, 663]	aufgehoben [7, 121, 598, 389]	aufgehoben [252]
	Vasodilatation durch Adrenalin	unbeeinflußt [24, 363, 554]	unbeeinflußt [363]	unbeeinflußt [483, 679]	unbeeinflußt [460, 447]	unbeeinflußt [252]
	Steigerung bzw. Senkung der Frequenz	unbeeinflußt [554, 555, 561]	unbeeinflußt [664, 88]	unbeeinflußt [480, 481, 663]	unbeeinflußt [481]	unbeeinflußt [252], Noradrenalin gehemmt
	Lähmung der Darmmotilität	aufgehoben [560]	konstriktorische Eigenwirkung, geringe Hemmung [214, 277, 469]	unbeeinflußt [547]	gering gehemmt [230]	gehemmt [252]

Wirkung am Ganztier gegen Adrenalin-(Noradrenalin-)bedingte	Lähmung des nicht graviden Katzenuterus	unbeeinflußt [455, 556]	unbeeinflußt [27, 137]	unbeeinflußt [480]	unbeeinflußt [7, 290]	unbeeinflußt [252]
	Erregung des nicht graviden Kaninchenuterus	aufgehoben [559, 561]	gehemmt [88]	aufgehoben [480]	aufgehoben [7]	aufgehoben [252]
	Steigerung der Speichelsekretion	—	aufgehoben [470]	aufgehoben [660]	gehemmt [290]	aufgehoben [448]
	Kontraktion der Nickhaut (Katze)	aufgehoben [708]	gehemmt [88]	aufgehoben [482]	wenig gehemmt [121, 218]	aufgehoben [252, 656]
	Mydriasis nach Adrenalin	Eigenwirkung der natürlichen Alkaloide: Mydriasis [152, 40, 139, 700]	aufgehoben [88]	aufgehoben [484, 480]	gering gehemmt [121, 290]	gehemmt [252, 657]
	Steigerung des Blutzuckers	gehemmt [557, 558, 561]	vermindert [88]	unbeeinflußt [480, 479]	unbeeinflußt [290]	unbeeinflußt [708]
	Steigerung des Stoffwechsels	unbeeinflußt [344]	vermindert [88]	unbeeinflußt [480]	unbeeinflußt [290, 291]	unbeeinflußt
	letale Adrenalindosis	deutlich heraufgesetzt [561, 559]	heraufgesetzt [526, 86]	deutlich heraufgesetzt [480, 526]	heraufgesetzt [415]	deutlich heraufgesetzt [448]
Wirkung gegen Sympathicusreizung	Blutdrucksteigerung (Splanchnicusreiz)	aufgehoben [559, 139]	aufgehoben [28]	aufgehoben [480]	gehemmt [291, 290]	aufgehoben [252]
	Nickhautkontraktion (Grenzstrangreiz)	gehemmt [708]	gehemmt [88]	gehemmt [479]	nicht sicher verändert [121, 218]	gehemmt [252]
	Speichelsekretion	—	gehemmt [470]	gehemmt [479]	gehemmt [290]	gehemmt [448]
	ganglionäre Erregungsübertragung	unbeeinflußt [559]	lokale Applikation, Hemmung [29]	unbeeinflußt [189, 484, 480]	nicht sicher beeinflußt	unbeeinflußt [252]

Fortsetzung der Tabelle 1.

Testung	Substanz / Substrat	Mutterkornalkaloide (dihydrierte) Hydergin (DHE)	Benzodioxane 883 F und 933 F	β-Haloalkylamine Dibenamin	Imidazoline	
					Priscol	Regitin
Wirkung bei anderen Reizen	Carotis-Sinusreflex.	gehemmt [558]	gehemmt [664, 437]	aufgehoben [638, 663]	—	gehemmt bis aufgehoben [252, 673]
	cholinergische Reizung	verstärkt [139, 293, 411]	gering gehemmt [553]	unbeeinflußt [479, 484]	gehemmt [441]	unbeeinflußt [252]
Wirkungsdauer und Eigenwirkung der Substanzen	Wirkungsdauer	mittel (Stunden) [559]	kurz [708]	lang (Tage)	kurz [122, 272]	mittel (Stunden) [252, 673]
	Blutdruck	Senkung [561]	geringe Senkung [278] oder Steigerung [664]	große Dosen geringer Abfall [480, 663]	geringe Steigerung [7, 291, 450]	geringe Senkung oder unverändert [673]
	Herzfrequenz	Verlangsamung [558, 555, 196]	erst Brady-, dann Tachycardie [278, 664, 88]	Beschleunigung (vorübergehend) [481, 703]	Beschleunigung [37, 481]	Beschleunigung (vorübergehend) [252, 708]
	Gefäße	unbeeinflußt [559]	Verengerung der Coronargefäße [144, 363]	ohne Eigenwirkung [708]	Dilatation [289, 678, 460]	Dilatation [252]
	Z. N. S.	allgemein sedativ Stimulierung des vagalen Zentrums, Hemmung des Vasomotorenzentrums [558, 561, 552, 559]	Stimulierung des Hirnstammes [86]	Erregung, Krämpfe [482, 484]	keine sichere Beeinflussung	unbeeinflußt [252]
	sonstige Besonderheiten	natürliche Alkaloide stimulieren glatte Muskel [24]. Dihydrierte Alkaloide hemmen diesen Effekt [555, 558, 561]. Dihydroergotamin geringer adrenolytisch als Derivate der Dihydroergotoxingruppe [708]	883 F. wirksamer in Sympathicushemmung als 933 F. [28]	lokales Zellgift [482, 480] weniger toxisch als Lost	histaminähnliche Nebenwirkung [599]	

III. Untersuchungen über die sympathicolytische Wirksamkeit am Menschen.

1. Die Möglichkeiten eines Nachweises.

Der Nachweis von antiadrenergischen Eigenschaften setzt gerade am Menschen möglichst exakt meßbare Versuchsbedingungen voraus, da die psychischen Einflüsse auf das Vegetativum ungleich hoch und nicht abzuschätzen sind. Mit pharmakologisch wirksamen Testmitteln lassen sich bis zu einem gewissen Grade solche Voraussetzungen schaffen. Gerade beim sympathischen System sind wir in der glücklichen Lage, die biogenen Wirkstoffe zu kennen, so daß die Testung der sympathicolytischen Effekte auf dosierbare Bedingungen gebracht werden kann. Untersuchungen von *v. Euler* [178, 179, 180, 175, 181], *Bacq* [30, 31, 32], *Bülbring* und *Burn* [101] sowie *Holtz* [315, 323, 318, 319, 320] zeigen, daß neben Adrenalin auch Noradrenalin im adrenergischen System eine Bedeutung besitzt. Ein Stoff mit sympathicolytischen Eigenschaften muß somit gegen Adrenalin und auch gegen Noradrenalin wirksam sein, d. h. die durch diese beiden Stoffe bedingten Reaktionen beeinflussen bzw. aufheben können.

Unsere Untersuchungen sollen darauf beschränkt bleiben, gut kontrollierbare Funktionen des vegetativen Systems unter Einwirkung der sympathicomimetischen Amine und der hemmenden Substanzen zu beobachten. Als geeignet erwiesen sich unter diesen Voraussetzungen Messungen des Blutdruckes und des Kreislaufes, des Gas- und Zuckerstoffwechsels sowie der Blutbildveränderungen.

2. Der Einfluß einer pharmakologischen Sympathicushemmung auf die durch Adrenalin und Noradrenalin bedingten Reaktionen.

Als wichtiges Kriterium für alle Sympathicolytica gilt die im Tierversuch nachweisbare Adrenalin- bzw. Noradrenalin-Hemmung auf den Blutdruck [484, 252, 253, 559], dabei kommt der Umkehr der Adrenalin-Blutdrucksteigerung eine besondere Bedeutung zu. Wir haben deswegen versucht, die typische Umkehr der Blutdrucksteigerung nach Adrenalin auch am Menschen nachzuweisen. Als adrenolytisch wirksame Substanz diente Regitin, das pharmakologisch und klinisch bereits vielfach geprüft worden ist [30, 50, 101, 238, 239, 252, 350, 385, 518, 656, 655, 657]. Das Präparat stellt eine der wirksamsten bisher bekannten sympathicolytischen Verbindungen dar [673].

a) Bei der Durchführung derartiger experimenteller Untersuchungen ist naturgemäß die Gefahr eines Kreislaufkollapses sehr groß, weil die Wirksamkeit von Regitin nach tierexperimentellen und klinischen Erfahrungen [50, 252] über längere Zeit anhält. Wir wählten deshalb in unserer *Versuchsanordnung* die intravenöse Injektion kleiner Adrenalin- bzw. Noradrenalin-Dosen, deren Blutdruckwirkung innerhalb weniger Minuten abklingt, nachdem vorher das Sympathicolyticum ebenfalls intravenös appliziert war. Damit sind wir in der Lage, einen möglicherweise auftretenden Kollaps besser zu beherrschen, außerdem wird der

Unsicherheitsfaktor in der Resorption bei subkutaner oder intramuskulärer Anwendung ausgeschaltet. Die einmal gewählte Injektions-Zeit und -Dosis blieb bei derselben Versuchsperson in allen Kontrollen konstant. Um Druckschwankungen durch den Einstich der Injektionskanüle zu vermeiden und psychische Effekte auszuschalten, wurden alle für einen Versuch benötigten Injektionen bei liegender Kanüle durchgeführt und nach jeder Injektion immer so lange gewartet, bis konstante Blutdruckverhältnisse hergestellt waren. In der Zwischenzeit erfolgte eine langsame Infusion physiologischer Kochsalzlösung. Wir haben zunächst Adrenalin über einige Minuten in konstanter Dosis infundiert. In der Abb. 2 ist ein solcher Versuch dargestellt bei einer Adrenalininfusion von 0,4 γ/kg/ min. Schon 0,15 mg/kg Körpergewicht Regitin verursachen eine deutliche Hemmung der systolischen Adrenalin-Blutdrucksteigerung gegenüber dem Leerversuch mit Adrenalin. Der diastolische Wert zeigt zusätzlich zu dem bekannten Blutdruckabfall nach Regitin [50] noch eine deutliche Senkung. Die Herzfrequenz erreicht über die Beschleunigung nach Regitin hinausgehend die Werte des Adrenalinversuches. Die adrenalinbedingten Veränderungen der Frequenz und des diastolischen Druckes machen sich bereits in der ersten Minute der Infusion bemerkbar, zu einem Zeitpunkt, wo der systolische Druck praktisch noch keine Veränderungen zeigt. Erst 2 bis 3 Minuten nach Infusionsbeginn ist eine geringe Steigerung zu verzeichnen. Offensichtlich reichte die Dosis des Sympathicolyticums (0,15 mg/kg) nicht zu einer vollständigen Blockierung der angewandten Adrenalinmenge aus. Die Ergebnisse, die in mehreren Versuchen bestätigt werden konnten, legten den Schluß nahe, daß zur vollständigen Hemmung oder darüber hinaus zur Erzeugung einer Umkehr der Adrenalindrucksteigerung ein quantitatives Verhältnis zwischen Sympathicolyticum und Adrenalin erforderlich ist. Da eine Infusion über mehrere Minuten infolge der erheblichen Tachycardie oftmals unangenehme Sensationen verursachte, die eine weitere Steigerung der Regitindosis nicht zuließen, änderten wir unsere Versuchsanordnung. Adrenalin wurde in einer Menge von 0,2 bis 0,4 γ/kg Körpergewicht als Injektion in einem Zeitraum von 30 Sekunden verabreicht.

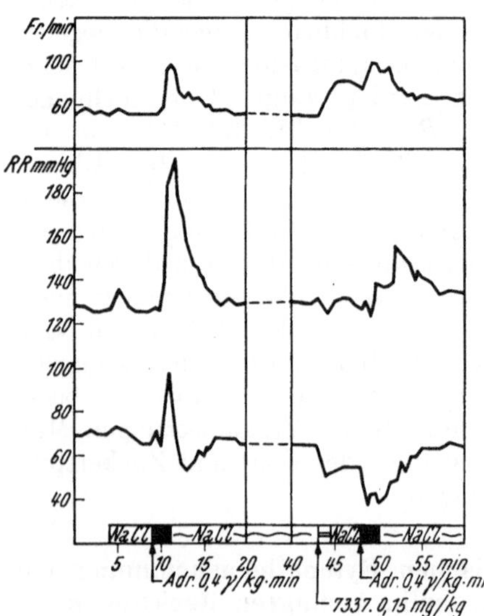

Abb. 2. Blutdruck und Pulsfrequenz nach intravenöser Infusion von 0,4 γ/kg/min l-Adrenalin vor und nach i.v. Gabe von 0,15 mg/kg Regitin bei gesunder Versuchsperson.

Tabelle 2. *Veränderungen des Blutdruckes nach intravenöser Injektion von 0,2 bis 0,4 γ/kg l-Adrenalin vor und nach i. v. Regitingabe in ansteigender Dosis bei sechs kreislaufgesunden Versuchspersonen.*

Nr.	Regitin intravenös mg/kg	Blutdruck vor Regitin	Blutdruck nach Regitin i. v.	Maximale Blutdruckveränderung nach Adrenalin (0,2 bis 0,4 γ/kg)	Veränderung des systolischen Blutdruckes nach Adrenalin in Prozenten	Veränderung des diastolischen Blutdruckes nach Adrenalin in Prozenten
1	0	118/74	—	164/88	+ 39	+ 19
2	0	120/62	—	144/60	+ 20	— 3
3	0	132/76	—	152/78	+ 15	+ 33
4	0	144/88	—	198/82	+ 37	— 7
5	0	128/70	—	196/98	+ 53	+ 40
6	0	130/72	—	146/70	+ 12	+ 3
1	0,15	122/72	120/66	110/50	— 8	— 31
3	0,15	136/68	136/58	156/60	+ 15	— 12
6	0,15	138/70	138/52	130/34	— 6	— 51
1	0,25	122/70	110/54	106/38	— 13	— 46
1	0,35	118/68	118/52	96/28	— 19	— 59
2	0,35	122/64	124/60	106/50	— 13	— 22
3	0,35	132/70	134/60	108/40	— 18	— 43
4	0,35	148/92	144/82	120/54	— 19	— 41
5	0,35	126/70	120/54	100/38	— 21	— 46
6	0,35	132/78	140/70	120/30	— 9	— 62
1	0,5	116/72	118/62	86/34	— 26	— 53
3	0,5	132/70	130/58	104/32	— 21	— 54
4	0,5	140/80	136/54	104/34	— 26	— 57
6	0,5	134/72	126/62	116/40	— 13	— 44

b) Um das *adäquate Dosenverhältnis zwischen Adrenalin und Sympathicolyticum* zu finden, steigerten wir die Regitinmenge in aufeinanderfolgenden Versuchen bei dem gleichen Individuum. In der Tab. 2 ist eine solche Untersuchungsreihe dargestellt. Mit 0,15 bis 0,25 mg/kg Regitin wurde im allgemeinen eine vollständige Hemmung der im Leerversuch erhaltenen Steigerung des systolischen Blutdruckes nach Adrenalin erzielt.

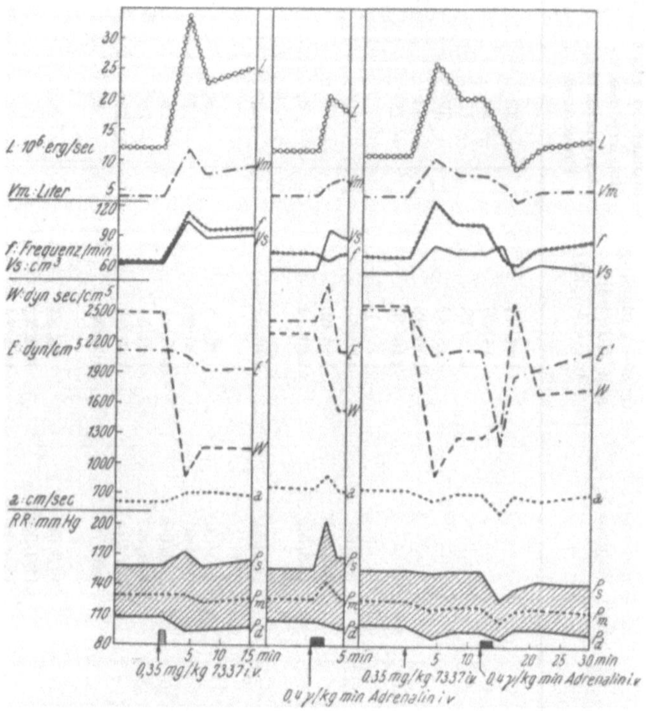

Abb. 3. Analysen der Kreislaufgrößen bei einer gesunden Versuchsperson vor und nach Injektion von 0,35 mg/kg Regitin i. v., vor und nach Injektion von 0,4 γ/kg l-Adrenalin i. v., vor und nach Injektion von Regitin + Adrenalin. Zeichenerklärung: Ps = systolischer, Pd = diastolischer Blutdruck; Pm = Mitteldruck; a = Pulswellengeschwindigkeit des Aorta-Iliaca-Rohres; W = peripherer Gesamtwiderstand; E' = Elastizitätskoeffizient; f = Frequenz; Vs = Schlagvolumen; Vm = Minutenvolumen; L = Herzleistung.

Der diastolische Druck zeigte ebenso wie in Abb. 2 eine Senkung über den Regitinabfall hinaus. Bereits 0,35 mg/kg ergaben in allen Fällen eine deutliche Umkehr, die bei 0,5 mg/kg noch wesentlich verstärkt war. Die Umkehrreaktion nach einer einmaligen Regitingabe war noch nach Ablauf von 50 Minuten, wenn auch mit etwas geringerem Effekt, reproduzierbar.

c) Im Gegensatz zum Adrenalin fand sich bei *Noradrenalin-Injektion nach vorheriger Regitingabe* keine Umkehr des Blutdruckeffektes. Eine völlige Hemmung konnte mit 0,35 mg/kg Regitin erreicht werden, ohne daß sich am diastolischen Blutdruck ein Abfall zeigte. Bei einer Noradrenalin-

Injektion 50 Minuten nach der Regitingabe war die Hemmung nicht immer vollständig. Infusionen analog der Versuchsanordnung in Abb. 2 ergaben bei 0,25 mg/kg Regitin eine mäßige, bei 0,35 mg/kg eine deutliche Hemmung der Blutdruckwirkung.

d) Für die Steigerung des Blutdrucks können verschiedene *kreislaufdynamische Faktoren* allein oder miteinander kombiniert maßgebend sein, wie Erhöhung des peripheren Widerstandes, Zunahme des Schlag- oder Minutenvolumens, Steigerung der Herzkraft und der Herzfrequenz, Änderung der Elastizitätsverhältnisse im Windkessel und Vermehrung der zirkulierenden Blutmenge. Um diese Faktoren bei der Umkehr der Adrenalin-Blutdrucksteigerung zu erfassen, wurden bei den Probanden auch physikalische Kreislaufanalysen nach *Wezler* und *Böger* [686] durchgeführt. Wir haben diese Methode angewandt, weil sie auch am Menschen jederzeit ohne besonderen Eingriff durchgeführt werden kann. Die für unsere Untersuchungen wichtigen relativen Veränderungen der einzelnen Faktoren lassen sich zumindest qualitativ gut verfolgen.

An Hand eines Beispieles soll *das Verhalten der einzelnen Kreislaufgrößen* demonstriert werden. Der charakteristische Regitineffekt (Abb. 3a) mit Abfall des Gesamtwiderstandes der peripheren Gefäße, Anstieg des Minutenvolumens und der Frequenz [50] und die Minutenvolumendrucksteigerung nach Adrenalin bei gleichzeitiger Senkung der peripheren Gesamtwiderstände (Abb. 3b) sind bekannt [59, 84]. In der Abb. 3c ist unter Regitin die paradoxe Reaktion der Kreislaufgrößen insbesondere des Minutenvolumens

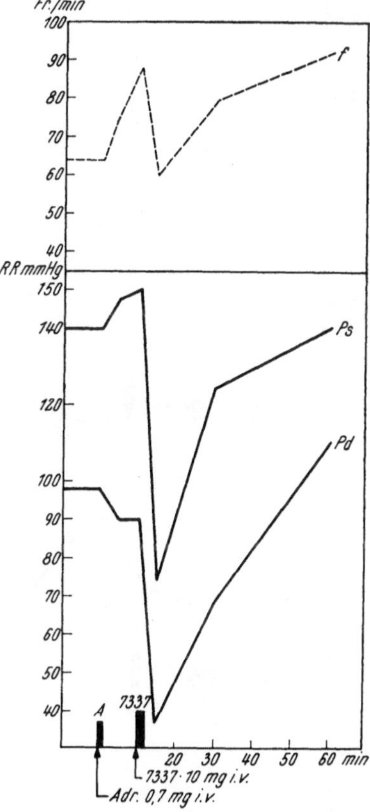

Abb. 4. Blutdruck und Puls bei einer gesunden Versuchsperson nach subkutaner 1-Adrenalingabe und nachfolgender Regitin-Injektion von 0,15 mg/kg Körpergewicht. Adrenalinumkehr am Blutdruck mit Kollaps.

und der arteriellen Gesamtwiderstände auf Adrenalin-Injektion zusammen mit der Umkehr der Blutdruckwirkung deutlich erkennbar. Wie im Vorversuch hält der Effekt auf Adrenalin immer nur wenige Minuten an.

e) Die *Wirksamkeit adrenolytischer Substanzen* läßt sich auch *in der umgekehrten Versuchsanordnung* nachweisen. Diese Bedingungen sind experimentell dadurch gegeben, daß der Versuchsperson Adrenalin subkutan und nach Eintritt der Wirkung Regitin intravenös injiziert wird. Die Abb. 4 demonstriert eine solche Untersuchung. 10 Minuten nach Ad-

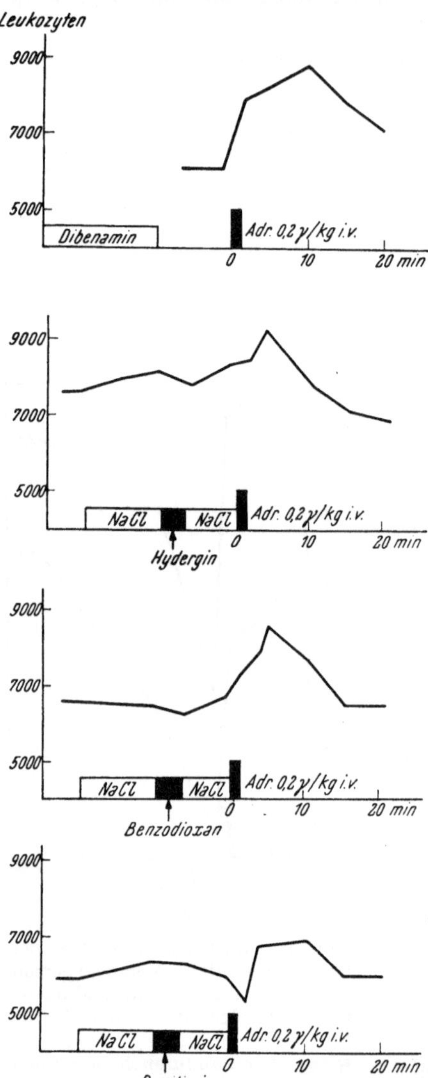

Abb. 5. Mittelwerte der Leukocyten bei Belastung mit 0,2 γ/kg l-Adrenalin nach vorheriger Gabe von Dibenamin, Hydergin, Benzodioxan und Regitin.

renalin-Injektion, als Blutdruck und Puls im Ansteigen begriffen sind, verursacht Regitin in der geringen Dosis von nur 0,15 mg/kg Körpergewicht einen erheblichen Abfall des systolischen und diastolischen Blutdruckes bis zum Kollaps, also eine Umkehr der Adrenalin-Blutdrucksteigerung. Noch 20 Minuten später liegen die Werte deutlich unter dem Ausgangswert. Die vorliegende Kurve stellt die stärkste Reaktion aus einer Untersuchungsreihe von fünf Fällen dar. Diese Anordnung eignet sich aber nicht zur Feststellung adrenolytischer Wirkungen auf den Blutdruck, weil durch die verzögerte Resorption nach subkutaner Adrenalingabe über längere Zeit ein erhöhter Adrenalinspiegel im Blut vorhanden ist, dessen Höhe nicht exakt bestimmt werden kann und die sympathicolytischen Substanzen ebenfalls auch bei i. v.-Injektion über längere Zeit wirksam sind. Damit werden die Verhältnisse zu undurchsichtig und einer geeigneten Kontrolle entzogen.

f) Am Beispiel des Regitin konnte gezeigt werden, daß auch am Menschen die Wirkung von Adrenalin und Noradrenalin auf den Blutdruck und andere Kreislauffaktoren durch eine sympathicolytische Substanz gehemmt und aufgehoben werden kann. Bevor dieses Verhalten auch für andere Substanzen dieser Gruppe nachgewiesen und näher analysiert wird, soll zunächst die *Wirksamkeit gegenüber der Stoffwechselwirkung* untersucht werden. Weil Noradrenalin in der für unsere Untersuchungen brauchbaren Dosierung und

Applikation keinen statistisch gesicherten Einfluß auf Zucker- und Gasstoffwechsel sowie Leukocytenreaktion ausübt [49, 383, 569, 360, 38, 59, 39, 361, 465], brauchen wir uns lediglich mit der Adrenalinwirkung auf diese vegetativ gesteuerten Funktionen zu befassen.

Unsere Untersuchungen über die Möglichkeiten einer Hemmung bestimmter Stoffwechselwirkungen des Adrenalins durch sympathicoly-

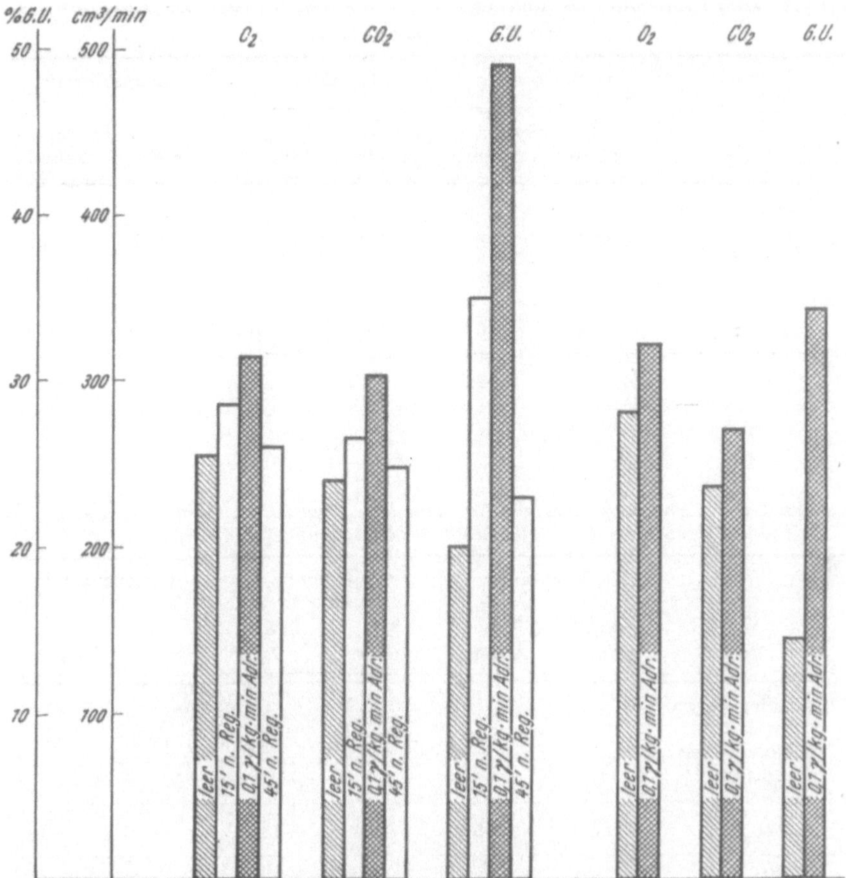

Abb. 6. Mittelwerte des oxydativen Stoffwechsels von 10 Versuchspersonen bei Infusion von l-Adrenalin vor und nach Gabe von 0,35 mg/kg Regitin i.v.

tische Substanzen [60] ergaben kein einheitliches Resultat. Die Beobachtungen des *weißen Blutbildes* zeigen schon in den Vorversuchen mit Adrenalin so erhebliche Schwankungen und individuell eine solche Streubreite, daß sie einer statistischen Auswertung nicht standhalten [59, 695]. Hinzu kommt die große methodische Fehlerbreite der Leukocytenauszählung [163], die an sich schon eine Beurteilung solcher Untersuchungen fraglich erscheinen läßt (Abb. 5). *Samuels* und Mitarbeiter [577] fanden nach intramuskulärer Applikation von 1 mg Adrenalin eine partielle Hemmung der Leukocytose bei Vorbehandlung mit Regitin. Dibenamin und Dihydroergocornin hatten aber keinen Einfluß auf den Leukocytenanstieg. Eine statistische Sicherung dieser Befunde wird in der zitierten Arbeit nicht erbracht.

Tabelle 3. *Veränderungen der Stoffwechselgrößen in Prozenten unter Infusion von 0,1 γ/kg min. l-Adrenalin vor und nach 0,35 mg/kg Regitin gegenüber den Vorwerten.*
Tabelle 3 a. *15' nach Regitingabe.*

	O$_2$-Verbrauch		CO$_2$-Abgabe		Grundumsatz	
	Ad-renalin	Symp. + Adren.	Ad-renalin	Symp. + Adren.	Ad-renalin	Symp. + Adren.
% Anstieg gegen Vorwert (15' nach Re-gitin)	+ 15,7	+ 9	+ 14,7	+ 14	+ 19,5	+ 14
(m) ±	11,4	6,7	10,8	5,3	14,5	9,4
(M) ±	3,4	2,1	3,2	1,7	4,4	3,0
$\frac{D}{\varepsilon(D)}$	1,7		0,2		1	

Tabelle 3 b. *45' nach Regitingabe bei denselben Probanden. Kontrolle des Unter-schiedes mit statistischer Fehlerrechnung [vgl. 475].*

	O$_2$-Verbrauch		CO$_2$-Abgabe		Grundumsatz	
	Ad-renalin	Symp. + Adren.	Ad-renalin	Symp. + Adren.	Ad-renalin	Symp. + Adren.
% Anstieg gegen Vorwert (45' nach Re-gitin)	+ 15,7	+ 19	+ 14,7	+ 22	+ 19,5	+ 25
(m) ±	11,4	9,4	10,8	14,2	14,5	14,5
(M) ±	3,4	3,0	3,2	4,5	4,4	4,6
$\frac{D}{t(D)}$	0,7		1,3		0,9	

Im *oxydativen Stoffwechsel* und in den Respirationsgrößen ist auch unter besonderen Versuchsbedingungen am Menschen eine *sichere Hem-mung der Adrenalinwirkung nicht zu erreichen*, wenigstens bei Anwendung des Präparates Regitin in einer Dosierung, die am systolischen Blutdruck bereits Umkehrreaktionen bewirkt (Tab. 3, Abb. 6). Diese Ergebnisse decken sich mit den tierexperimentellen Erfahrungen [252].

Tabelle 4. *Veränderungen im Blutzucker nach i. v. Injektion von l-Adrenalin vor und nach i. v. Gabe von Regitin. Kontrolle des systematischen Unterschiedes.*

Nach Adrenalin 0,2 γ/kg i. v.	vor (M)	1′ (M)	3′ (M)	5′ (M)	10′ (M)	15′ (M)	20′ (M)
Ohne Regitin	99,1 (3)	103,5 (3)	112,5 (6)	125,2 (6)	121,2 (4)	116 (4)	112,5 (4)
Nach Regitin	103 (5,2)	103 (5,5)	108 (4,3)	102 (4,0)	96 (3,6)	99 (3,6)	96 (4,4)
$\frac{D}{\varepsilon\,(D)}$	0,6	0,1	0,6	3,2	4,7	3,1	2,8

Tabelle 5. *Veränderungen im Blutzucker nach i. v. Injektion von l-Adrenalin vor und nach i. v. Gabe von Benzodioxan. Kontrolle des systematischen Unterschiedes.*

Nach Adrenalin 0,2 γ/kg i. v.	vor (M)	1′ (M)	3′ (M)	5′ (M)	10′ (M)	15′ (M)	20′ (M)
Ohne Benzodioxan	99,1 (3)	103,5 (3)	112,5 (6)	125,2 (6)	121,2 (4)	116 (4)	112,5 (4)
Nach Benzodioxan	99,6 (5)	97,4 (5,3)	103,2 (4,8)	96,8 (4,3)	94,8 (4,4)	96,4 (1,4)	93,8 (2,0)
$\frac{D}{\varepsilon\,(D)}$	0,1	1	1,2	3,8	4,4	4,6	4,1

Tabelle 6. *Veränderungen im Blutzucker nach i. v. Injektion von l-Adrenalin vor und nach i. v. Gabe von Hydergin. Kontrolle des systematischen Unterschiedes.*

Nach Adrenalin 0,2 γ/kg i. v.	vor (M)	1′ (M)	3′ (M)	5′ (M)	10′ (M)	15′ (M)	20′ (M)
Ohne Hydergin..............	99,1 (3)	103,5 (3)	112,5 (6)	125,2 (6)	121,2 (4)	116 (4)	112,5 (4)
Nach Hydergin..............	101 (3,8)	106,6 (6)	107,6 (5)	102 (3,5)	101 (4,7)	96,6 (5,7)	98,6 (4,7)
$\frac{D}{\varepsilon\,(D)}$	0,4	0,5	0,6	3,4	3,3	2,8	2,2

Dibenamin läßt ebenfalls bei Tier [480] und Mensch [287] eine Beeinflussung der adrenalinbedingten Hyperventilation vermissen. Eine Mitteilung über die Senkung des Grundumsatzes der Ratte durch Dibenamin [64] sagt nichts über die Hemmung der Adrenalinwirkung auf den Stoffwechsel.

Der hyperglykämische Effekt des Adrenalins wird am Menschen durch Sympathicolytica im allgemeinen vermindert (Tab. 4 bis 6). Tierexperimentell sind in der Literatur entsprechende Hemmungen vom Dibenamin [480, 233] und Benzodioxan [68, 86] beschrieben, nicht dagegen von den Imidazolinen [708, 480, 479]. Die Mutterkornalkaloide blockieren die Adrenalin-Hyperglykämie mehr als alle anderen adrenolytischen Substanzen [557]. Auch die dihydrierten Derivate haben diese Wirkung [196, 558, 561], dabei ist z. B. Dihydroergotamin am Menschen zweifach stärker als Ergotamin [628]. Die Wirksamkeit gegen die adrenalinbedingte Blutzuckersteigerung geht jedoch keineswegs parallel zu der adrenolytischen Potenz, gemessen an anderen Testuntersuchungen. Dieser Befund läßt vermuten, daß die Hemmung der Blutzuckersteigerung nach Adrenalin durch Mutterkornalkaloide kein echter adrenolytischer Effekt ist, wie er etwa an der glatten Muskulatur der Gefäße beobachtet werden kann. Die Spezifität der Reaktion wird weiter in Frage gestellt durch die Ergebnisse *Laurins* [400], daß Hypophysenhinterlappen eine ähnliche Verminderung der Blutzuckerwirkung des Adrenalins bedingt, die sich zur Wirkung von Ergotoxin addieren kann. Die im Schrifttum mitgeteilte deutliche Hemmung der Stoffwechselwirkung von Adrenalin auf Grundumsatz und Blutzucker [561, 271, 592] kann auch wegen der unzureichenden Dosierung des Hydergins als der „adreno-sympathicolytischen" Substanz nicht auf eine adrenolytische Wirkung zurückgeführt werden.

Die Kontrolle verschiedener Stoffwechselreaktionen unter Adrenalin läßt somit erkennen, daß am Menschen lediglich eine Hemmung der Hyperglykämie signifikant ist. Aber auch dieser Effekt kann für die Beurteilung adrenolytischer Fähigkeiten einer Substanz oder Dosis nur bedingt herangezogen werden, einmal, weil die individuell bedingten Schwankungsbreiten unverhältnismäßig groß sind, zum anderen, weil durch inadäquate Dosen ähnliche Wirkungen erzeugt werden, die nicht als spezifisch adrenolytisch gelten können. Außerdem ist eine Prüfung der Wirksamkeit gegen Noradrenalin mit diesen Untersuchungen von vornherein unmöglich, weil Noradrenalin keine entsprechenden Stoffwechselwirkungen besitzt.

3. Die Beeinflussung der Blutdruckwirkung von Adrenalin und Noradrenalin durch verschiedene Sympathicolytica am Menschen.

a) Bei der Untersuchung der Frage, ob es möglich ist, die Kreislaufwirkung von Adrenalin-Injektionen durch Sympathicolytica zu beeinflussen, ist an Hand von einzelnen Beispielen *die Wirkung des Imidazolin-Derivates Regitin auf die adrenalinbedingte Blutdrucksteigerung*

Tabelle 7. *Veränderungen von Blutdruck und Puls auf 0,2 γ/kg l-Adrenalin i. v. vor und nach intravenöser Regitingabe.*

Nr.	Ruhewert		1′ nach Adrenalin		Regitin	Ruhewert		10′ nach Regitin		1′ nach Adrenalin	
	RR	Puls/15″	RR	Puls/15″	mg/kg	RR	Puls/15″	RR	Puls/15″	RR	Puls/15″
11	118/64	18	178/84	24	0,25	112/62	17	112/52	18	132/40	23
12	122/80	18	158/80	26	0,25	128/80	18	124/64	20	138/58	26
13	116/60	18	154/66	21	0,35	124/74	18	122/52	18	116/46	24
14	115/62	16	140/62	23	0,35	126/68	18	125/50	18	110/20	25
15	130/70	21	142/72	22	0,25	126/62	19	122/64	26	106/58	30
16	125/72	17	136/70	21	0,35	122/70	17	116/62	21	100/38	30
17	122/70	20	146/78	31	0,35	126/68	24	120/50	21	100/26	33
18	106/58	19	132/72	25	0,4	108/64	19	94/52	21	64/28	25
19	118/64	19	144/68	26	0,35	116/64	19	108/52	21	74/20	26
20	136/74	13	166/72	18	0,5	145/80	13	145/56	19	102/20	25
21	132/84	15	175/96	23	0,5	132/74	18	120/68	23	104/24	31
61	120/60	19	158/66	28	0,35	118/68	20	118/52	24	100/24	33
62	130/70	16	154/70	21	0,4	130/72	15	126/62	21	116/40	26
63	120/78	19	164/88	21	0,35	118/74	18	120/66	21	110/50	25
64	138/68	17	176/74	22	0,3	138/70	17	142/56	22	128/34	25
65	120/70	18	152/70	22	0,35	124/68	18	120/54	26	100/38	29
66	122/66	14	158/66	23	0,3	122/66	14	132/56	19	126/44	25
67	130/72	17	158/70	26	0,5	134/70	17	130/58	27	104/32	32
68	112/68	17	148/70	23	0,5	112/68	17	118/62	21	98/40	23
69	130/68	18	152/78	21	0,3	140/80	19	140/70	24	120/30	27
70	118/64	18	156/68	23	0,35	116/66	18	124/60	22	106/54	22
Mittel-wert:	123/69	17	155/73	23		124/70	17	123/60	22	107/36	27

bereits demonstriert worden (Tab. 2). In zwei Untersuchungsreihen haben wir an 21 Versuchspersonen die Umkehrreaktion näher zu analysieren versucht, die naturgemäß auch erheblichen individuellen Schwankungen unterworfen ist. Tab. 7 demonstriert die Veränderungen in den Maximalwerten auf Injektion von Adrenalin vor und nach dem Adrenolyticum. Im Mittel wird mit einer Regitindosis von 0,25 bis 0,5 mg/kg auf Adrenalin eine Senkung des systolischen Blutdruckes um 13% und des diastolischen um 38% erzeugt, gegenüber einer Steigerung um 26% systolisch bzw. 6% diastolisch im Vorversuch ohne Sympathicolyticum

Tabelle 8. *Mittlere Veränderungen von Blutdruck und Puls in Prozenten 1 Minute nach Injektion von 0,2 γ/kg l-Adrenalin i. v. vor und nach intravenöser Regitingabe aus einer Untersuchungsreihe mit 21 Probanden.*

(m) = Dispersion der Einzelbeobachtungen; (M) = mittlerer Fehler; $\dfrac{D}{\varepsilon\,(D)}$ = Kontrolle des systematischen Unterschiedes (nach *A. v. Muralt* [475]).

	Mittlere Veränderungen in Prozenten 1 Minute nach Adrenalin gegenüber dem Vorwert					
	Systolischer Blutdruck		Diastolischer Blutdruck		Pulsfrequenz	
	ohne	mit	ohne	mit	ohne	mit
	Regitin		Regitin		Regitin	
Mittelwert %	+ 26	— 13	+ 6	— 38	+ 35	+ 25
$(m) \pm$	9,4	11,9	9,1	18,7	15,6	13,3
$(M) \pm$	2,1	2,6	2,0	4,1	3,4	2,9
$\dfrac{D}{\varepsilon\,(D)}$	12		10		2	

(Tab. 8). Die statistische Fehlerrechnung [475] unter Kontrolle des systematischen Unterschiedes zwischen der Adrenalinwirkung vor und nach Regitin ergibt für den systolischen und diastolischen Druck signifikante Unterschiede, dagegen wird der Adrenalineffekt auf die Herzfrequenz nicht gehemmt (Tab. 8).

b) *Priscol*, das zweite hier untersuchte Imidazolin-Derivat bewirkt eine sichere Blockierung der pressorischen Adrenalinwirkung erst mit 2 bis 2,5 mg/kg. Die Maximalveränderungen sind in Tab. 9 zusammengestellt. Im Prinzip ergibt sich, abgesehen von der zehnfachen höheren Dosierung, die zur Adrenalinhemmung erforderlich ist, kein Unterschied im Vergleich zu Regitin. Die adrenolytische Wirksamkeit dieser Substanz ist statistisch gesichert (Tab. 10). Die adrenalinbedingte Steigerung der Herzschlagzahl wird auch durch Priscol nicht beeinflußt.

Tabelle 9. *Veränderungen von Blutdruck und Puls auf 0,2 γ/kg l-Adrenalin i. v. vor und nach intravenöser Priscolgabe.*

Nr.	Ruhewert		1′ nach Adrenalin		Priscol	Ruhewert		Nach Priscol		1′ nach Adrenalin	
	RR	Puls/15″	RR	Puls/15″	mg/kg	RR	Puls/15″	RR	Puls/15″	RR	Puls/15″
45	178/74	16	202/80	21	0,8	184/72	16	166/58	16	180/50	18
46	108/60	19	140/60	23	1,0	102/60	19	106/48	19	110/40	25
47	116/74	19	148/80	22	1,0	115/74	17	125/90	16	164/84	23
48	120/74	22	146/78	25	1,2	122/74	19	126/76	21	136/66	27
49	132/78	19	168/86	24	1,5	128/74	20	142/88	18	164/82	25
50	110/58	20	146/64	23	1,8	108/54	20	130/66	20	122/66	30
51	120/70	19	150/76	26	1,8	116/76	19	124/64	20	158/56	28
52	136/76	16	182/78	21	1,8	128/84	15	142/78	15	134/30	20
53	120/74	17	146/70	21	2,0	120/80	18	140/90	18	174/90	26
54	124/82	19	152/74	23	2,0	130/85	19	132/70	18	144/58	23
55	120/76	17	148/70	20	2,0	122/76	17	130/60	23	106/32	18
56	146/74	19	178/66	20	2,5	155/75	15	165/69	21	100/50	30
Mittelwert:	127/72	18	159/73	22		128/73	18	136/71	19	142/59	25

c) Von den Benzodioxan-Derivaten haben wir das *Benodaine* (*Piperidino-methyl-benzodioxan*, 933 F) einer entsprechenden Prüfung unterzogen. Eine völlige Unterdrückung der pressorischen Aktivität von Adrenalin am systolischen Blutdruck wird mit 0,6 mg/kg erzeugt. In höherer Dosierung, die allerdings wegen der damit verbundenen unangenehmen Nebenerscheinungen begrenzt ist, tritt eine Umkehrreaktion deutlich zutage (Tab. 11). Der diastolische Blutdruck reagiert schon auf 0,3 mg/kg mit deutlicher Senkung. Dieses Teilergebnis beobachtete *Goldenberg* bereits 1947 [225], als er seine Testversuche mit Benzodioxan auf das Vorliegen eines Phaeochromocytoms experimentell zu unterbauen versuchte.

Tabelle 10. *Mittlere Veränderungen von Blutdruck und Puls in Prozenten 1 Minute nach Injektion von 0,2 γ/kg l-Adrenalin i. v. vor und nach intravenöser Priscolgabe. Kontrolle mit statistischer Fehlerrechnung.*

	Mittlere Veränderungen in Prozenten 1 Minute nach Adrenalin gegenüber dem Vorwert					
	Systolischer Blutdruck		Diastolischer Blutdruck		Pulsfrequenz	
	ohne	mit	ohne	mit	ohne	mit
	Priscol		Priscol		Priscol	
Mittelwert %	+ 25	+ 4,6	+ 1,5	— 18,7	+ 22,2	+ 30,7
(m) ±	5,6	20,1	8,0	18,6	10,6	19,5
(M) ±	1,6	5,8	2,3	5,4	3,1	5,6
$\dfrac{D}{\varepsilon\,(D)}$	3,4		3,4		1,3	

Das Fehlen einer deutlichen systolischen Blutdrucksenkung nach Benzodioxan während einer Adrenalin-Infusion am Menschen in den Untersuchungen von *Prunty* und *Swan* [525] muß nach unseren Erfahrungen darauf zurückgeführt werden, daß ein angepaßtes Dosenverhältnis der beiden Antagonisten nicht gewährleistet war. Auch von diesen Autoren wird ein geringer diastolischer Blutdruckfall bereits verzeichnet. Zur Hemmung einer Adrenalin-Dauerinfusion ist offenbar eine noch höhere Dosierung des Hemmungsstoffes erforderlich als bei der Einzelinjektion, wie wir am Beispiel des Regitins (Abb. 2) zeigen konnten. *Prunty* und *Swan* dosierten 0,2 bis 0,3 mg/kg Benzodioxan. Bei einer derartigen Versuchsanordnung kann ein adrenolytischer Effekt am systolischen Blutdruck nicht erwartet werden. Schlußfolgerungen auf die adrenolytische Potenz einer Substanz am Menschen sind also aus diesen Ergebnissen nicht zu ziehen. Nach der statistischen Fehlerrechnung diffe-

Tabelle 11. *Veränderungen von Blutdruck und Puls auf 0,2 γ/kg l-Adrenalin i. v. vor und nach intravenöser Benzodioxangabe*

Nr.	Ruhewert		1′ nach Adrenalin		Benzo-dioxan	Ruhewert		10′ nach Benzodio-xan		1′ nach Adrenalin	
	RR	Puls/15″	RR	Puls/15″	mg/kg	RR	Puls/15″	RR	Puls/15″	RR	Puls/15″
71	114/60	16	148/68	20	0,3	106/54	15	112/60	13	135/30	20
72	118/60	19	154/78	26	0,4	110/70	20	126/76	29	132/46	33
73	122/86	18	158/98	21	0,45	112/64	16	136/78	17	130/52	23
74	110/56	18	138/60	22	0,45	106/56	20	116/60	23	128/38	28
75	124/74	20	166/70	23	0,5	122/72	21	148/80	23	154/50	25
76	130/84	17	178/110	14	0,6	118/60	16	134/64	19	120/36	26
77	122/62	15	166/68	19	0,6	114/54	15	124/62	19	128/36	27
78	105/52	18	146/66	27	0,6	108/60	16	115/60	19	112/30	28
79	112/70	16	170/80	18	0,6	102/44	17	106/42	18	104/26	22
80	124/66	20	158/64	22	0,7	128/64	18	125/60	20	118/36	24
81	128/78	20	226/118	16	0,7	130/78	20	136/86	24	74/48	33
Mittel-wert:	120/68	18	164/80	21		114/61	18	125/66	20	122/39	26

rieren systolischer und diastolischer Blutdruck unserer Untersuchungsreihe vor und nach Benzodioxan sicher, ein Unterschied in der Beschleunigung der Pulsfrequenz durch Adrenalin findet sich dagegen wiederum
nicht (Tab. 12).

d) Als Prototyp der β-Haloalkylamine erscheint das *Dibenamin*
(Dibenzyl-β-Chloraethylamin) am meisten spezifisch als Sympathicolyticum. Zur völligen Unterdrückung der pressorischen Adrenalinwirkung unserer Versuchsanordnung sind etwa 3 mg/kg nötig, größere
Dosen bewirken die Umkehrreaktion. Eine Hemmung der Adrenalin-

Tabelle 12. *Mittlere Veränderungen von Blutdruck und Puls in Prozenten 1 Minute
nach Injektion von 0,2 γ/kg l-Adrenalin i. v. vor und nach intravenöser Benzodioxangabe.
Kontrolle mit statistischer Fehlerrechnung.*

	Mittlere Veränderungen in Prozenten 1 Minute nach Adrenalin gegenüber dem Vorwert					
	Systolischer Blutdruck		Diastolischer Blutdruck		Pulsfrequenz	
	ohne	mit	ohne	mit	ohne	mit
	Benzodioxan		Benzodioxan		Benzodioxan	
Mittelwert %	+ 37	— 2,5	+ 17	— 41,3	+ 16	+ 30,8
(m) ±	15,4	16,6	16,4	5,4	21,7	14,3
(M) ±	4,6	4,9	4,9	1,6	6,5	4,2
$\dfrac{D}{\varepsilon(D)}$	6		11		1,9	

Blutdrucksteigerung am Menschen durch Dibenamin wurde auch von
Hecht [287] beschrieben. Wie im Tierexperiment hält die adrenolytische
Wirksamkeit vielfach länger an als bei allen übrigen Substanzen. Noch
nach 24 bis 48 Stunden sind bei einer Dosierung von 6 mg/kg Umkehrreaktionen zu beobachten (Tab. 13). Die statistischen Auswertungen
unserer Untersuchungsreihen ergeben sowohl 1 bis 2 Stunden als auch
24 bis 48 Stunden nach der Dibenamin-Infusion sichere Unterschiede
zu der Adrenalin-Blutdruckwirkung vor der Infusion (Tab. 14 und 15).
Hingegen bleibt der Anstieg der Herzfrequenz auch unter Dibenamin
unbeeinflußt.

e) Als brauchbar für die klinische Therapie hat sich aus der Reihe
der sympathicolytischen Phenoxyaethylamine das 6-Acetoxy-thymoxy-
aethyldimethylamin erwiesen [51], das unter der Bezeichnung *Opilon*
im Handel ist. Nach den tierexperimentellen Untersuchungen von
Holtz [322] besitzt diese Substanz alle Eigenschaften, die für ein Sympathicolyticum zu fordern sind. Dabei waren die Eigenwirkungen trotz

Tabelle 13. *Veränderungen von Blutdruck und Puls auf 0,2 γ/kg l-Adrenalin i. v. vor und nach intravenöser Dibenamin-Infusion*

Nr.	Ruhewert		1′ nach Adrenalin		Diben-amin	Ruhewert		30—120′ nach Dibenamin		1′ nach Adrenalin		24—48 h nach Dibenamin		1′ nach Adrenalin	
	RR	Puls/15″	RR	Puls/15″	mg/kg	RR	Puls/15″	RR	Puls/15″	RR	Puls/15″	RR	Puls/15″	RR	Puls/15″
22	148/74	20	178/66	18	5	150/90	18	114/58	19	88/44	27	130/72	17	142/58	23
23	122/80	19	158/80	26	4	126/76	19	116/48	24	82/22	23	122/68	21	126/46	26
24	130/78	20	166/72	24	3,5	128/76	17	124/62	22	116/50	22	—	—	—	—
25	132/78	18	174/78	27	4	130/80	20	114/68	19	102/46	26	—	—	—	—
26	114/84	17	136/98	20	4,5	118/84	16	94/58	15	80/36	22	106/66	16	108/52	23
27	122/54	20	162/62	24	3,5	122/64	19	128/52	30	102/24	40	102/62	17	92/38	25
28	116/84	15	138/96	21	4,5	118/84	17	104/72	16	86/38	21	120/88	16	132/86	23
29	130/55	15	178/60	20	3,2	140/60	15	138/62	22	132/50	25	130/65	19	155/65	23
30	136/56	16	184/76	21	5,5	—	—	—	—	—	—	120/60	25	120/60	27
31	105/75	15	135/65	20	3,2	105/75	15	100/50	17	90/40	25	100/60	15	130/45	21
32	110/78	15	132/75	22	4	105/75	16	105/55	16	100/30	24	105/70	16	115/50	20
33	112/78	16	128/72	21	5	108/75	16	100/50	16	90/25	22	105/60	15	100/45	24
34	114/78	15	136/88	21	6	112/76	15	110/64	17	98/28	24	104/56	17	84/28	21
35	114/76	16	136/88	21	6	—	—	—	—	—	—	114/68	16	122/40	20
36	142/92	22	164/100	27	3	136/86	22	108/70	30	74/50	33	130/90	25	125/70	30
Mittel-wert:	123/76	17	154/80	22		122/77	17	112/60	20	95/37	26	115/68	18	120/52	24

adrenolytischen Effektes im Vergleich zu anderen Stoffen relativ gering. Am Hund tritt nach Injektion von 5 mg eine kurzdauernde Blutdruck-

Tabelle 14. *Mittlere Veränderungen von Blutdruck und Puls in Prozenten 1 Minute nach 0,2 γ/kg l-Adrenalin i. v. vor und 30 bis 120 Minuten nach intravenöser Dibenamin-Infusion.*
Kontrolle mit statistischer Fehlerrechnung.

	Mittlere Veränderungen in Prozenten 1 Minute nach Adrenalin gegenüber dem Vorwert					
	Systolischer Blutdruck		Diastolischer Blutdruck		Pulsfrequenz	
	ohne	mit	ohne	mit	ohne	mit
	Dibenamin		Dibenamin		Dibenamin	
Mittelwert %	+ 24,4	— 14,8	+ 5,6	— 37,5	+ 30,0	+ 29,6
$(m) \pm$	7,6	8,9	13,5	14,4	14,7	18,3
$(M) \pm$	2,0	2,5	3,5	4,0	3,8	5,1
$\dfrac{D}{\varepsilon\,(D)}$	12		8		0,1	

Tabelle 15. *Mittlere Veränderungen von Blutdruck und Puls in Prozenten 1 Minute nach 0,2 γ/kg l-Adrenalin i. v. vor und 24 bis 48 Stunden nach intravenöser Dibenamin-Infusion.*
Kontrolle mit statistischer Fehlerrechnung.

	Mittlere Veränderungen in Prozenten 1 Minute nach Adrenalin gegenüber dem Vorwert					
	Systolischer Blutdruck		Diastolischer Blutdruck		Pulsfrequenz	
	ohne	mit	ohne	mit	ohne	mit
	Dibenamin		Dibenamin		Dibenamin	
Mittelwert %	+ 24,4	+ 3,9	+ 5,6	— 23,5	+ 30	+ 32
$(m) \pm$	7,6	12,5	13,5	15,6	14,7	14,3
$(M) \pm$	2,0	3,5	3,5	4,3	3,8	4,0
$\dfrac{D}{\varepsilon\,(D)}$	5		5		0,4	

senkung ein, die pressorische Wirkung des Adrenalins wird umgekehrt, die Noradrenalinwirkung abgeschwächt.

Tabelle 16. *Veränderungen von Blutdruck und Puls auf 0,2 γ/kg l-Adrenalin i. v. vor und nach intravenöser Gabe von Opilon.*

Nr.	Ruhewert		1′ nach Adrenalin		Opilon	Ruhewert		10′ nach Opilon		1′ nach Adrenalin	
	RR	Puls	RR	Puls	mg/kg	RR	Puls	RR	Puls	RR	Puls
92	115/70	76	135/70	112	1,5	125/70	92	125/70	96	120/65	112
93	136/90	88	145/85	88	1,5	110/75	84	115/75	88	135/75	120
94	130/60	84	170/80	92	1,5	130/60	84	140/60	80	130/50	120
95	125/75	80	140/80	86	1,5	125/75	80	125/75	100	140/60	126
96	140/90	84	160/90	96	1,5	140/90	84	140/85	104	160/80	128
97	140/80	56	165/85	72	1,5	140/80	56	128/70	72	140/40	108
98	135/70	80	155/65	120	1,5	145/70	100	145/60	104	165/30	140
99	120/75	100	140/85	106	1,5	120/75	100	110/80	104	110/60	132
100	120/70	76	150/65	92	1,5	120/70	80	120/70	84	125/60	104
101	125/80	60	190/100	88	1,5	120/80	64	118/80	80	125/75	80
102	135/90	92	145/80	88	2	135/80	88	135/80	96	138/60	120
103	120/70	92	170/85	100	2	125/70	92	130/70	104	140/70	96
104	130/70	92	160/80	96	2	130/70	92	128/60	100	130/60	120
105	152/76	92	200/88	108	2	152/76	92	120/76	116	98/60	132
106	146/90	80	192/90	116	2	146/80	80	140/82	72	98/68	116
107	152/82	76	164/90	100	2	152/82	76	140/80	100	118/62	128
Mittel-wert:	132/76	88	161/82	103		132/75	83	128/73	94	128/61	117

Die bisher am Menschen angewandten Opilondosen [409, 680, 672, 530, 376, 13] haben keinen sicheren adrenolytischen bzw. sympathicolytischen Effekt. Etwa 10- bis 20fach höhere Dosierung ist erforderlich, um die Adrenalinwirkung auf den Blutdruck zu blockieren. Wir benötigten zur Erzielung einer Hemmung etwa 1,5 mg/kg, mit höherer Dosis wurde die Umkehrreaktion auf Adrenalin bewirkt (Tab. 16). Die adrenolytische Wirksamkeit am Blutdruck ist statistisch gesichert. Unbeeinflußt bleibt auch durch Opilon die adrenalinbedingte Tachycardie (Tab. 17).

Tabelle 17. *Mittlere Veränderungen von Blutdruck und Puls in Prozenten 1 Minute nach Injektion von 0,2 γ/kg l-Adrenalin i. v. vor und nach intravenöser Opilongabe. Kontrolle mit statistischer Fehlerrechnung.*

	Mittlere Veränderungen in Prozenten 1 Minute nach Adrenalin gegenüber dem Vorwert					
	Systolischer Blutdruck		Diastolischer Blutdruck		Pulsfrequenz	
	ohne	mit	ohne	mit	ohne	mit
	Opilon		Opilon		Opilon	
Mittelwert %	+ 22	+ 1	+ 9	— 17	+ 20	+ 23
$(m) \pm$	12,9	13,3	14,4	14,4	17,5	22
$(M) \pm$	3,2	3,3	3,6	3,6	4,4	5,5
$\dfrac{D}{\varepsilon\,(D)}$	4,6		5,1		0,4	

f) Seit den klassischen Studien von *Dale* [139] sind die antiadrenergischen Eigenschaften der *Mutterkornalkaloide* wohl am häufigsten in der experimentellen Forschung untersucht worden. Nicht selten wurden dabei die Eigenwirkungen dieser Stoffe übersehen und gaben so Anlaß zu einer Fehldeutung der Ergebnisse. Als wesentlichste Nebenwirkung muß einmal die direkte Erregung der glatten Muskulatur und zum anderen ein komplexer, teils hemmender, teils erregender Effekt auf das Zentralnervensystem berücksichtigt werden. Diese Eigenwirkungen können schon mit Dosen hervortreten, die noch keine meßbaren Adrenalinhemmungen bewirken.

Einen großen Fortschritt für die Deutung der pharmakologischen Wirksamkeit der Sekale-Alkaloide brachte die Erkenntnis von *Stoll* [637], daß Ergotoxin kein einheitliches Alkaloid ist, sondern Ergocornin, Ergocristin und Ergokryptin in variablen Mengenverhältnissen enthält. Diese natürlichen Alkaloide lassen sich durch Reduktion einer Doppelbindung der Lysergsäure in die sogenannten dihydrierten Derivate überführen [635,

636]. Die Hydrierung vermindert den stimulierenden Reiz auf die glatte Muskulatur und damit die Toxizität. Sie vergrößert die adrenolytische Aktivität aller natürlichen Alkaloide. Nach *Rothlin* [559] ist die antiadrenergische Wirksamkeit der hydrierten Mutterkornalkaloide bis 35mal größer als die des Ergotamins. Das größte Interesse hinsichtlich der therapeutischen Möglichkeiten hat seither das Kombinationspräparat aus Dihydroergocornin, Dihydroergocristin und Dihydroergokryptin gewonnen, das unter der Bezeichnung CCK oder Hydergin bekannt ist. Alle drei Komponenten sind darin zu gleichen Teilen enthalten. Als Eigenwirkungen haben sich beim Hydergin eine Abnahme des Reflextonus sympathischer Zentralstellen [561, 558, 72, 174], eine Verstärkung parasympathischer Impulse [565, 555, 558, 561, 72] und eine direkte peripher angreifende gefäßerweiternde Wirkung [559, 591] experimentell nachweisen lassen.

Wir haben *die adrenolytische Potenz des Hydergins*, die im Schrifttum immer wieder zur Erklärung der beobachteten Wirkungen auf Blutdruck und Durchblutung herangezogen wird, *am Menschen* in derselben Versuchsanordnung wie bei den anderen oben beschriebenen Sympathicolyticis getestet. Es zeigt sich mit den üblichen klinischen Dosen bis zu 0,004 mg/kg Körpergewicht keine Wirkung auf die Adrenalin-Blutdrucksteigerung. Selbst intravenöse Applikationen von nahezu zehnfachen Mengen ließen eine Adrenalinhemmung am Blutdruck völlig vermissen. Eine weitere Steigerung der Dosis war wegen der bei 0,02 mg/kg bereits auftretenden unangenehmen Nebenwirkungen mit Nausea und Erbrechen nicht möglich. Aus unseren Untersuchungen sind in der Tab. 18 die maximalen Veränderungen von Blutdruck und Pulsfrequenz auf 0,2 γ/kg Adrenalin vor und nach größeren Hydergingaben zusammengestellt. Hydergin bewirkt, wie in der Literatur vielfach beschrieben, wohl eine Senkung des Blutdrucks, die in den hier aufgeführten Fällen mit vorwiegend Normotonikern im Mittel systolisch etwa 12% beträgt, aber nicht als adrenolytische Funktion, denn die adrenalinbedingte Blutdrucksteigerung bleibt in gleicher Höhe erhalten (Tab. 18). Zwischen den Meßreihen vor und nach Hydergingabe besteht am Blutdruck und naturgemäß auch am Puls auf Adrenalin-Injektion statistisch kein Unterschied (Tab. 19).

Goetz und *Katz* [220] haben zwei Fälle mitgeteilt, von denen der erste nach 0,3 mg (ca. 0,004 mg/kg) Dihydroergocornin eine Hemmung, der zweite auf 0,6 mg (ca. 0,008 mg/kg) eine Umkehr der Adrenalin-Blutdruckwirkung zeigte. Diese Befunde sind zwar nicht direkt mit unseren Ergebnissen zu vergleichen, weil als Adrenolyticum nur die Ergocorninkomponente verwandt wurde und auch die Adrenalindosis etwas niedriger lag. Erstaunlich ist immerhin, daß Hemmung bzw. Umkehr mit Dihydroergocornin erzielt wurde, das nach tierexperimentellen Untersuchungen geringere sympathicolytische Wirksamkeit besitzt als die beiden übrigen Alkaloide des Hydergins.

Obwohl in unseren Reihen neben Dihydroergocristin und -kryptin in den höchsten Dosierungen praktisch die gleiche Menge Dihydroergo-

Tabelle 18. *Veränderungen von Blutdruck und Puls auf 0,2 γ/kg l-Adrenalin i. v. vor und nach intravenöser Hydergingabe*

Nr.	Ruhewert		1′ nach Adrenalin		Hydergin	Ruhewert		10′ nach Hydergin		1′ nach Adrenalin	
	RR	Puls/15″	RR	Puls/15″	γ/kg	RR	Puls/15″	RR	Puls/15″	RR	Puls/15″
1	102/58	16	132/74	13	4	96/60	16	90/58	16	124/80	13
2	206/108	18	276/120	27	9	206/110	16	194/102	16	274/118	25
3	136/96	15	178/132	30	15	140/88	14	108/78	17	132/98	20
4	108/54	20	136/52	24	20	112/60	21	94/48	21	108/48	25
5	140/76	21	186/94	24	20	146/82	22	118/62	21	186/90	22
6	122/84	19	156/84	25	20	118/76	20	106/74	22	132/80	25
7	116/72	19	144/60	30	20	118/62	21	100/58	23	96/32	33
8	115/58	17	154/66	21	24	112/62	16	104/60	18	152/68	17
9	208/108	20	230/115	25	25	204/110	21	190/108	22	220/114	25
10	130/65	18	165/80	22	25	122/72	14	120/72	13	168/72	20
Mittelwert:	138/78	18	176/85	24		137/78	18	122/72	19	159/80	22

cornin i. v. verabreicht wurde, haben wir Umkehrreaktionen niemals reproduzieren können, lediglich einmal eine Hemmung (Nr. 7, Tab. 18).

Die Beobachtungen von *Goetz* und *Katz* stehen außerdem in gewissem Widerspruch zu den Ergebnissen von *Walker* und Mitarbeitern [673], die für eine völlige Blockierung der pressorischen Adrenalinwirkung am · Hund 0,6 mg/kg Dihydroergocornin benötigten. *Rothlin* [559] sah nach 0,1 mg/kg Hydergin an der Katze eine Umkehr, nach 0,01 mg/kg dagegen auf Adrenalin eine stärkere Erhöhung des Blutdrucks als vor Hydergin.

Eine Erklärung dieser Differenzen ist vielleicht in der individuellen Reaktionsweise des Organismus zu suchen, die bekanntlich erheblichen Schwankungen unterworfen ist. *Rothlin* [566, 567, 554] hat das Phänomen des „Funktionswandels vegetativer Pharmaca" im Tierversuch beschrieben. Der Funktionswandel ist aber nicht nur abhängig von der Ausgangslage der verschiedenen Organe und des gesamten Organismus, sondern auch von dem

Ionenmilieu und ganz besonders von der angewandten Dosis und Applikationsart.

Es können somit aus den Einzelbeobachtungen von *Goetz* und *Katz* keine bindenden Rückschlüsse auf die adrenolytische Dosis von Hydergin gezogen werden. Diese liegt offenbar so hoch, daß sie wegen der emetischen Nebenwirkung am Menschen gar nicht gegeben werden kann.

In zahlreichen Arbeiten sind die günstigen therapeutischen Effekte des Hydergins bei peripheren Durchblutungsstörungen [160, 206, 359, 452, 520, 460], bei der Hypertonie [212, 271, 351, 359, 496, 579, 640], der

Tabelle 19. *Mittlere Veränderungen von Blutdruck und Puls in Prozenten 1 Minute nach Injektion von 0,2 γ/kg l-Adrenalin i. v. vor und nach intravenöser Hydergingabe. Kontrolle mit statistischer Fehlerrechnung.*

	Mittlere Veränderungen in Prozenten 1 Minute nach Adrenalin gegenüber dem Vorwert					
	Systolischer Blutdruck		Diastolischer Blutdruck		Pulsfrequenz	
	ohne	mit	ohne	mit	ohne	mit
	Hydergin		Hydergin		Hydergin	
Mittelwert %	+ 28	+ 29	+ 10	+ 11	+ 32	+ 20
$(m) \pm$	6,9	17,6	13,3	24,8	31,4	24,6
$(M) \pm$	2,2	5,6	4,2	7,8	10,0	7,8
$\dfrac{D}{\varepsilon\,(D)}$	0,2		0,1		0,9	

Angina pectoris [590, 359, 640] und bei Durchblutungsstörungen des Auges [262, 582] unter Beweis gestellt. Wir selbst haben in mehreren Jahren, besonders bei Durchblutungsstörungen der Peripherie, recht gute Erfahrungen mit Hydergin sammeln können, während wir in der Behandlung des Hochdrucks außer einer Besserung subjektiver Beschwerden praktisch keine Dauererfolge zu verzeichnen hatten, wie auch *Kaiser* und *Martini* [356] berichten. Die skizzierten Untersuchungsergebnisse sollen auch nichts über die therapeutischen Möglichkeiten und Erfolge mit Hydergin aussagen. Wir möchten uns nur dagegen wenden, daß klinische Beobachtungen als „adreno-sympathicolytische" Effekte oder als „Blockade der sympathischen Nervenendigungen" deklariert werden, die mit einer Hemmung von Adrenalin oder der sympathischen Nerven nichts zu tun haben. Es geht nicht an, bei einer Dosierung von einigen Tropfen oder einer „massiven Zufuhr" von 0,3 mg Hydergin (d. h. ca. 0,004 mg/kg) von einem adrenolytischen Effekt zu sprechen, wenn selbst kleinste Adrenalinmengen in ihrer Blutdruckwirkung völlig unbeeinflußt bleiben. Für alle sympathicolytischen Stoffe gilt der Satz, daß zwischen Sympathicolyticum und sympathicomimetischem Reiz eine quantitative Relation besteht. *Die kritiklose Anwendung tierexperimenteller Erfahrungen ohne Berücksichtigung der Versuchsbedingungen führt zu solchen Fehlschlüssen.*

Auch die Bezeichnung einer „latenten adreno-sympathicolytischen Wirkung", die erst bei Belastung manifest werden soll, ist als Erklärung des pharmacodynamischen Effektes für die klinisch angewandten Hydergindosen fehl am Platze. Das demonstrieren wohl am besten die Untersuchungen *Odenthals* [496], der bei Normo- und Hypertonikern verschiedene Kreislaufbelastungen durchführte. Nach den in der Arbeit abgebildeten Mittelwertkurven dieses Autors besteht in den Testuntersuchungen mit Cold-Pressure-Test, Valsalva, Stauungstest und körperlichen Belastungen prinzipiell kein Unterschied in der Reaktion mit Blutdruckanstieg vor und nach Hydergin; lediglich die Ausgangswerte sind durch die Hydergin-Medikation etwas niedriger. Es findet sich somit keine Hemmung der reflektorischen Gefäßreaktionen auf diese Reize, also auch keine „Sympathicolyse" durch Hydergin, sogar bei einer Dosis von 0,6 mg i. m., das heißt ca. 0,008 mg/kg, die therapeutisch als Einzeldosis kaum in dieser Höhe gegeben wird.

Die in der klinischen Therapie beobachteten Erfolge sind offenbar nicht auf eine Blockierung des Sympathicus oder des Adrenalins zurückzuführen, wie vielfach in der Literatur beschrieben. Es handelt sich vielmehr um die günstigen Eigenwirkungen der dihydrierten Alkaloide mit sedativem Effekt auf den zentralen Vasomotorentonus und Hemmung der pressosensiblen Reflexe [561, 558, 72, 174], die für die Blutdrucksenkung ausgenützt werden. Hinzu kommt eine manifeste, peripher angreifende Gefäßerweiterung, der auch *Schneider* [591] neben der Verstärkung parasympathischer Impulse die größere Bedeutung für die Durchblutungssteigerung beimißt.

g) Was wir am Beispiel des Hydergins ausführlich gezeigt haben, gilt mutatis mutandis auch für die *anderen Sympathicolytica.* Zur Demonstration erwies sich Hydergin deshalb als geeignet, weil es nicht sicher gelingt, mit klinisch verträglichen Dosen eine wirksame Hemmung in der Adrenalinwirkung zu erzielen. Auch die bisher im Schrifttum berichteten klinischen Erfolge mit Opilon sind nicht als spezifisch adrenolytische Wirkungen anzusprechen, da die zugeführten Opilonmengen wenigstens 15- bis 20fach unter der wirksamen Hemmungsdosis lagen. In der üblichen Dosierung von 1 bis 2 Ampullen hat auch Priscol keinen sympathicolytischen Effekt und Benzodioxan (933 F, Benodaine) ist mit 0,1 bis 0,2 mg/kg ebenso als Antiadrenergicum zu gering dosiert. Deswegen haben auch *Prunty* und *Swan* [525] bei ihren experimentellen Kontrollen über den Mechanismus der Benzodioxanwirkung keinen Einfluß am Adrenalinblutdruck gesehen und auf Grund ihrer Befunde die adrenolytische Wirksamkeit dieses Stoffes überhaupt in Frage gestellt. Lediglich Dibenamin und Regitin dürften nach den vorliegenden Untersuchungsergebnissen in der am Menschen angewandten Dosierung den adrenolytischen Effekt ausnützen.

h) *Die Beeinflussung der durch Adrenalin und Noradrenalin hervor-gerufenen Blutdrucksteigerung am Menschen kann im Verein mit einer*

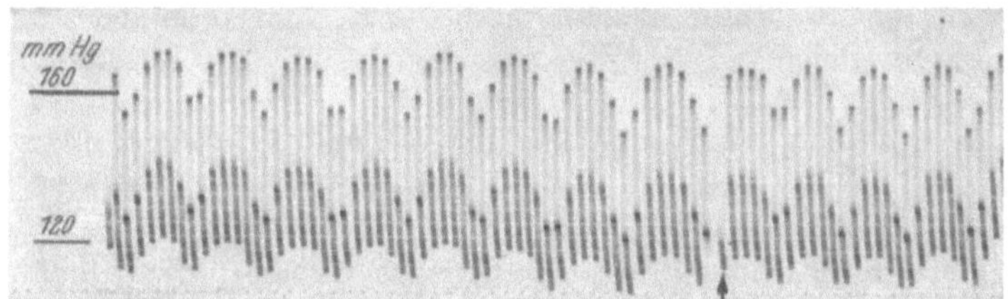

Abb. 7. Große respiratorische Blutdruckschwankungen bei direkter Blutdruckregistrierung mit Kondensator-Manometer an der Arteria femoralis.

exakten tierexperimentellen Differenzierung aller wichtigen Reaktionen als hinreichend zuverlässiger Test für die adrenolytische bzw. sympathicolytische Wirksamkeit einer Substanz am menschlichen Organismus gelten. Man könnte einwenden, daß die unblutige Blutdruckmessung nach *Korotkoff* nicht exakt genug ist, um Testuntersuchungen auf die adrenolytische Wirksamkeit von Stoffen durchzuführen. Es ist ja sowohl mit der auskultatorischen als auch mit der oszillographischen Methode trotz größter Übung nicht möglich, die Blutdruckschwankungen exakt zu erfassen [399, 266]. Abgesehen von den Meßfehlern, die sich bei subjektiven Beobachtungen immer einschleichen, können zum Beispiel respiratorische Druckschwankungen, die in der Abb. 7 etwa 20 mm Hg am systolischen Druck ausmachen, zu ganz veränderten Werten führen und niemals exakt erfaßt werden, wenn zum Beispiel gerade im Wellenberg oder Wellental die systolische bzw. diastolische Messung durchgeführt wird.

i) Um diese Fehlermöglichkeiten zu beseitigen, haben wir in zwei Meßreihen an 30 Probanden durch *direkte Blutdruckmessung* an der Arteria femoralis die pressorische Wirkung des Adrenalins und den Hemmungs- bzw. Umkehreffekt der Adrenolytica registriert. Zur Verwendung kam dabei ein elektrisches Kondensator-Manometer[1], das den Anforderungen der Theorie des mit Flüssigkeit gefüllten, elastischen Membran-Manometers entspricht [267]. Die freie Beweglichkeit des Manometers gegen das Registrierinstrument ist durch die elektrische Übertragung der Impulse gegeben. Druckraum des Manometers und Punktionskanüle, die zur Wahrung der dynamischen Eigenschaften angepaßt sein müssen, stehen in direkter Verbindung ohne Zwischenschaltung eines Schlauches und sind mit Heparinlösung unter Vermeidung von Luftbläschen angefüllt.

---

[1] Herstellerfirma: Elektrophysik Bonn, Dr. *Stephan.*

Wir gingen im allgemeinen so vor, daß am ruhenden Patienten in Arterie und Vene die Punktionskanülen placiert wurden. Wenn danach wieder über mehrere Minuten konstante Blutdruckverhältnisse bestanden, erfolgte zunächst die Druckregistrierung unter einer i. v. Adrenalin-Injektion von 0,2 γ/kg Körpergewicht. Nach etwa 10 bis 15 Minuten wurde dann i. v. über 3 Minuten das Sympathicolyticum gegeben und nach weiteren 10 Minuten erfolgte die erste Kontrolle der Adrenalinwirkung mit gleicher Dosis wie vor dem Sympathicolyticum. Im allgemeinen haben wir 50 bis 60 Minuten nach Injektion der adrenolytischen Substanz nochmals eine Kontrolle mit Adrenalin durchgeführt.

Die Abb. 8 demonstriert einen solchen Versuch. Etwa 1 Minute nach i. v. Adrenalin-Injektion von 0,2 γ/kg in 15 Sekunden ist der Höhepunkt des systolischen Blutdruckanstieges erreicht, der allmählich in den nächsten 1 bis 2 Minuten wieder zur Norm abfällt (Abb. 8 a), während der diastolische Druck praktisch normal bleibt. Die Erhöhung der Pulsfrequenz ist deutlich sichtbar. Nach i. v. Regitingabe von 0,35 mg/kg, die über mehrere Minuten einen leichten Blutdruckabfall mit Tachycardie bedingt (Abb. 8 b), wird sowohl bei der Kontrolle nach 10 Minuten (Abb. 8 c) als auch nach 50 Minuten (Abb. 8 d) die pressorische Wirkung der Adrenalin-Injektion in eine depressorische umgekehrt. Die Beschleunigung der Herzschlagzahl auf Adrenalin bleibt erhalten.

Es interessiert hier zunächst die Auswertung der entsprechend aufgenommenen Kurven, die für eine Untersuchungsreihe mit adrenolytisch wirksamen Dosierungen in der Tab. 20 zusammengestellt sind. Regitin, Priscol, Benzodioxan, Dibenamin und Opilon bewirken sichere Umkehrreaktionen der Adrenalin-Blutdruckwirkung am Menschen. Qualitativ besteht kein Unterschied zu den unblutigen Meßreihen, quantitativ wird die Reaktion besser erfaßt, so daß in der Auswertung ein höherer Mittelwert resultiert. Die Meßreihen sind statistisch einwandfrei, die Differenzen zwischen Adrenalwirkung vor und nach Sympathicolyticum sicher (Tab. 21 und 22).

Hydergin zeigt in einer am Menschen möglichen Dosierung auch hier keine Hemmungsfunktion auf Adrenalin, vielmehr ist der Blutdruckanstieg auf Adrenalin nach Hydergingabe gelegentlich größer als vorher (Tab. 20, Abb. 9). Einen ähnlichen Effekt hat auch *Rothlin* [559] nach 0,01 mg/kg Hydergin an der Katze beschrieben.

Die objektive Registrierung des Blutdrucks an der Arteria femoralis des Menschen bestätigt somit völlig die unblutig gewonnenen Meßergebnisse hinsichtlich der Adrenalinwirkung auf Blutdruck und Puls.

k) Wir sind bei unseren Untersuchungen über die adrenolytische Potenz verschiedener Sympathicolytica am Blutdruck des Menschen immer wieder zu der Feststellung gekommen, daß ein *adäquates Dosenverhältnis zwischen Adrenalin und Hemmungsstoff Voraussetzung für die Wirksamkeit ist.* Eine tabellarische Übersicht soll diesen für die Deutung klinischer Beobachtungen überaus wichtigen Befund unterstreichen (Tab. 23). In der Aufstellung ist die Menge des Sympathicolyticums

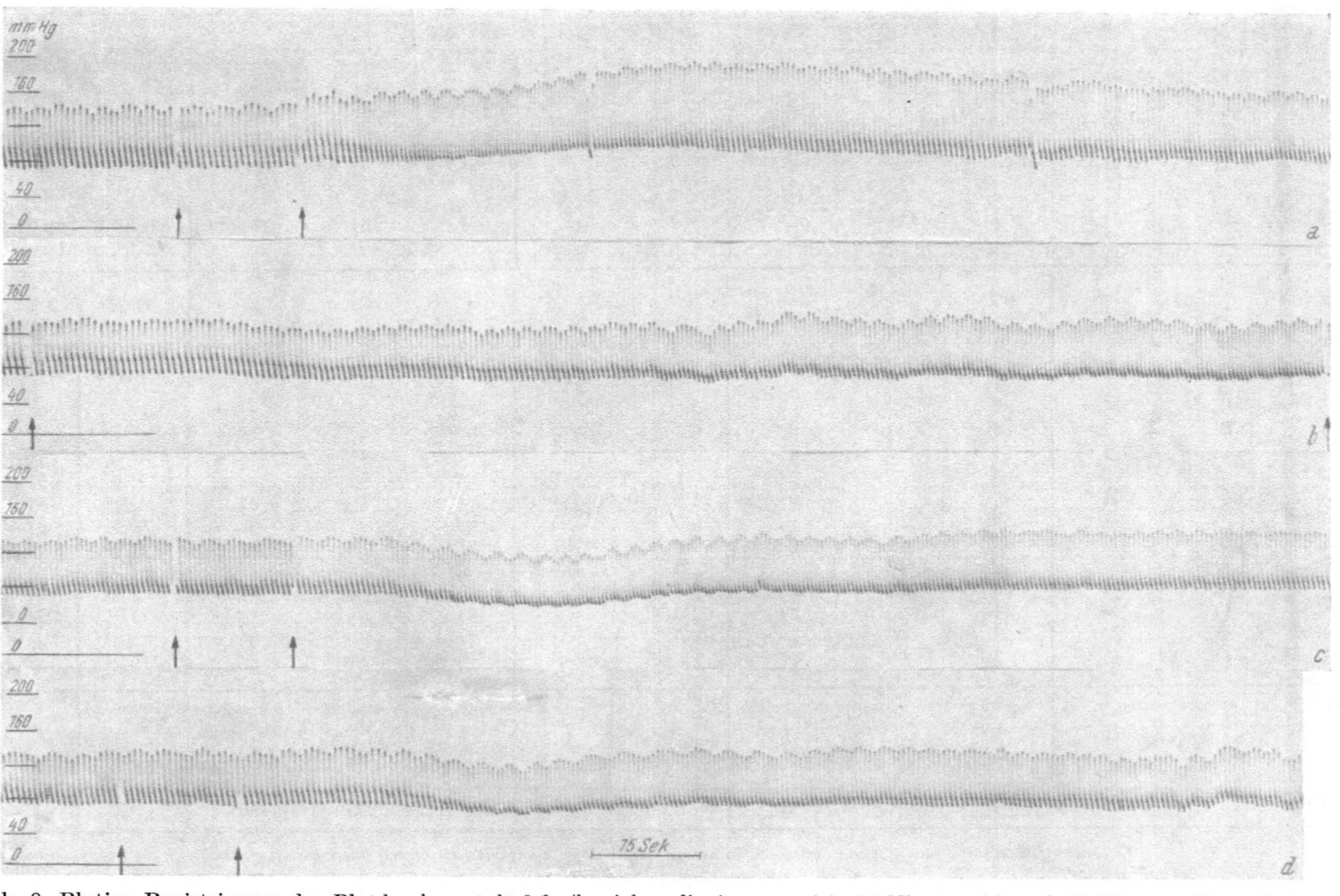

Abb. 8. Blutige Registrierung des Blutdruckes nach 0,2 γ/kg Adrenalin i. v. vor (a), 10 Minuten (c) und 50 Minuten (d) nach i. v. Regitingabe von 0,35 mg/kg (b). Injektionsdauer durch Pfeile markiert. Original 5:1.

Tabelle 20. *Veränderungen von Blutdruck und Puls in Prozenten 1 Minute nach 0,2 γ/kg l-Adrenalin vor und nach intravenöser Gabe eines Sympathicolyticums.*

Auswertung blutig registrierter Werte der Arteria femoralis mit Kondensator-Manometer.

Nr.	Name	Vor Sympathicolyticum %-Anstieg nach Adrenalin Blutdruck			Sympathicolyticum	Dosis	Nach Sympathicolyticum: %-Anstieg nach Adrenalin nach 10 Minuten Blutdruck			nach 50 Minuten Blutdruck		
		systolisch	diastolisch	Puls		mg/kg	systolisch	diastolisch	Puls	systolisch	diastolisch	Puls
151	P. H.	+ 27	+ 14	+ 64	Regitin	0,4	— 28	— 50	+ 22	— 28	— 32	+ 28
152	S. J.	— 20	+ 43	+ 75	,,	0,35	— 32	— 29	+ 67	— 23	— 5	+ 88
153	Z. O.	+ 11	+ 12	+ 18	,,	0,35	— 16	— 23	+ 19	— 29	— 35	+ 50
154	C. C.	+ 30	+ 22	+ 17	,,	0,35	— 17	— 23	+ 23	— 18	— 30	+ 18
156	M. P.	+ 51	0	+ 35	,,	0,35	— 36	— 22	+ 35	—	—	—
159	F. O.	+ 22	+ 7	+ 39	Priscol	2,6	— 9	— 14	+ 29	— 6	— 9	+ 30
160	N. H.	+ 30	+ 2	+ 60	,,	2,3	— 11	— 17	+ 47	— 18	— 38	+ 41
161	R. W.	+ 76	+ 51	— 20	Benzodioxan	0,6	— 46	— 43	+ 38	— 16	— 9	+ 45
162	M. E.	+ 26	+ 7	+ 33	Dibenamin	4,0	— 17	— 32	+ 24	— 22	— 40	+ 35
163	E. M.	+ 32	+ 16	+ 17	Opilon	3,0	— 19	— 21	+ 14	— 11	— 12	+ 15
164	H. N.	+ 31	+ 12	+ 40	,,	2,0	— 30	— 17	+ 61	— 10	— 5	+ 45
165	W. E.	+ 8	+ 10	+ 31	,,	2,0	— 16	— 23	+ 28	— 14	— 19	+ 26
166	N. H.	+ 18	0	+ 19	Hydergin	0,025	+ 30	+ 5	+ 27	+ 30	+ 6	+ 31
169	T. A.	+ 12	+ 9	+ 21	,,	0,025	+ 14	+ 4	+ 20	—	—	—
173	L. H.	+ 20	+ 13	+ 29	,,	0,025	+ 94	+ 66	+ 50	—	—	—
151—165 Summe:		+ 364	+ 196	+ 409			— 277	— 314	+ 407	— 195	— 234	+ 421
151—165 Mittelwert:		+ 30,3	+ 16,3	+ 34			— 23	— 26,1	+ 33,9	— 17,7	— 21,3	+ 38,2
(m) ±		18,1	15,6	26,6			11,2	10,8	16,7	7,3	13,9	20
(M) ±		5,2	4,5	7,7			3,2	3,1	4,8	2,2	4,2	6

verzeichnet, die in der Lage ist, eine ca. 30%ige Blutdrucksteigerung vollständig zu unterdrücken, ohne eine wesentliche Umkehr zu er-

Tabelle 21. *Mittlere Veränderungen von Blutdruck und Puls in Prozenten 1 Minute nach Injektion von 0,2 γ/kg l-Adrenalin i. v. vor und 10 Minuten nach Gabe eines Sympathicolyticums.*
Auswertung blutig registrierter Werte mit statistischer Fehlerrechnung (vgl. Tab. 20).

| | Mittlere Veränderungen in Prozenten 1 Minute nach Adrenalin gegenüber dem Vorwert | | | | | |
| | Systolischer Blutdruck | | Diastolischer Blutdruck | | Pulsfrequenz | |
	ohne Sympathicolyticum	mit Sympathicolyticum	ohne Sympathicolyticum	mit Sympathicolyticum	ohne Sympathicolyticum	mit Sympathicolyticum
Mittelwert %	+ 30,3	— 23	+ 16,3	— 26,1	+ 34	+ 33,8
$(m) \pm$	18,1	11,2	15,6	10,8	26,6	16,7
$(M) \pm$	5,2	3,2	4,5	3,1	7,7	4,8
$\dfrac{D}{\varepsilon\,(D)}$	8,7		7,8		0,01	

Tabelle 22. *Mittlere Veränderungen von Blutdruck und Puls in Prozenten 1 Minute nach Injektion von 0,2 γ/kg l-Adrenalin i. v. vor und 50 Minuten nach intravenöser Injektion eines Sympathicolyticums.*
Auswertung blutig registrierter Werte mit statistischer Fehlerrechnung (vgl. Tab. 20).

| | Mittlere Veränderungen in Prozenten 1 Minute nach Adrenalin gegenüber dem Vorwert | | | | | |
| | Systolischer Blutdruck | | Diastolischer Blutdruck | | Pulsfrequenz | |
	ohne Sympathicolyticum	mit Sympathicolyticum	ohne Sympathicolyticum	mit Sympathicolyticum	ohne Sympathicolyticum	mit Sympathicolyticum
Mittelwert %	+ 30,3	— 17,7	+ 16,3	— 21,3	+ 34	+ 38,2
$(m) \pm$	18,1	7,3	15,6	19,3	26,6	20
$(M) \pm$	5,2	2,2	4,5	4,2	7,7	6
$\dfrac{D}{\varepsilon\,(D)}$	8,5		6,1		0,4	

zeugen. Die relative Aktivität im Vergleich zu Regitin soll das Verhältnis der Stoffe untereinander näher definieren.

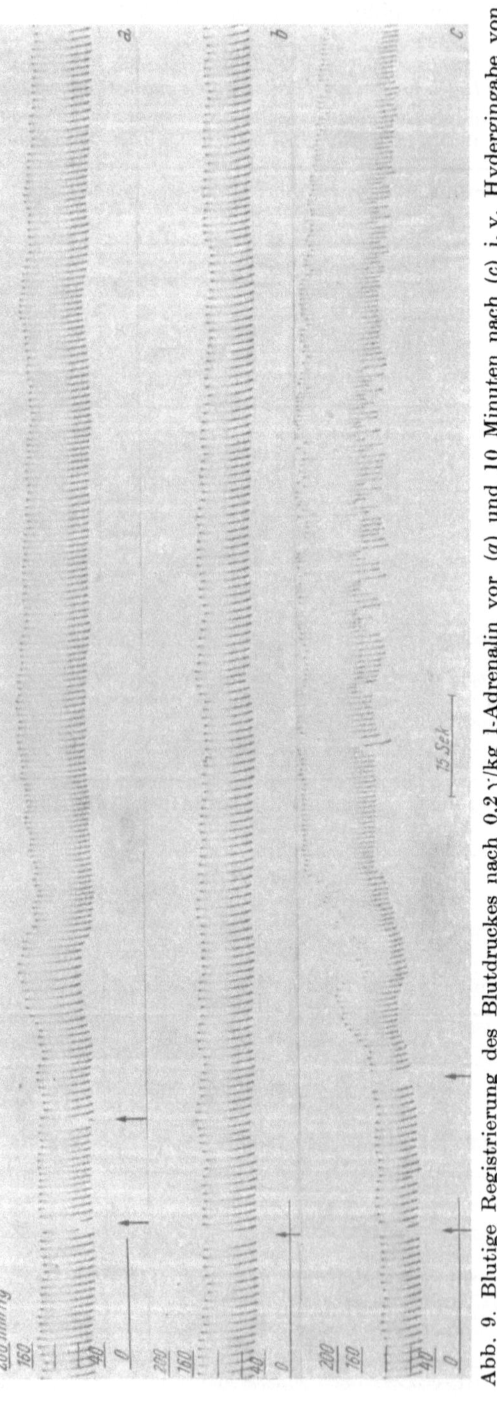

Abb. 9. Blutige Registrierung des Blutdruckes nach 0,2 γ/kg l-Adrenalin vor (a) und 10 Minuten nach (c) i. v. Hydergingabe von 0,035 mg/kg (b). Injektionsdauer durch Pfeile markiert.

In der Beeinflussung des Blutdruckes auf Adrenalin bestehen zwischen den tierexperimentellen Ergebnissen und den Befunden am Menschen in der wirksamen Dosierung deutliche Unterschiede. Zum Vergleich sind deswegen in der Tab. 23 die tierexperimentellen Hemmungsdosen und die relative Wirksamkeit im Vergleich zu Regitin mit aufgeführt, die *Walker* und Mitarbeiter [673] an nicht narkotisierten Hunden gegenüber einer etwa 40%igen systolischen Drucksteigerung durch Adrenalin gefunden haben. Es zeigt sich eine überraschende Übereinstimmung zwischen der relativen Aktivität im Tierversuch und am Menschen bei allen Substanzen, die in beiden Reihen geprüft wurden. Daraus ergibt sich ein weiterer Hinweis, daß bei den Sympathicolyticis zwischen Tierversuch und der Wirkung am Menschen wohl Unterschiede bestehen, die analysiert werden müssen, daß aber in gewissen Relationen unter Berücksichtigung der Versuchsbedingungen übereinstimmende Wirkungen erzeugt werden.

1) Die Blockierung der Noradrenalinwir-

Tabelle 23. *Wirkungsdosis und relative Aktivität zur Blockierung der Adrenalinwirkung im Tierversuch und am Menschen.*

Adrenolytische Substanz	Blockierung der pressorischen Adrenalinwirkung am systolischen Blutdruck ohne wesentliche Umkehrreaktion				Relative Aktivität zwischen Mensch und Hund (Hund = 1)
	am Menschen		am Hund[1]		
	Dosis mg/kg	Relative Aktivität (Reg. = 1)	Dosis mg/kg	Relative Aktivität (Reg. = 1)	
Regitin	0,2—0,25	1,0	0,75	1,0	3—3,8
Priscol	2,3—2,5	0,09	9,0	0,08	3,6—3,9
Benzodioxan (933 F)	0,4—0,5	0,5	1,5	0,5	3—3,7
Dibenamin	2,5—3,0	0,08	10,0	0,08	3,3—4
Opilon	1,5—2	0,13	—	—	—
(Diaethyl-phenoxyaethylamin)	—	—	12,0	0,06	—
Hydergin	0,025	?	—	—	—
(Dihydroergocornin)	—	—	0,6	1,2	—

[1] Werte nach *Walker* und Mitarbeitern [673].

kung ist nach den Laboratoriumserfahrungen weniger ausgeprägt und im allgemeinen erst in etwas höherer Dosierung zu erreichen als die antiadrenergische. Eine gewisse Übereinstimmung ergibt sich in der Wirksamkeit gegen Noradrenalin und gegen Sympathicusreizung (Literatur vgl. Tab. 1). Aus diesem Grunde erscheint es zur Bestimmung der „*sympathicolytischen*" Potenz erforderlich, auch die *antinoradrenergische Wirkung* am Menschen zu prüfen.

Die Untersuchungen sind in derselben Versuchsordnung, wie oben beschrieben, durchgeführt worden; an Stelle des l-Adrenalins wurde l-Noradrenalin injiziert. Die Tab. 24 bringt eine Zusammenstellung der maximalen Veränderungen nach Noradrenalin vor und nach Injektion verschiedener Sympathicolytica, die in gleicher Dosierung bei denselben Probanden eine sichere Umkehr der Adrenalin-Blutdrucksteigerung bewirkt hatten. Obwohl die Sympathicolytica im allgemeinen höher dosiert wurden, als zur Adrenalinhemmung erforderlich gewesen wäre, wird die Noradrenalinwirkung in

Tabelle 24. *Veränderungen von Blutdruck und Puls auf 0,2 γ/kg l-Noradrenalin i. v. vor und nach intravenöser Gabe von Sympathicolytica in adrenolytischer Dosis.*

Nr.	Ruhewert		1' nach Noradrenalin		Sympathico-lyticum	Dosis mg/kg	Ruhewert		Nach Sympathi-colyticum		1' nach Noradrenalin	
	RR	Puls/15"	RR	Puls/15"			RR	Puls/15"	RR	Puls/15"	RR	Puls/15"
26	114/84	17	138/102	13	Dibenamin	4,5	114/84	17	94/60	15	90/62	15
28	116/84	16	144/108	13	„	4,5	116/84	16	104/72	16	104/76	17
34	114/76	15	138/102	12	„	6	112/78	16	112/60	17	116/58	16
35	112/76	17	138/108	13	„	6	112/75	15	102/52	19	108/58	16
36	144/94	21	168/114	18	„	3	138/86	22	112/78	30	110/78	29
52	132/88	17	158/114	14	Priscol	2	128/84	15	144/76	16	156/86	14
61	122/62	17	154/84	13	Regitin	0,35	116/62	18	114/46	21	118/54	16
62	134/76	17	166/92	13	„	0,4	134/76	17	132/58	22	140/60	24
63	128/74	17	160/102	14	„	0,35	126/74	18	122/62	22	128/78	21
64	144/70	18	184/94	13	„	0,3	144/74	18	152/62	20	160/70	17
65	120/70	18	162/98	14	„	0,35	122/70	18	122/60	20	132/66	15
66	120/62	17	164/94	12	„	0,3	120/62	17	124/50	22	162/62	19
80	120/68	17	146/102	14	Benzodioxan	0,7	116/66	16	116/62	15	120/68	15
81	126/82	18	148/104	14	„	0,7	134/84	18	142/76	20	140/80	20
Mit-tel-wert:	125/76	17	155/101	13,5	—	—	124/76	17	121/63	20	123/70	18

einzelnen Fällen nicht einmal vollständig blockiert. Es gelingt auch mit höheren Dosen nicht, eine Umkehrreaktion mit Noradrenalin auszulösen. Der diastolische Druckanstieg, der für Noradrenalin ja bezeichnend ist, reagiert vielleicht noch etwas schlechter hinsichtlich der Hemmung als der systolische. Statistisch sind die Meßreihen signifikant, die Unterschiede vor und nach Sympathicolyticum gesichert (Tab. 25).

Die Auswertung der blutig registrierten Druckkurven unter analogen Bedingungen führt praktisch zu gleichen Resultaten, wie aus der Tab. 26

Tabelle 25. *Mittlere Veränderungen von Blutdruck und Puls in Prozenten 1 Minute nach Injektion von 0,2 γ/kg l-Noradrenalin i. v. vor und nach intravenöser Gabe eines Sympathicolyticums.*
Kontrolle mit statistischer Fehlerrechnung.

	Mittlere Veränderungen in Prozenten 1 Minute nach Noradrenalin gegenüber dem Vorwert					
	Systolischer Blutdruck		Diastolischer Blutdruck		Pulsfrequenz	
	ohne	mit	ohne	mit	ohne	mit
	Sympathicolyticum		Sympathicolyticum		Sympathicolyticum	
Mittelwert %	+ 24,2	+ 3	+ 33,7	+ 8,2	− 21,7	− 7,5
$(m) \pm$	5,9	4,9	9,9	10,3	4,2	10,7
$(M) \pm$	1,6	1,3	2,6	2,8	1,1	2,9
$\dfrac{D}{\varepsilon\,(D)}$	10,3		6,7		4,5	

hervorgeht. Auch hier sind die Unterschiede vor und nach Injektion der Sympathicolytica Regitin, Priscol, Benzodioxan, Opilon und Dibenamin signifikant (Tab. 27), wenn diese in einer Dosierung gegeben wurden, die eine Adrenalinumkehr auf den Blutdruck erzeugte. Hydergin, das bei den gleichen Probanden nicht in adrenolytisch wirksamer Dosis injiziert werden konnte, hat auch keinerlei Einfluß auf die Blutdruckwirkung von Noradrenalin (vgl. Tab. 27).

m) *Die Wirkung des Noradrenalins auf die Herzschlagzahl wird im Gegensatz zur Adrenalin-Tachycardie durch die Sympathicolytica ebenfalls beeinflußt.* Die charakteristische Bradycardie tritt nicht in Erscheinung, wenn durch wirksame Noradrenalinblockade der Blutdruckanstieg ausbleibt. Dieser Effekt findet sich in allen Beobachtungsfällen (vgl. Tab. 24 und 26). Der Unterschied zu der reinen Noradrenalinwirkung auf die Herzfrequenz ist in beiden Reihen signifikant (Tab. 25 und 27).

Die Bradycardie nach Noradrenalin wird reflektorisch durch Stimulierung der Pressoreceptoren von Carotis-Sinus und Aortenbogen infolge

Tabelle 26. *Veränderung von Blutdruck und Puls in Prozenten 1 Minute nach 0,2 γ/kg l-Noradrenalin i. v. vor und nach intravenöser Gabe eines Sympathicolyticums in adrenolytischer Dosis.*

Auswertung von blutig registrierten Werten der Arteria femoralis mit Kondensator-Manometer.

Nr.	Name	Vor Sympathicolyticum %-Anstieg nach Noradrenalin			Sympathicolyticum	Dosis mg/kg	Nach Sympathicolyticum %-Anstieg nach Noradrenalin		
		Blutdruck					Blutdruck		
		systolisch	diastolisch	Puls			systolisch	diastolisch	Puls
151	P. H.	+ 23	+ 37	— 27	Regitin	0,4	— 1	+ 7	— 5
152	S. J.	+ 24	+ 36	— 28	,,	0,35	+ 3	+ 2	— 6
153	Z. O.	+ 20	+ 36	— 19	,,	0,35	— 2	+ 3	0
154	C. C.	+ 29	+ 39	— 11	,,	0,35	+ 6	+ 9	— 4
156	M. P.	+ 54	+ 82	— 24	,,	0,35	0	— 3	+ 5
159	F. O.	+ 29	+ 25	— 26	Priscol	2,6	+ 7	+ 7	0
160	N. H.	+ 33	+ 38	+ 38	,,	2,3	+ 22	+ 13	— 12
161	R. W.	+ 59	+ 55	— 40	Benzodioxan	0,6	+ 38	+ 29	— 25
162	M. E.	+ 28	+ 31	— 33	Dibenamin	4,0	8	+ 2	0
163	E. M.	+ 32	+ 25	— 17	Opilon	3,0	0	+ 2	0
164	H. N.	+ 28	+ 40	— 24	,,	2,0	+ 10	+ 28	— 25
165	W. E.	+ 16	+ 24	— 10	,,	2,0	+ 1	+ 5	+ 4
166	N. H.	+ 27	+ 23	— 19	Hydergin	0,025	+ 32	+ 16	— 19
169	T. A.	+ 17	+ 27	— 9	,,	0,025	+ 15	+ 28	— 25
173	L. H.	+ 17	+ 23	— 17	,,	0,025	+ 33	+ 44	— 20
151—165 Summe:		+ 375	+ 468	— 279			+ 92	+ 104	— 68
151—165 Mittelwert:		+ 31,2	+ 39	— 23,2			+ 7,7	+ 8,7	— 5,7
(m) ±		12,8	16	8,6			11,6	10,1	10,2
(M) ±		3,7	4,6	2,5			3,4	2,9	2,9

der Blutdrucksteigerung hervorgerufen [360, 38]. Ist die Drucksteigerung durch Sympathicolytica unterbunden, so wird auch der Reflex nicht mehr ausgelöst. Beobachtungen, daß bei einer teilweisen Hemmung des pressorischen Effektes auch die Bradycardie nur gering in Erscheinung tritt, bestätigen offenbar diesen Mechanismus.

n) Die Kontrolle verschiedener Kreislaufgrößen insbesondere von Blutdruck und Puls bei Adrenalin- und Noradrenalin-Injektionen vor und nach Einwirkung sympathicolytischer Substanzen hat zu wesent-

Tabelle 27. *Mittlere Veränderungen von Blutdruck und Puls in Prozenten 1 Minute nach Injektion von 0,2 γ/kg l-Noradrenalin i. v. vor und nach intravenöser Gabe eines Sympathicolyticums mit adrenolytischer Reaktion (Auswertung der Tab. 26 mit Fehlerrechnung).*

	Mittlere Veränderungen in Prozenten 1 Minute nach Noradrenalin gegenüber dem Vorwert					
	Systolischer Blutdruck		Diastolischer Blutdruck		Pulsfrequenz	
	ohne	mit	ohne	mit	ohne	mit
	Sympathicolyticum		Sympathicolyticum		Sympathicolyticum	
Mittelwert %	+ 31,2	+ 7,7	+ 34	+ 8,7	— 23,2	— 5,7
(*m*) ±	12,8	11,6	16	10,1	8,6	10,2
(*M*) ±	3,7	3,4	4,6	2,8	2,5	2,9
$\frac{D}{\varepsilon\,(D)}$	4,6		5,6		4,6	

lichen Aufschlüssen *über die Wirksamkeit der Sympathicolytica am Menschen geführt. Die Ergebnisse seien deswegen noch einmal kurz zusammengefaßt:*

1. Auch am Menschen ist eine Hemmung der Adrenalin-Blutdrucksteigerung nachzuweisen.

2. Wie im Tierexperiment kommt es unter geeigneten Versuchsbedingungen zur Umkehr der pressorischen Adrenalinwirkung.

3. Die Eigenwirkung des Adrenalins auf die Herzfrequenz wird, wie die Stoffwechselbeeinflussung, durch Adrenolytica nicht blockiert.

4. Es besteht ein adäquates Dosenverhältnis zwischen Sympathicolyticum und Adrenalin.

5. Gegen Noradrenalin sind die Sympathicolytica im allgemeinen etwas weniger wirksam als gegen Adrenalin.

6. Bei geeigneter Dosierung kann eine völlige Hemmung der Noradrenalin-Blutdruckwirkung erreicht werden. Umkehrreaktionen sind auch am Menschen nicht zu beobachten.

7. Sympathicolytica beeinflussen zusammen mit dem Blutdruck auch die Bradycardie nach Noradrenalin.

8. Der Nachweis einer Hemmung der sympathico-adrenalen Komplexreaktion ist wichtig für die Beurteilung einer *sympathicolytischen* Substanz.

9. Es ergeben sich Hinweise dafür, daß die Beeinflussung der durch Adrenalin und Noradrenalin hervorgerufenen Blutdrucksteigerung am Menschen im Verein mit einer exakten tierexperimentellen Differenzierung als hinreichend zuverlässiger Test für die adrenolytische bzw. sympathicolytische Wirksamkeit einer Substanz oder Dosierung am menschlichen Organismus gelten kann.

IV. Der Mechanismus der „Adrenalinumkehr" am Blutdruck.

1. Die Blutdruckreaktion auf Adrenalin-Injektion.

Im Tierexperiment senken kleine Adrenalindosen den Blutdruck [468] und vergrößern das Blutvolumen des denervierten Beines am Hund [141]. Am Ganztier betrifft die vasokonstriktorische Wirkung blutdrucksteigernder Adrenalindosen hauptsächlich die Hautgefäße; die Muskelgefäße dagegen werden erweitert [127]. Beim Hund sind partielle Dilatationen auch im Darmgebiet nachgewiesen worden [102], die Erweiterung der Coronargefäße steht auf Grund zahlreicher Untersuchungen fest [19, 471, 310, 538, 172].

Stärkerer Blutdruckanstieg mit Konstriktion im Bereich von Arterien, Arteriolen, Kapillaren, Venen und Milz mit Entleerung des Blutdepots sind bei großen Adrenalindosen bekannte Erscheinungen. Bei der Erregung der Gefäßmuskulatur kann aber nicht in allen Gefäßprovinzen eine Verengerungsreaktion zum Durchschlag kommen, zumal der Herzwirkung mit Vermehrung des Minutenvolumens bei der Drucksteigerung eine wesentliche Rolle zukommt [229]. *Rein* [457] hebt bei parallel verlaufenden erweiternden und verengernden Reaktionen die „blutverteilungs-regulierende Wirkung" des Adrenalins hervor.

Am Menschen müssen ebenfalls beide Mechanismen nebeneinander ablaufen. Das ergibt sich aus der hochgradigen Blässe der Haut einerseits und aus der Herzwirkung mit Vermehrung des Zeitvolumens sowie aus dem Abfall der peripheren Gefäßwiderstände in ihrer Gesamtheit andererseits, die sowohl mit sphygmographischen Methoden der Kreislaufuntersuchung [84, 59, 686] als auch mit den Bestimmungen nach dem *Fick*schen Prinzip [223, 224] übereinstimmend gefunden worden sind. Es spielen sich an den Gefäßen nach Adrenalin-Injektion also gleichzeitig excitatorische (konstriktorische) und inhibitorische (dilatatorische) Effekte ab, die in ihrer Gesamtheit mit dem cardialen Faktor die Blutdrucksteigerung ausmachen.

Zur Charakterisierung der Blutdruckwirkung des Adrenalins am Menschen haben wir kleine Adrenalindosen, die eine etwa 30%ige Steigerung des systolischen Druckes bewirkten, i.v. in 15 bis 30 Sekunden injiziert und dabei fortlaufend den Blutdruck in der Arteria femoralis registriert. Die Versuche entsprachen im einzelnen der bereits oben beschriebenen (Abb. 8) Anordnung. Nur wenn nach Einstich der Nadel und Anlegen des Kondensator-Manometers über längere Zeit konstante Druckverhältnisse herrschten, erfolgte die Injektion.

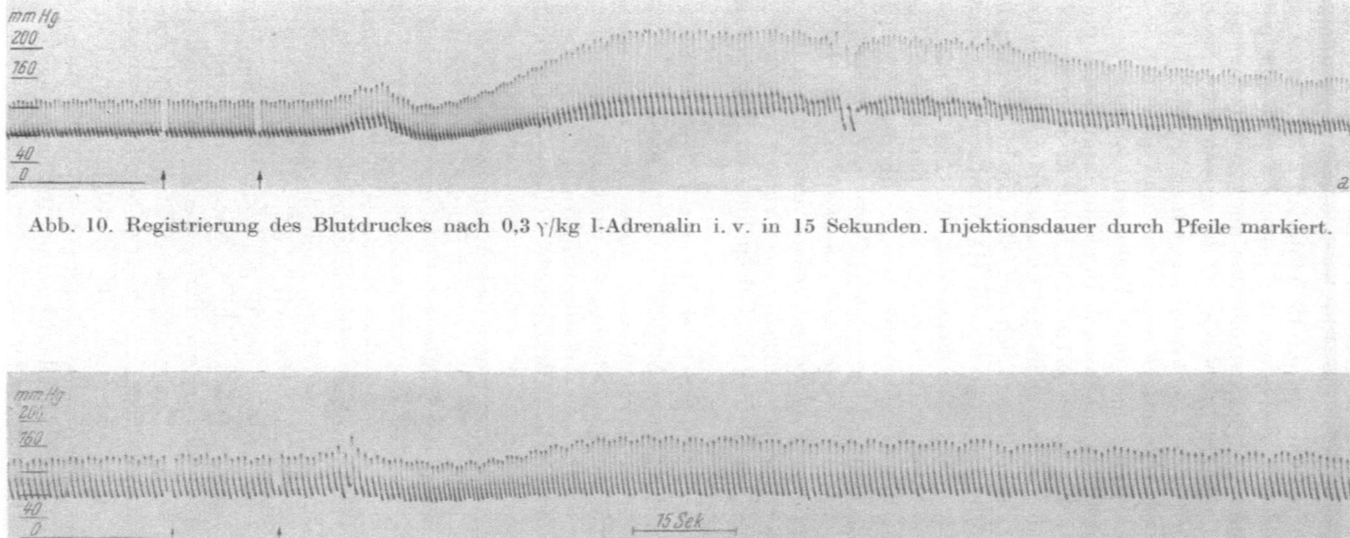

Abb. 10. Registrierung des Blutdruckes nach 0,3 γ/kg l-Adrenalin i. v. in 15 Sekunden. Injektionsdauer durch Pfeile markiert.

Abb. 11. Registrierung des Blutdruckes nach 0,2 γ/kg l-Adrenalin i. v. in 15 Sekunden. Injektionsdauer durch Pfeile markiert.

Die Abb. 10 und 11 demonstrieren in unterschiedlichen Reaktionsgrößen Manometerkurven des Blutdruckes bei Normotonikern auf 0,3
bzw. 0,2 γ/kg Adrenalin, das in 15 Sekunden i.v. gegeben wurde. Etwa
25 bis 30 Sekunden nach Beginn der Injektion tritt eine mäßige Druckreaktion mit Steigerung des systolischen und diastolischen Druckes sowie
Bradycardie auf. *Dieser Druckanstieg, der etwa 6 bis 8 Sekunden dauert,
stellt die erste Phase der Adrenalinwirkung dar.* Sie wird bei schneller i.v.-
Injektion kleiner Dosen immer beobachtet und geht in *eine zweite Phase
mit leichtem Blutdruckabfall* und Tachycardie über. Zeitlich beginnt
diese etwa 35 bis 40 Sekunden nach Injektionsbeginn und dauert rund 10
Sekunden. Die Tachycardie ist eine konstante Erscheinung. Der vorübergehende Abfall des systolischen und diastolischen Blutdruckes bis gering
unter den Ausgangswert zeigt sich auch bei der hier verwendeten kleinen
Dosierung nur in etwas mehr als der Hälfte aller Fälle; bei den übrigen
nimmt der Druck zwar relativ gegenüber der ersten Phase ab, sinkt aber
nicht unter den Ausgangswert (vgl. Abb. 8 a). Bei höheren Dosen erscheint
die zweite Phase immer mehr oder weniger überlagert von der nach 50
bis 55 Sekunden beginnenden *dritten Phase der Adrenalinwirkung, die
der allgemeinen klinisch feststellbaren pressorischen Wirkung mit schnell
abklingender mäßiger Tachycardie, deutlichem Anstieg des systolischen
und geringer Zunahme des diastolischen Druckes entspricht.* Nach etwa
2 bis 3 Minuten ist bei kleiner i.v. Adrenalindosis die gesamte Blutdruckreaktion abgelaufen.

Unter Berücksichtigung der sehr kurzen Latenzzeit zwischen der Injektion und dem Beginn der Adrenalinwirkung muß die erste Phase wohl
als cardial bedingt aufgefaßt werden, wobei die frequenzsteigernde Wirkung zunächst reflektorisch unterbunden wird. Die Vermehrung efferenter
Impulse vagaler Herznerven auf Adrenalin-Injektionen sind von *Schaefer*
[583] nachgewiesen worden. Bradycarde Reflexe werden nicht nur unter
Veratrin [15, 348], sondern bei einer ganzen Anzahl verschiedenartiger
Substanzen, unter anderem auch bei Adrenalin [584, 348] und Noradrenalin [583], beobachtet. Nach wenigen Sekunden, offenbar mit der völligen Einschwemmung des Stoffes, setzt sich die tachycarde Eigenwirkung
des Adrenalins gegenüber der reflektorischen Steuerung durch. Gleichzeitig beginnt (Phase 2) mit dem ersten Auftreten kleiner Adrenalinmengen in der Peripherie der vasodilatatorische Effekt mit Blutdrucksenkung, den kleine Adrenalindosen auch nach tierexperimentellen Erfahrungen haben [468, 127, 102, 457 u. a.].

Bei höherer Dosis tritt in der Blutdruckreaktion am Menschen diese
depressorische Phase deswegen nicht in Erscheinung, weil mit dem ersten
Auftreten von Adrenalin in der Peripherie gleich solche Mengen vorhanden sind, daß durch Entleerung der Blutdepots und konstriktorische
Effekte in anderen Gefäßprovinzen die erweiternde Wirkung bereits durch
die dritte Phase überdeckt wird. Die Blutdruckreaktion in der dritten
Phase spiegelt das gesamte Kreislaufgeschehen nach Adrenalin mit Stimulierung des Herzens, Vasokonstriktion in den einen und Dilatation
in anderen Gefäßbezirken wider.

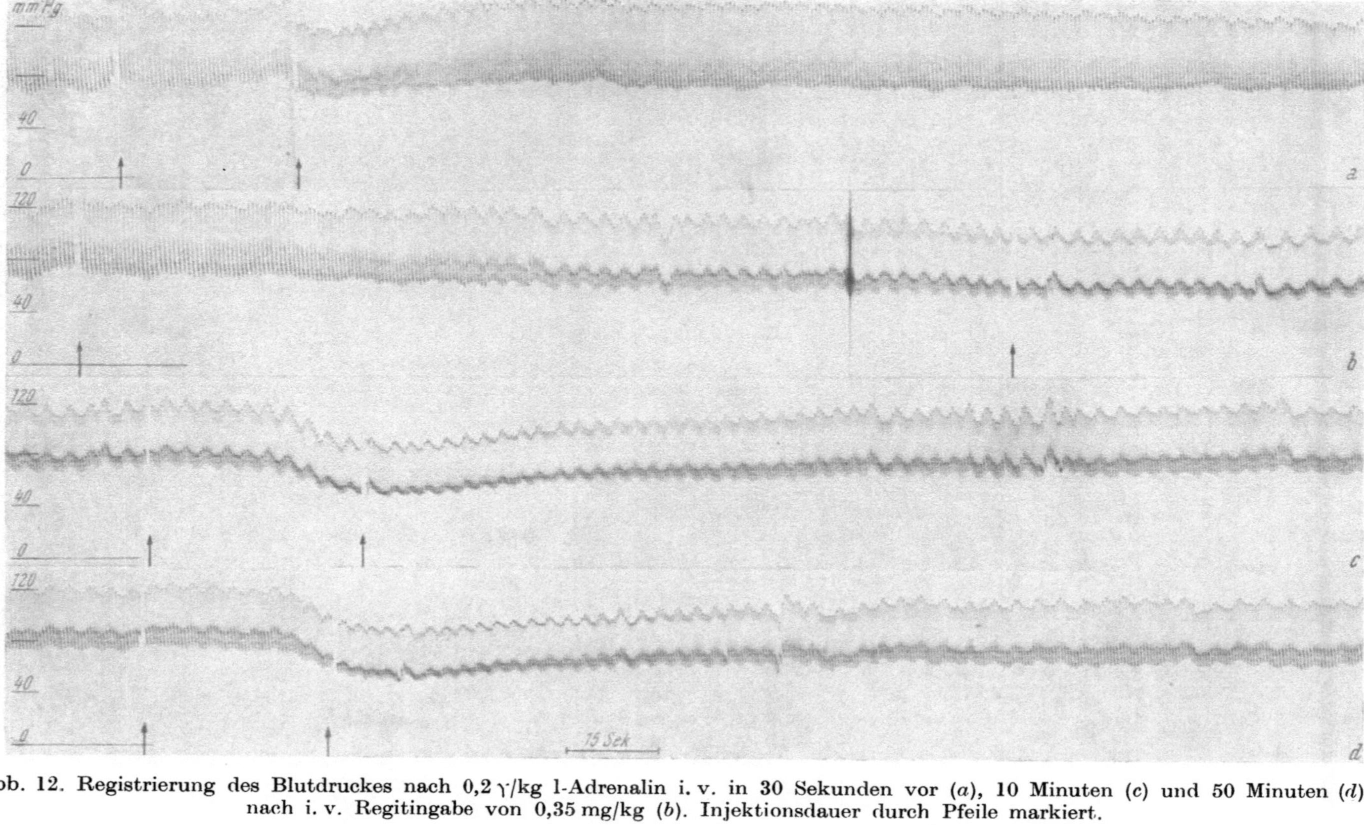

Abb. 12. Registrierung des Blutdruckes nach 0,2 γ/kg l-Adrenalin i. v. in 30 Sekunden vor (a), 10 Minuten (c) und 50 Minuten (d) nach i. v. Regitingabe von 0,35 mg/kg (b). Injektionsdauer durch Pfeile markiert.

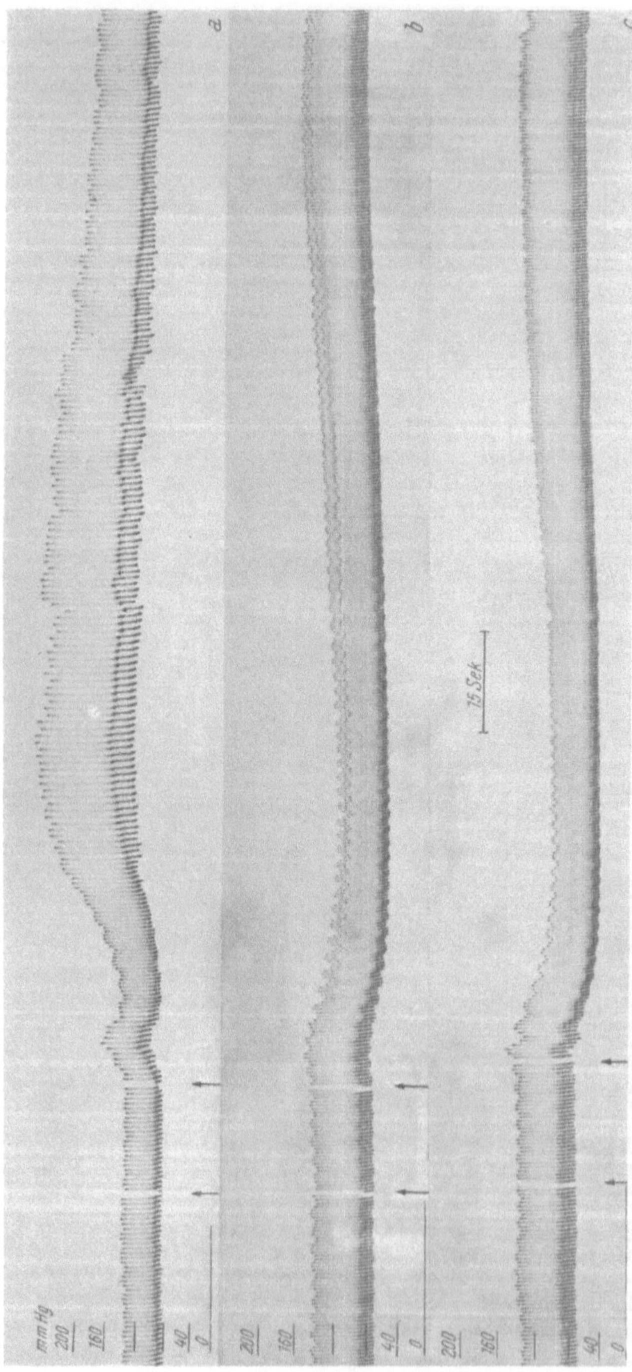

Abb. 13. Registrierung des Blutdruckes nach 0,2 γ/kg l-Adrenalin vor (a), 90 Minuten (b) und 120 Minuten (c) nach Dibenamin-Injektion von 4 mg/kg i. v. Injektionsdauer durch Pfeile markiert.

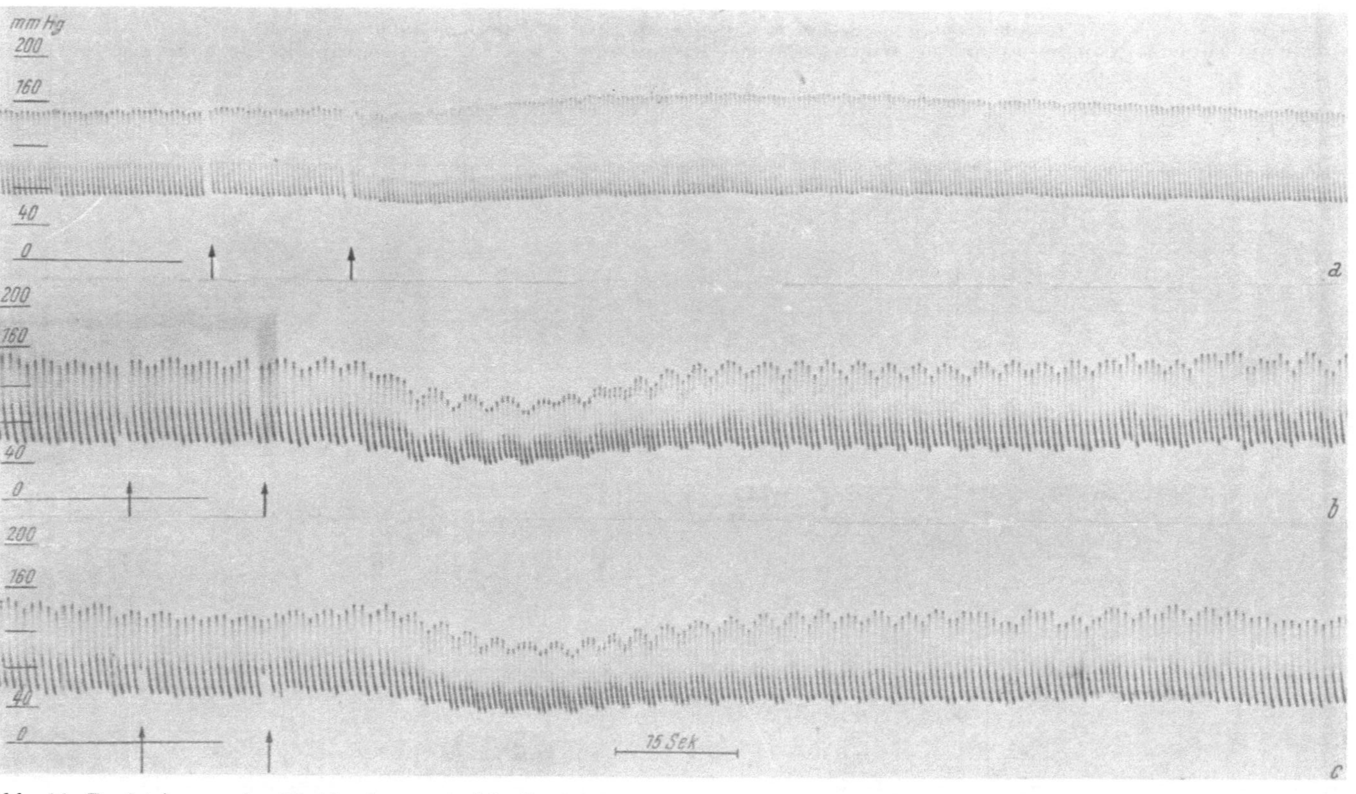

Abb. 14. Registrierung des Blutdruckes nach 0,2 γ/kg l-Adrenalin vor (*a*), 40 Minuten (*b*) und 60 Minuten (*c*) nach Priscol-Infusion von 2,3 mg/kg in 2 Stunden. Injektionsdauer durch Pfeile markiert.

4*

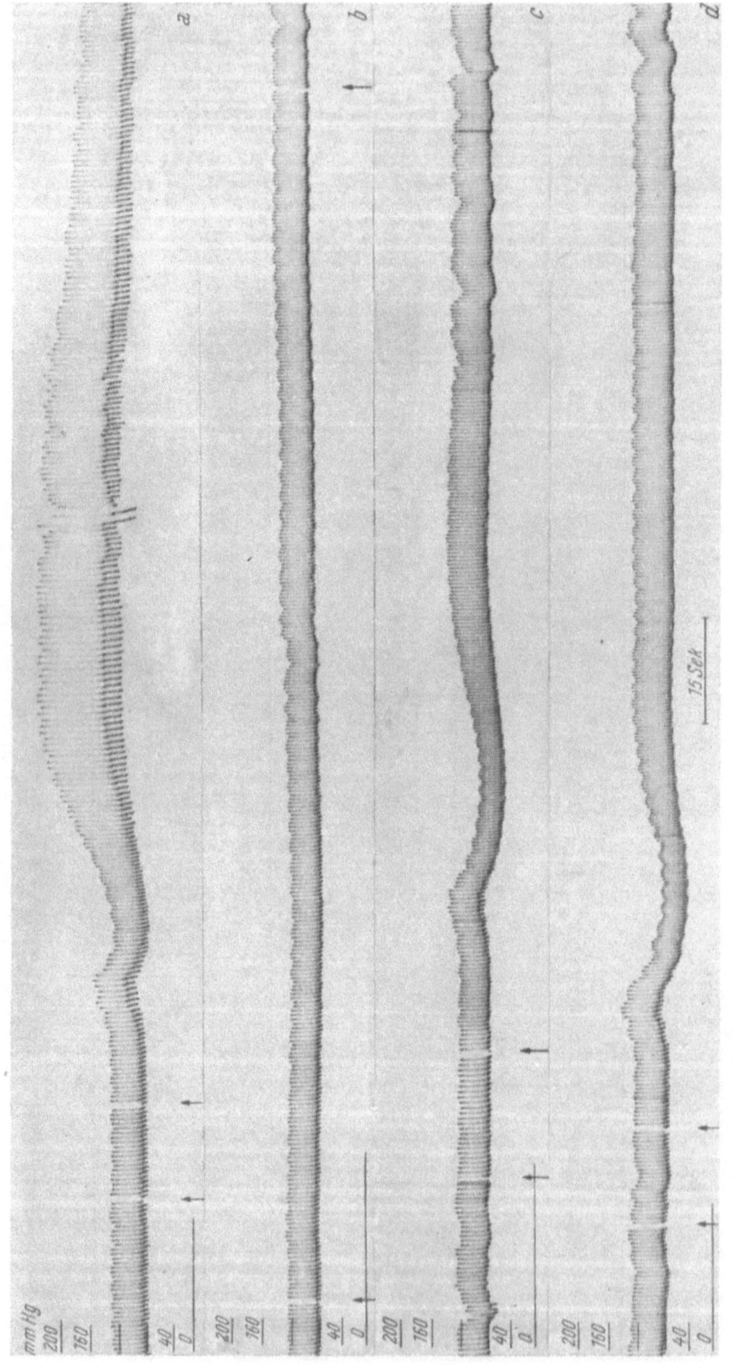

Abb. 15. Registrierung des Blutdruckes nach 0,2 γ/kg l-Adrenalin i. v. in 15 Sekunden vor (a), 15 Minuten (c) und 55 Minuten (d) nach 0,6 mg/kg Benzodioxan i. v. (b). Injektionsdauer durch Pfeile markiert.

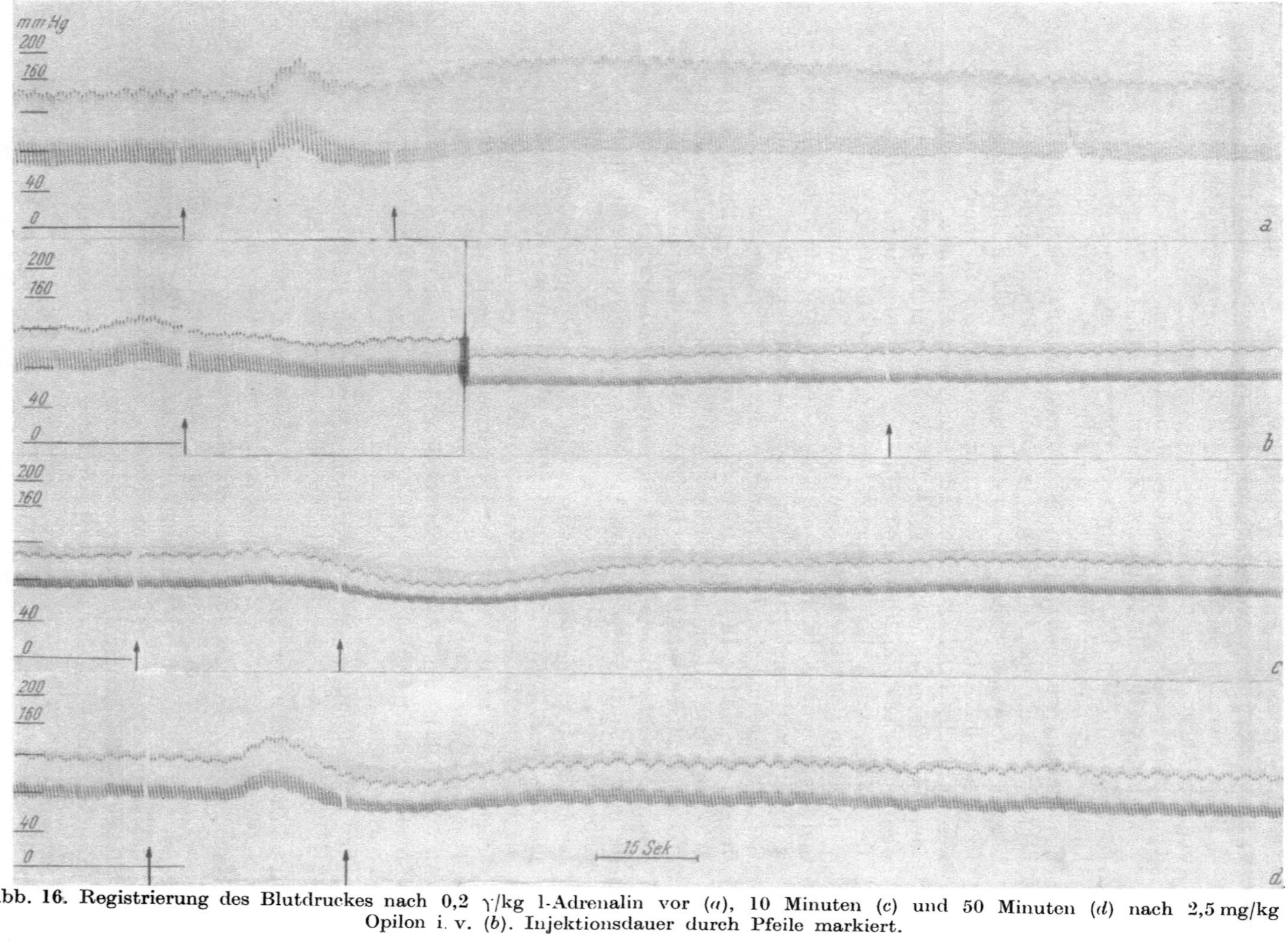

Abb. 16. Registrierung des Blutdruckes nach 0,2 γ/kg l-Adrenalin vor (*a*), 10 Minuten (*c*) und 50 Minuten (*d*) nach 2,5 mg/kg Opilon i. v. (*b*). Injektionsdauer durch Pfeile markiert.

2. Veränderungen der Druckphasen nach Adrenalin durch Sympathicolytica.

Unter der Einwirkung adrenolytischer Substanzen bietet sich ein anderer Ablauf der Adrenalin-Blutdruckwirkung. Die Abb. 12 bis 16 demonstrieren die sogenannte Umkehrreaktion im Vergleich zum Vorversuch unter Regitin (Abb. 12), Dibenamin (Abb. 13), Priscol (Abb. 14), Benzodioxan (Abb. 15) und Opilon (Abb. 16). Abgesehen von Schwankungen in dem Ausmaß der Adrenalinwirkung zeigen die Druckkurven einen charakteristischen Verlauf. Der Blutdruckabfall beginnt 35 bis 40 Sekunden nach der Adrenalin-Injektion, entspricht also der oben beschriebenen zweiten Phase der Adrenalinwirkung auf den Blutdruck. Die Dauer ist unterschiedlich. Die Drucksenkung geht in allen Fällen bis weit in die dritte Phase hinein und verliert sich allmählich. Neben lang dauernden Depressionen, die zeitlich erst mit dem Ende der Adrenalinwirkung wieder normalisiert sind (Abb. 12 c, 13 b, 13 c), finden sich andere, die schon etwas früher endigen (Abb. 14 c, 15 d, 16 d).

Die erste Phase der Druckschwankungen mit kurz dauerndem Anstieg und Bradycardie 25 bis 30 Sekunden nach Beginn einer Adrenalin-Injektion wird bei ausreichender Hemmungsdosis ebenfalls blockiert. Es fehlt der Druckanstieg und die Pulsverlangsamung zum Beispiel in den Abbildungen 12 c und d, 13 b und 16 c. Bei nicht vollständiger Blockade tritt die erste Phase jedoch, wenn auch abgeschwächt, wieder in Erscheinung. Das zeigt am besten die Abb. 16. Zehn Minuten nach einer adrenolytischen Opilongabe kommt es auf Adrenalin-Injektion zur Drucksenkung, die im zeitlichen Ablauf der zweiten Phase entspricht und die dritte ausfüllt (Abb. 16 c), 40 Minuten später, wenn die adrenolytische Aktivität bereits im Abklingen begriffen ist, stellt sich ein primärer Druckanstieg mit Bradycardie wieder ein. Die Zeitdauer der Senkung erscheint kürzer, die zweite Drucksteigerung (Phase 3) tritt aber noch nicht wieder in Erscheinung (Abb. 16 d). Ähnliche Verhältnisse beobachten wir in den Abb. 15 c und d sowie 14 b und c. Es sind die Kurven mit einer relativ schnellen Normalisierung der Umkehrreaktion, so daß die depressorische Adrenalinwirkung nicht bis zum Ende der dritten Phase des Leerversuches reicht.

3. Die Deutung der Adrenalinumkehr am Blutdruck als inhibitorischer Adrenalineffekt.

Die Umkehr der Adrenalin-Blutdrucksteigerung nach Sympathicolytica entspricht somit einer Drucksenkung, die auch ohne adrenolytische Substanzen nach kleinen Adrenalindosen eintritt. Sie ist keine abnorme Reaktion, sondern offenbar durch die erweiternde inhibitorische Wirkung des Adrenalins auf die Gefäßmuskulatur bedingt. Die Analyse der Blutdruckkurven zeigt, daß bei ausreichender Dosierung des Sympathicolyticums die excitatorische, vasokonstriktorische Wirkungskomponente des Adrenalins gehemmt wird, während die inhibitorische erhalten bleibt. Es fehlt bei vollständiger Blockade die erste und dritte Phase der Blutdruckreaktion mit pressorischem Effekt. *Die zweite Phase als Ausdruck der inhibitorischen Adrenalinwirkung am Kreislauf bleibt erhalten und wird nicht überdeckt durch eine excitatorische Reaktion.* Deshalb tritt die depressorische Wirkung bei ausreichender Hemmungsdosis auch während der ganzen dritten Phase in Erscheinung, d. h. sie klingt erst ab, wenn das Adrenalin peripher unwirksam wird. In der ersten cardial bedingten Phase kommt auch bei vollständiger Blockade niemals ein depressorischer Effekt zustande, weil die peripher inhibitorische Adrenalinwirkung noch gar nicht in Erscheinung treten kann.

4. „Die vollständige Hemmung der Adrenalin-Blutdruckwirkung ohne Umkehr.“

Eine *unvollständige Hemmung* läßt die erste Phase wieder aufkommen und vermindert oder verkürzt mehr oder weniger die Dauer der Drucksenkung, weil die effektorische Aktivität nicht völlig unterbunden ist. *Im Grenzfall muß eine Verhinderung des Blutdruckanstieges in der dritten Phase* resultieren, dann nämlich, wenn die excitatorische Reizwirkung des Adrenalins auf die Gefäßmuskulatur gerade so weit paralysiert wird, daß sie sich mit der inhibitorischen die Waage hält. Bei einem solchen Dosenverhältnis kommt die erste Phase bereits wieder zum Durchschlag, wenn auch in verminderter Stärke, und die zweite Phase ist deutlicher ausgeprägt als im Leerversuch, weil sie durch excitatorische Reaktionen nicht mehr in dem Ausmaß wie vorher überdeckt wird.

Wenn man allgemein als adrenolytische Dosis die Substanzmenge bezeichnet, die eine *„vollständige Hemmung der pressorischen Aktivität von Adrenalin, aber noch keine Umkehrreaktion“* hervorruft, so bedarf diese Definition einer kleinen Korrektur. Gemeint ist damit jener oben beschriebene Grenzfall, in dem das Adrenalin so weit gehemmt wird, daß die Summe excitatorischer und inhibitorischer Wirkungen gleich Null wird und in der pressorischen dritten Phase gerade keine Blutdrucksteigerung mehr resultiert. Die Analyse der Druckkurven zeigt aber, daß *diese Dosis keine vollständige Blockierung des excitatorischen Adrenalineffektes* bewirkt.

5. „Umkehr der Adrenalinblutdrucksteigerung.“

Die für die Sympathicolytica charakteristische *„Umkehr der Adrenalin-Blutdrucksteigerung in eine Senkung“*, die während der gesamten Dauer der peripheren Adrenalinwirkung besteht, stellt erst *die völlige Adrenalinhemmung* dar. Die Sympathicolytica blockieren nur die konstriktorische Gefäßwirkung des Adrenalins und demaskieren damit seinen inhibitorischen Effekt. Für diese Deutung unserer Untersuchungsergebnisse am Menschen lassen sich auch tierexperimentelle Belege erbringen. Eine Umkehr der pressorischen Adrenalinwirkung wird am Kaninchen nicht oder nur in ganz geringem Ausmaße beobachtet; bei diesem Tier sind aber auch vasodilatatierende Adrenalineffekte nicht sicher zu verzeichnen [111]. An der Rückenmarkskatze, bei der eine hochgradige Vasodilatation besteht, bewirkt Adrenalin-Infusion eine deutliche Vermehrung des Ge-

Der Mechanismus der „Adrenalinumkehr" am Blutdruck.

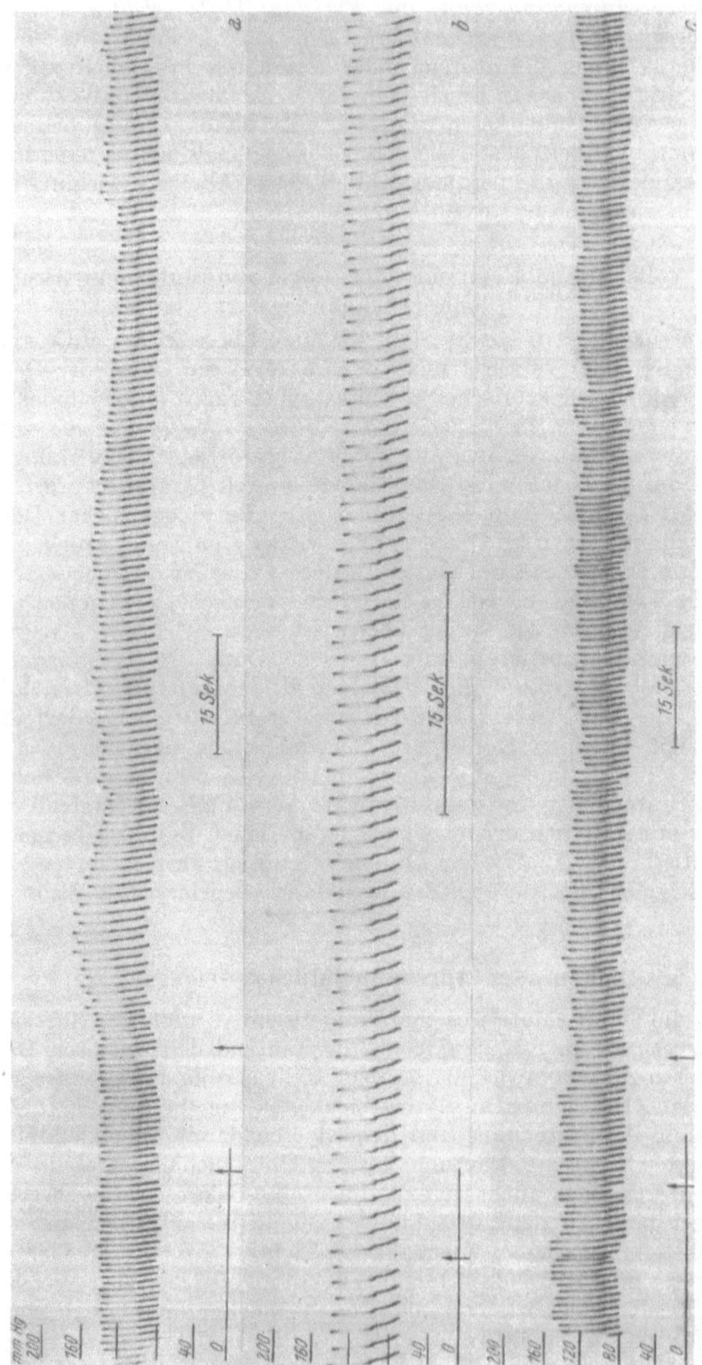

Abb. 17. Registrierung des Blutdruckes nach 0,2 γ/kg l-Noradrenalin vor (a) und 20 Minuten nach (c) adrenolytischer Regitin-Injektion (b) von 0,35 mg/kg. Injektionsdauer durch Pfeile markiert.

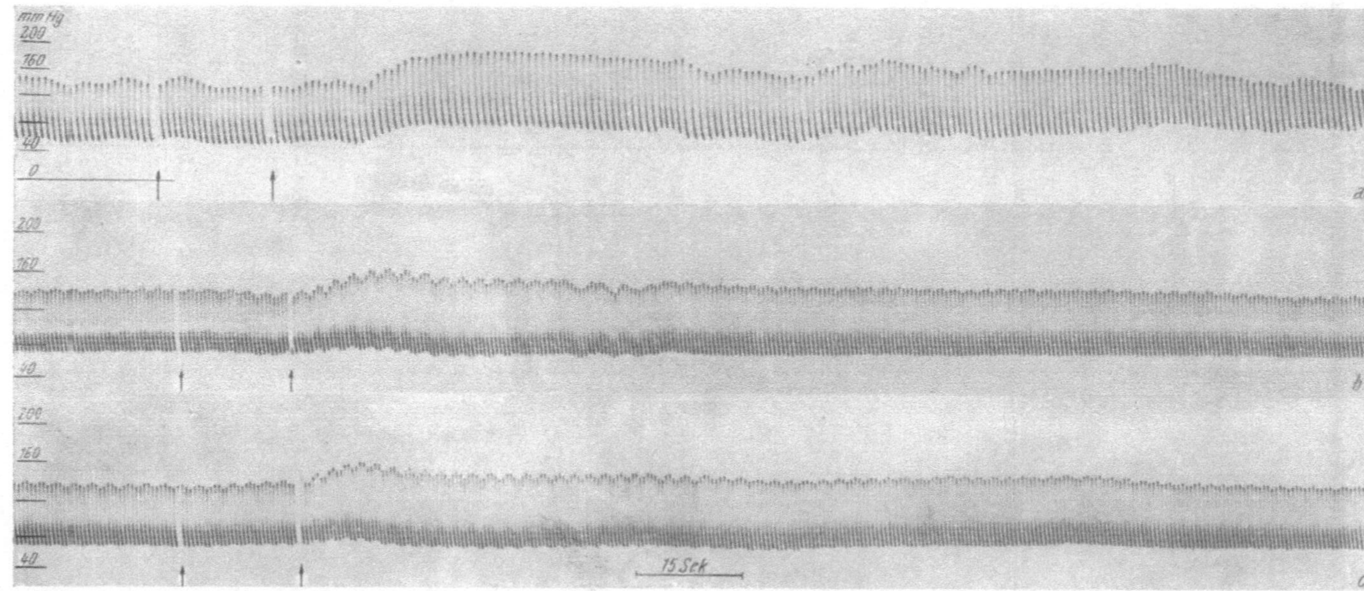

Abb. 18. Registrierung des Blutdruckes nach 0,2 γ/kg l-Noradrenalin vor (*a*), 100 Minuten (*b*) und 130 Minuten (*c*) nach Dibenamin-Infusion von 4 mg/kg in 2 Stunden.

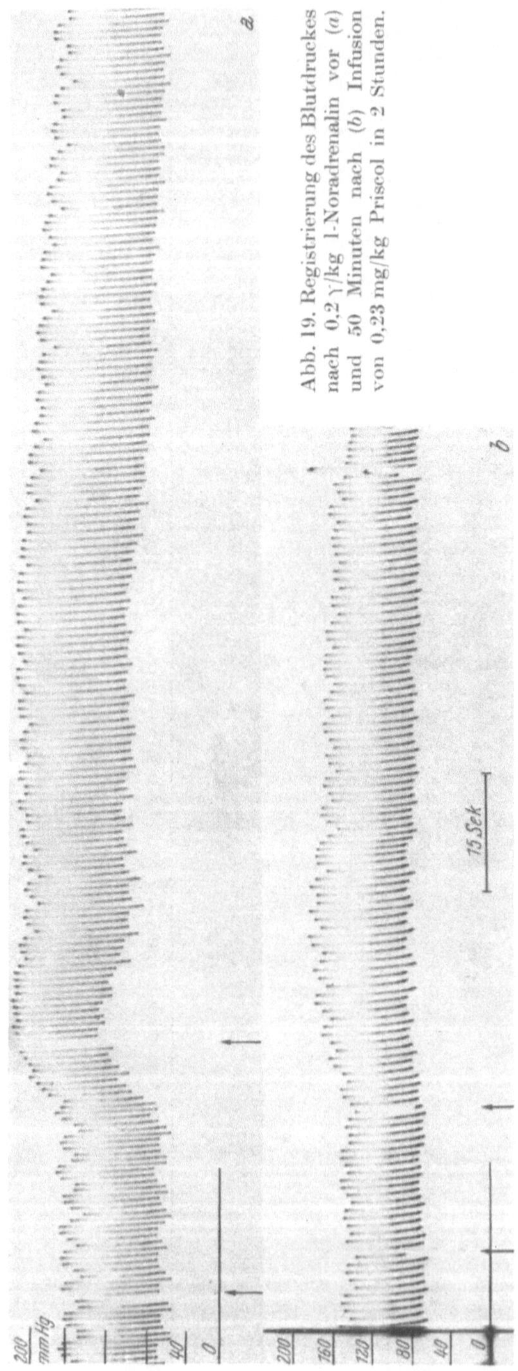

Abb. 19. Registrierung des Blutdruckes nach 0,2 γ/kg l-Noradrenalin vor (*a*) und 50 Minuten nach (*b*) Infusion von 0,23 mg/kg Priscol in 2 Stunden.

fäßtonus mit Blutdruckanstieg. Dieser kann durch Adrenolytica wieder unterdrückt werden. Der Blutdruck sinkt aber nicht unter den Wert, der vor der Adrenalingabe bestand [559]. Weil eine dilatatorische Adrenalinwirkung an diesem Präparat nicht in Aktion treten kann, entfällt auch die Umkehrreaktion nach Sympathicolytica.

6. Druckreaktion auf Noradrenalin.

Noradrenalin hat eine ausgesprochen konstriktorische periphere Gefäßwirkung. Es fehlt bei der fortlaufenden Blutdruckregistrierung im Gegensatz zum Adrenalin ein phasischer Ablauf der Druckkurven auch nach Injektion kleinster Mengen. Mit dem Eintreten der peripheren Wirkung, etwa 30 bis 40 Sekunden nach i.v. Applikation, steigen systolischer und diastolischer Blutdruck nahezu in gleicher Stärke an, reflektorisch kommt es zur Bradycardie, die mit dem Blutdruckanstieg innerhalb von 1 bis 2 Minuten wieder abklingt (vgl. Abb. 17 a bis 21 a).

Die Sympathicolytica hemmen auch den pressorischen Effekt von Noradrenalin. Wir demonstrieren als Beispiel die mit dem Kondensator-

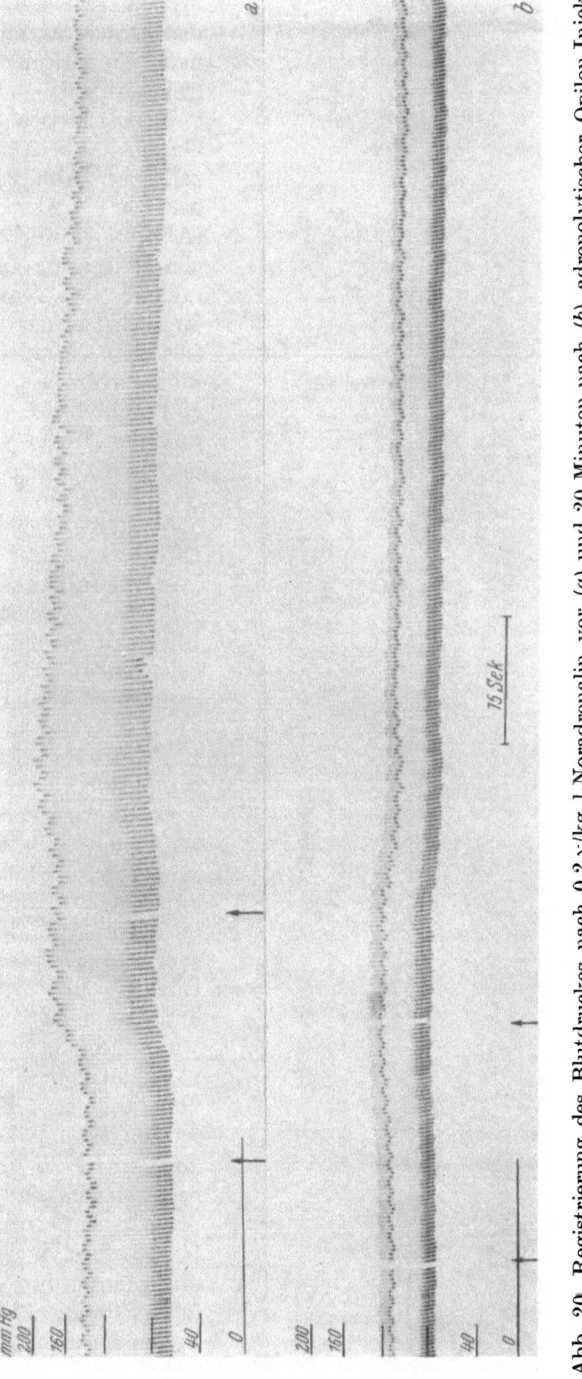

Abb. 20. Registrierung des Blutdruckes nach 0,2 γ/kg l-Noradrenalin vor (a) und 20 Minuten nach (b) adrenolytischer Opilon-Injektion von 2,5 mg/kg.

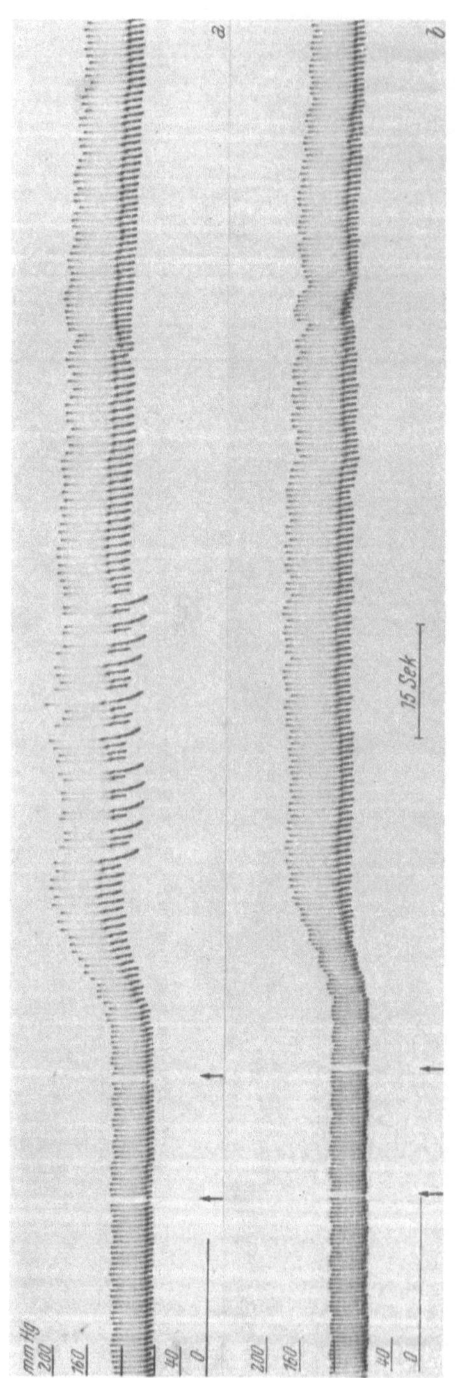

Abb. 21. Registrierung des Blutdruckes nach 0,2 γ/kg l-Noradrenalin vor (a) und 20 Minuten nach (b) adrenolytischer Benzodioxan-Injektion von 0,6 mg/kg.

Manometer aufgenommenen Druckkurven vor und nach Einwirkung von Regitin (Abb. 17), Dibenamin (Abb. 18), Priscol (Abb. 19), Opilon (Abb. 20) und Benzodioxan (Abb. 21). Neben geringer Abschwächung (Abb. 21 c) werden deutliche Hemmung (Abb. 18 b und c, 19 b) und völlige Unterdrückung der pressorischen Noradrenalinwirkung (Abb. 17 c, 20 c) entsprechend der Aktivität und der Menge der Hemmungssubstanz beobachtet. Hydergin zeigt auch hier keinen hemmenden Effekt (Abb. 22). Eine der „Adrenalin-Umkehr" vergleichbare Senkung des Blutdruckes konnte auch bei großen Dosen nicht registriert werden.

Dieses unterschiedliche Blutdruckverhalten unter sympathicolytischer Einwirkung wird verständlich, wenn man sich die Erklärung der Blutdrucksenkung nach Adrenalin als inhibitorische, nicht von excitatorisch - pressorischen Effekten überlagerte Wirkung zu eigen macht. Noradrenalin besitzt keine vasodilatierende Komponente mit Blutdrucksenkung. Es kann also auch nicht zu einer sogenannten Umkehr kommen. Auch der quantitative Unterschied in der Hemmungsdosis für Adrenalin und Noradrenalin entfällt in den Untersuchungen am

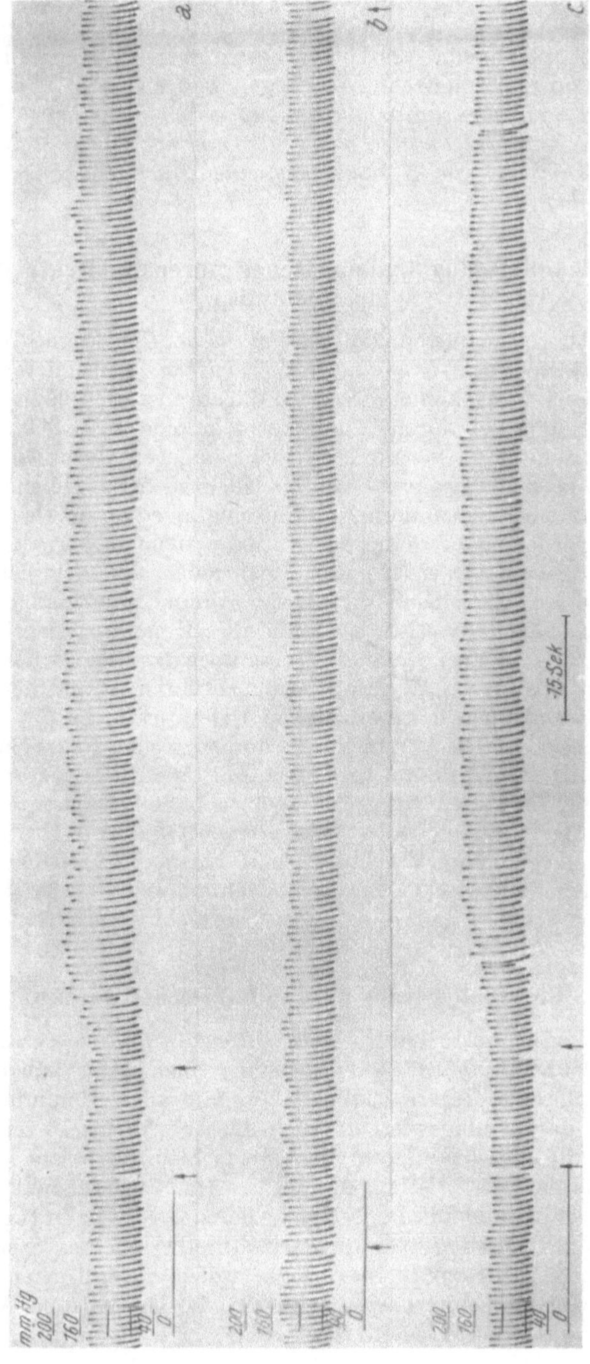

Abb. 22. Registrierung des Blutdruckes nach 0,2 γ/kg l-Noradrenalin vor (a) und 20 Minuten nach (c) 0,025 mg/kg Hydergin (b).

Menschen, wenn man als vollständige Blockierung der Adrenalinwirkung die Ausschaltung aller konstriktorischen Funktionen des Adrenalins verlangt und nicht den oben beschriebenen Grenzfall, in dem pressorische und depressorische Wirkungen sich eben die Waage halten. *Werden durch Sympathicolytica alle excitatorischen Funktionen des Adrenalins auf den Kreislauf ausgeschaltet, so kommt nach unseren Beobachtungen auch bei Injektion von Noradrenalin eine Drucksteigerung nicht mehr zum Durchschlag.*

7. Zur Beeinflussung inhibitorischer Adrenalineffekte durch Sympathicolytica.

Es hat sich zeigen lassen, daß *inhibitorische Effekte am Gefäßsystem sich der Einwirkung der Hemmungsstoffe entziehen.* An anderen Organen bestehen vielleicht Ausnahmen. So wird die adrenergisch bedingte Darmlähmung zum Beispiel durch Mutterkornalkaloide [517, 560, 561] und durch Imidazoline [252] vermindert, nicht dagegen durch andere synthetische Sympathicolytica (vgl. Tab. 1). Nach höchsten Dibenamingaben ist gelegentlich eine Verminderung der adrenalinbedingten Darmlähmung beschrieben worden, aber dieser Effekt kann nicht sicher als spezifisch adrenolytisch gedeutet werden, weil Reaktionen auf Acetylcholin und Bariumchlorid in derselben Versuchsanordnung gleichfalls gehemmt wurden [479]. Möglicherweise ist auch die Hemmung inhibitorischer Adrenalineffekte am Darm durch die Mutterkornalkaloide und Imidazoline auf eine nicht spezifische Wirkung zurückzuführen, zumal gerade diese beiden Substanzgruppen ganz erhebliche Eigenwirkungen auf die glatte Muskulatur besitzen. Die Verstärkung cholinergischer Reaktionen durch Sekale-Alkaloide ist ja bekannt [557, 293, 411, 566]. Bei therapeutischen Gaben von Regitin haben wir selbst mehrfach Steigerungen der Darmmotilität mit Durchfällen beobachten können [50]. Auf Grund der im Schrifttum verzeichneten Ergebnisse und eigener Untersuchungen ist bisher nicht sicher zu entscheiden, ob die Hemmung inhibitorischer Darmwirkungen sich als spezifisch adrenolytische Funktion erweisen läßt oder nicht.

8. Die Tachycardie als inhibitorischer Effekt.

Es ist bemerkenswert, daß die *nach Adrenalin auftretenden Tachycardien durch Sympathicolytica nicht gehemmt werden.* Wir haben bei der Besprechung unserer Untersuchungsreihen mit allen Hemmungsstoffen immer wieder darauf hingewiesen. Auch die Abb. 12 bis 16 zeigen übereinstimmend die Beschleunigung der Herzschlagzahlen mit Adrenalin trotz Blockade der pressorischen Aktivität. Am Säugetier fehlt ebenfalls jede Hemmungswirkung auf die Tachycardie nach Adrenalin (vgl. Tab. 1) sowie nach reflektorischer oder direkter Stimulierung des Sympathicus [189, 610, 554, 555, 561, 252]. Im Gegensatz dazu unterdrücken die Sympathicolytica am Kaltblüterherzen wirksam die chronotrope Adrenalinwirkung [479, 557, 16, 347, 413, 460, 461].

Diese Befunde sind schwer zu erklären, wenn man die Frequenzsteigerung als erregende Funktion des Adrenalins oder der Sympathicusreizung auffaßt. Nun wird die Schlagfrequenz des Herzens von den verschiedenen reflexogenen Zonen aus, zum Beispiel vom Arcus aortae [18, 300], Carotis-Sinus [301, 375], Arteria pulmonalis [603] und vom rechten und linken Herzen selbst [444] gesteuert. Die Steuerung geschieht im wesentlichen über eine Vagus-Zügelung. Der Abstufung über vagale Herznerven verlaufender Impulse kommt auch nach den Aktionsstromregistrierungen *Schaefers* [583] eine wesentliche Bedeutung in der Regulierung der Herzschlagzahl zu. Am Herzen herrscht normalerweise ein Gleichgewichtszustand, indem die Wirkung des Vagus mit seinem negativ chronotropen Effekt überwiegt [374]. Seine Ausschaltung durch den parasympathischen Hemmungsstoff Atropin führt bekanntlich zur Pulsbeschleunigung. *Man könnte also die Tachycardie nach Adrenalin oder Sympathicusreizung auch als Hemmung des normalerweise überwiegenden Vagustonus und damit als inhibitorische Funktion auffassen,* wie etwa am Darm, zumal der Steigerung der Aktivität des Accelerans nach den Untersuchungen von *Heymans* [306], *Wang* und *Borison* [674] nur eine geringe Bedeutung in der Regelung der Schlagfrequenz zukommt. Die mangelnde Blockierung der Adrenalin-Tachycardie ließe sich dann auf die allgemeingültige Tatsache zurückführen, daß inhibitorische Effekte durch die Sympathicolytica nicht beeinflußt werden.

9. Die Beeinflussung der Adrenalin-Arrhythmie durch Sympathicolytica.

Eine interessante klinische Beobachtung zur Beeinflussung der chronotropen Herzwirkung des Adrenalins durch die Sympathicolytica sei hier noch demonstriert. Es wird auch am Menschen nicht selten eine *Adrenalin-Arrhythmie* nach i. v. Adrenalin-Injektionen beobachtet, die ebenso wie im Tierexperiment [500, 607, 608, 481, 211, 151, 9] durch Adrenolytica verhindert werden kann. Die Abb. 23 demonstriert einen charakteristischen Befund. Da die Tachycardie auch in diesem Falle nicht unterdrückt wird, kann die Beseitigung der Arrhythmie nicht auf eine Hemmung der chronotropen Adrenalinwirkung zurückgeführt werden. Offenbar spielt die Unterdrückung der Blutdrucksteigerung und damit die Verhinderung einer größeren Herzbelastung durch Adrenalin hier eine wesentliche Rolle für das Ausbleiben der Irregularität [292].

10. Angriffspunkt und Mechanismus der sympathicolytischen Reaktion.

Angriffspunkt und Mechanismus der Sympathicushemmung sind bisher noch nicht sicher geklärt. Die Hemmungsstoffe wirken nicht über eine Denaturierung oder den Abbau von Adrenalin bzw. Noradrenalin, wie Versuche in vitro und in vivo ergeben haben [480, 484], und auch nicht über eine Potenzierung antagonistischer cholinergischer Effekte.

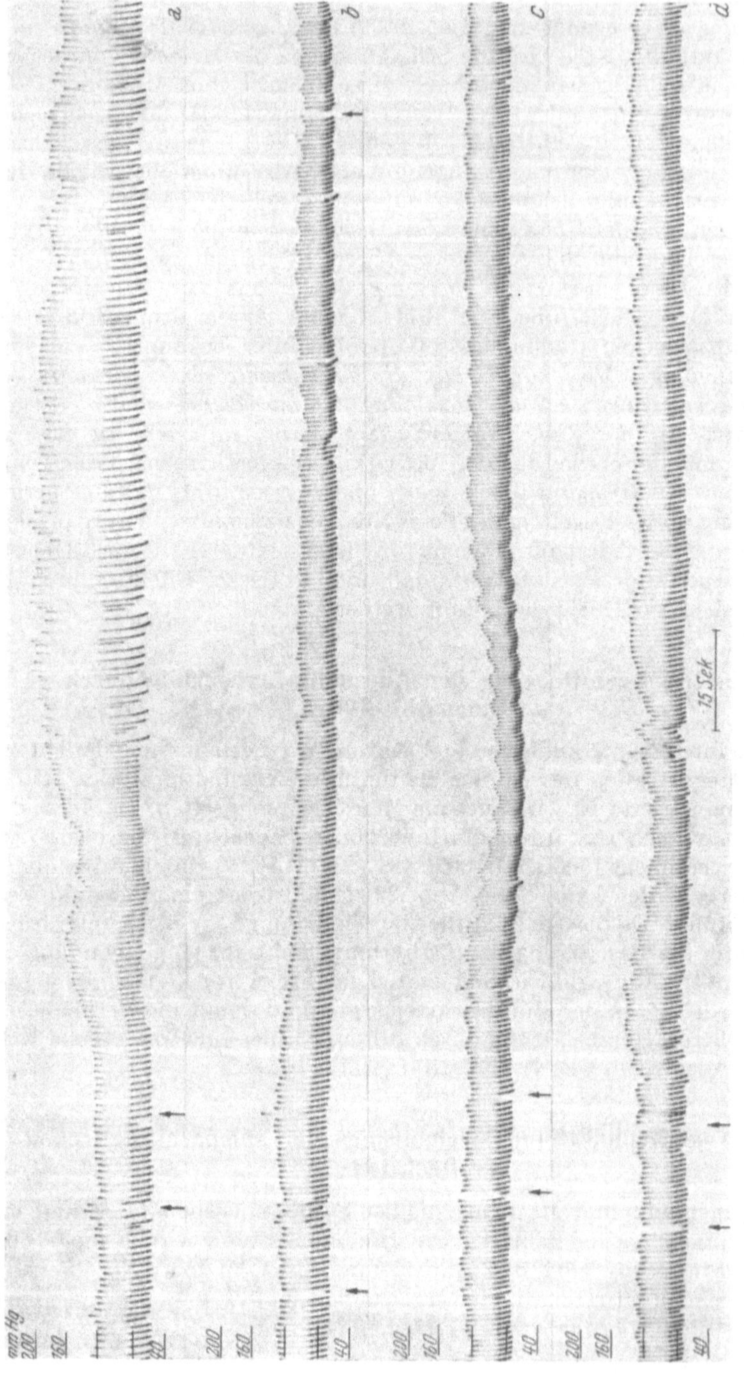

Abb. 23. Extrasystolie nach Adrenalin-Injektion von 0,2 γ/kg (a) wird durch Sympathicolyticum (b) Regitin gehemmt (c und d).

Nickerson und *Nomaguchi* [484] haben zur Klärung des Mechanismus die Wirksamkeit der Halssympathicusreizung auf die Nickhaut der Katze einer eingehenden quantitativen Analyse unterzogen. Es zeigte sich keine signifikante Veränderung der Permeabilität unter Einwirkung von Sympathicolytica, die Kontraktilität der Muskelzellen auf andere als sympathicomimetische Substanzen war nicht verloren, die Funktion der kontraktilen Substanz nicht gestört. Per exclusionem schließen die Autoren, daß durch die Sympathicolytica eine spezielle Stufe in der Erregungsübertragung blockiert wird, die notwendig ist zur Erregung der Muskelzelle durch den Sympathicus bzw. seine Wirkstoffe, nicht erforderlich dagegen zur Übertragung anderer Reize auf das Erfolgsorgan. Über die Art dieses adrenergischen „Receptors", ohne den auch *Ahlquist* [8] in seiner Hypothese nicht auskommt, kann bisher nichts ausgesagt werden.

Für die Umkehr der Blutdrucksteigerung nach Adrenalin hat *Wick* [691] einen besonderen Mechanismus über den Carotis-Sinus angenommen. *Wick* stützt sich dabei auf die Befunde von *Palme* [505], der beim Feldhasen nach lokaler Adrenalin-Aufträufelung auf den Carotis-Sinus einen erheblichen Blutdruckabfall beobachtete, der durch Ergotamin nicht blockiert wurde. Am Menschen konnte *Meurer* [458] den depressorischen Effekt bestätigen, der nach Resektion des Carotis-Sinus-Nerven ausblieb. *Palme* schließt aus seinen Experimenten, daß es im Bereich des Carotis-Sinus adrenalinsensible Receptoren gibt, die auf lokale Adrenalin-Applikation eine Blutdrucksenkung auslösen, ohne durch Sympathicolytica gelähmt zu werden.

Die Annahme von adrenalinempfindlichen Chemoreceptoren ist aber nicht unbedingt erforderlich, denn es können auch Pressoreceptoren ansprechen, weil nach lokaler Adrenalinanwendung im Sinusgebiet eine Vasokonstriktion und damit eine Veränderung der Wandspannungen ausgelöst wird. Außerdem sind die Ergebnisse bei lokaler Anwendung nicht ohne weiteres mit intravenösen Applikationen zu vergleichen, weil jeweils am Ort der Wirksamkeit ganz unterschiedliche Konzentrationen vorliegen.

Immerhin hat *Wick* [691] an der narkotisierten Katze zeigen können, daß auch intravenös eine analoge Reaktion eintreten kann. Nach Resektion der Aortennerven trat die unter Ergotamin charakteristische Blutdrucksenkung nach Adrenalin-Injektion nicht mehr auf, wenn beide Sinusnerven durchtrennt wurden. Die Umkehrwirkung des Adrenalins auf den Blutdruck wäre dann so zu erklären, daß die peripher-effektorische Adrenalinwirkung an der glatten Muskulatur der Gefäße blockiert, andererseits über adrenalinempfindliche Receptoren des Carotis-Sinus ein vasodilatatorischer Mechanismus in der Peripherie ausgelöst würde. Wir haben versucht, diese Auffassung *Wicks* durch Aktionsstromregistrierungen des Carotis-Sinus-Nerven experimentell näher zu analysieren. Es ist uns bisher nicht gelungen, sichere Beweise für diese Theorie in solcher Versuchsanordnung zu erbringen. Da die Untersuchungen noch nicht abgeschlossen sind, kann jetzt eine eindeutige Stellungnahme dazu noch nicht erfolgen.

Für den Wirkungsmechanismus der Sympathicolytica ist es aber von untergeordneter Bedeutung, ob die Gefäßerweiterung mit Blutdruckabfall nach Adrenalin einem direkten peripheren Effekt oder einer reflektorischen Steuerung über den Carotis-Sinus zugeschrieben wird. Die Adrenalinumkehr am Blutdruck ist in beiden Fällen einem inhibitorischen Adrenalineffekt zuzuschreiben, der weder in der Peripherie noch am Carotis-Sinus durch die Hemmungsstoffe blockiert wird. Der Unterschied der Auffassungen besteht lediglich in der Erklärung der depressorischen Adrenalinwirkung. Gegen einen reflektorischen Mechanismus am Menschen spricht unseres Erachtens, daß es uns niemals gelungen ist, bei gleichzeitiger Blockierung der vegetativen Ganglien mit Substanzen der Tetraaethylammoniumgruppe die Adrenalinumkehr am Blutdruck nach Sympathicolytica zu unterbinden.

11. Zusammenfassung der Ergebnisse über die „Adrenalinumkehr".

Die Auswertung der hier skizzierten Untersuchungen, die neue Hinweise für die Deutung des Wirkungsmechanismus adrenolytischer Substanzen ergibt, soll kurz zusammengefaßt werden. Es gelang, durch besondere Versuchsbedingungen nachzuweisen, daß die Adrenalinwirkung am Menschen nicht durch einen einfachen Blutdruckanstieg charakterisiert ist, sondern daß durch Überlagerung von cardialen, vasokonstriktorischen und vasodilatatorischen Effekten die Druckänderung einen mehrphasischen Verlauf zeigt. *Die Sympathicolytica beeinflussen lediglich den excitatorischen Anteil der Adrenalinwirkung, sie demaskieren den inhibitorischen Effekt. Bei einer vollständigen Hemmungsdosis muß deswegen auf Adrenalin-Injektionen ein Blutdruckabfall erfolgen.* Die Drucksenkung ist somit keine „Umkehr der Wirkung", sondern ein immer vorhandener Adrenalineffekt, der normalerweise aber latent bleibt.

Die sogenannte „vollständige Hemmung der Blutdruckwirkung ohne Umkehr" bestimmt einen Grenzfall, wenn nämlich durch partielle Ausschaltungen der Vasokonstriktion erregende und hemmende Funktionen des Adrenalins an den Gefäßen sich die Waage halten, so daß keine wesentliche Blutdruckveränderung resultiert. Die „vollständige Hemmung der Blutdruckwirkung" ist aber nicht mit einer „vollständigen Adrenalinhemmung" gleichzusetzen, sondern erstere tritt schon bei teilweiser Blockierung der excitatorischen Funktionen in Erscheinung. Zur völligen Ausschaltung gehört eine ausgesprochene depressorische Reaktion am Blutdruck. Ist diese erreicht, so bleibt auch Noradrenalin, das keine inhibitorischen Effekte am Kreislauf bewirkt, pressorisch unwirksam. Eine Drucksenkung nach Noradrenalin kann daher auch nicht auftreten. Es bestehen keine qualitativen und offenbar auch keine quantitativen Differenzen in der Beeinflussung der beiden körpereigenen sympathicomimetischen Amine durch die Sympathicolytica; die Unterschiede der Reaktionen sind vielmehr durch die Eigenwirkungen, insbesondere durch die verschiedenen inhibitorischen Funktionen erklärt. Letztere sind auch der Grund dafür, daß die Hemmungsdosen für die pressorische Wirkung beider Substanzen unterschiedliche Größe haben.

Die Verringerung der Herzfrequenz nach Noradrenalin und in der ersten Phase der Adrenalinwirkung kann als reflektorisch gedeutet werden. Durch Ausschaltung des pressorischen Reizes verschwindet die Bradycardie. Die adrenalinbedingte Tachycardie wird durch Hemmungssubstanzen nicht beeinflußt. Dagegen bieten die Sympathicolytica auch am Menschen einen wirksamen Schutz gegen Rhythmusstörungen nach Adrenalin.

Zur Definierung des Angriffspunktes der Sympathicolytica im Ablauf der Erregungsübertragung eines Reizes auf die glatte Muskulatur fehlen bisher sichere experimentelle Ergebnisse. Eine Einwirkung auf die Permeabilität, die allgemeine Erregbarkeit oder auf die kontraktile Substanz hat sich nicht gezeigt. Die Theorie von *Ahlquist* [8], der zur Erklärung zwei spezifische adrenotrope „Receptorsysteme" annimmt, einmal für erregende, zum anderen für hemmende Funktionen, wird zwar der unterschiedlichen Beeinflussung durch die Sympathicolytica gerecht, gibt aber sonst nur einen Namen für das, was wir noch nicht wissen.

V. Klinische und experimentelle Untersuchungen bei der Anwendung der Sympathicolytica am Menschen.

Die Brauchbarkeit der sympathicolytischen Substanzen ist noch nicht mit dem Nachweis ihrer Wirksamkeit gegeben. Für eine klinische Anwendung wird vielmehr neben einer hohen Spezifität und Aktivität auch ein günstiges Verhältnis der therapeutischen zur toxischen Dosis gefordert. Die am Menschen auftretenden Veränderungen nach sympathicolytischer Medikation müssen deswegen noch näher analysiert werden, soweit das mit klinisch anwendbaren Methoden möglich ist. Eine besondere Bedeutung kommt dem Verhalten des Kreislaufes und der Gefäße zu, die am meisten durch die Hemmungsstoffe beeinflußt werden.

1. Die Wirkung auf den Kreislauf.

Der Einfluß der Sympathicolytica auf den Blutdruck des ruhenden gesunden Menschen ist nicht ganz einheitlich. Im allgemeinen wird eine leichte Senkung des systolischen Druckes und eine etwas größere des diastolischen beobachtet (vgl. Tab. 7, 9, 11, 13, 16, 24). Durch die Beschleunigung der Herzfrequenz kann es aber auch gelegentlich zu kurz dauerndem Anstieg des systolischen Blutdruckes kommen. Besonders Priscol und Benzodioxan bewirken diese Reaktion, weil bei diesen Substanzen eine Tachycardie vor allen anderen ausgeprägt in Erscheinung tritt, selbst mit Dosen, die noch keine wirksame Adrenalinhemmung aufweisen. Die Vermehrung der Herzschlagzahl muß hier wohl als unspezifischer Effekt aufgefaßt werden, der mit der antiadrenergischen Wirkung nichts zu tun hat.

Dibenamin und Regitin machen sich am Blutdruck des Gesunden weniger bemerkbar [50, 263 a, 287, 285, 386], nach Regitin ist die Tachycardie ausgeprägter als nach Dibenamin und Opilon (Tab. 7, 13, 16). Die hydrierten Mutterkornalkaloide zeigen die deutlichste Senkung des Blutdruckes als zentral hemmenden Effekt (Tab. 18). Weil diese Substanzgruppe in verträglichen Dosen am Menschen keinen sicheren adrenolytischen Einfluß ausübt, kann sie bei der Besprechung der sympathicolytischen Wirkungen auf den Kreislauf unberücksichtigt bleiben.

Blutdruckveränderungen und Tachycardie gehen bei allen Substanzen relativ rasch zurück, während die antiadrenergische Aktivität noch anhält. Es ist bekannt, daß der Blutdruck auch nach Sympathektomie vorwiegend durch den Eigentonus der Gefäße in normalen Grenzen gehalten werden kann [249, 443]. Offenbar spielt auch nach chemischer Sympathicusblockade der Eigentonus der Gefäße eine große Rolle für Ausmaß und Dauer von Blutdruckveränderungen. Bei erhöhtem Blutdruck wird ein deutlicher Abfall bzw. die Normalisierung der Hypertonie nach Sympathicolytica beobachtet, wenn ein sympathico-adrenaler Faktor die Blutdrucksteigerung wesentlich mitbestimmt.

Die Reaktionen von Blutdruck und Puls vermitteln keinen sicheren Einblick in die ihnen zugrunde liegenden Wirkungsmechanismen. Es können verschiedene *hämodynamische Faktoren* allein oder miteinander kombiniert maßgebend sein, wie Veränderungen peripherer Widerstände, des Schlag oder Minutenvolumens, der Herzkraft, der Elastizitätsverhältnisse im Windkesselsystem usw. Um diese Komponenten besser erfassen zu können, haben wir physikalische Kreislaufanalysen nach den von *Wezler* und *Böger* [686] bzw. *Broemser* und *Ranke* [95] angegebenen Ableitungen an über 100 Probanden durch-

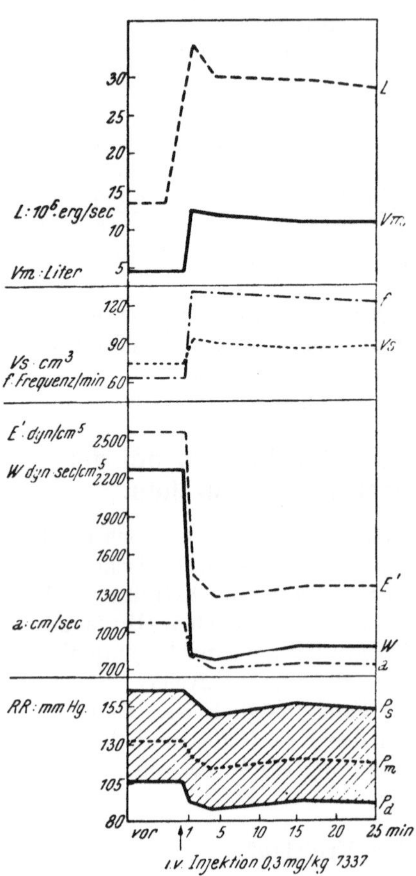

Abb. 24. Reaktion der Kreislaufgrößen bei intravenöser Injektion von 0,3 mg/kg Regitin. (Zeichenerklärung s. Abb. 3, S. 14.)

geführt[1]. Die Ergebnisse der Untersuchungen werden zum Teil an anderer Stelle ausführlicher dargestellt [50, 79], so daß es genügt, die charakteristischen Veränderungen hier zu demonstrieren.

Die Abb. 24 zeigt als Beispiel die Reaktion der Kreislaufgrößen auf i. v. Injektion von 0,3 mg/kg Regitin. Es handelt sich im vorliegenden Falle um eine geringe Blutdrucksteigerung bei leicht erhöhtem Elastizitätskoeffizienten. Der periphere Gesamtwiderstand liegt an der oberen Grenze der Norm. Nach der Injektion sinkt der Gefäßwiderstand auf etwa ein Drittel seines Ausgangswertes ab, dafür steigt aber das Minutenvolumen durch entsprechende Erhöhung von Schlagvolumen und Frequenz auf den dreifachen Wert. Der diastolische Druck geht mit dem Abfall des Widerstandes zurück, ebenso nehmen im vorliegenden Falle der vor der Injektion gering erhöhte systolische Blutdruck, der Elastizitätskoeffizient und die Pulswellengeschwindigkeit des Aorta-Iliaca-Rohres ab. Jedoch sind diese Veränderungen in anderen Untersuchungsfällen mit normalen Ausgangswerten für diese Größen nicht so deutlich.

Regelmäßig findet sich bei allen Kreislaufanalysen eine starke Herabsetzung des gesamten peripheren Strömungswiderstandes als Ausdruck einer sehr konstanten allgemein gefäßerweiternden Wirkung des Präparates, die

---

[1] Die Anwendung der sphygmographischen Methoden zur Bestimmung des Herz-Minutenvolumens und der Widerstandsverhältnisse erfordert eine besondere Kritik in der Ausdeutung der Ergebnisse. Rein mathematisch mußten bei Aufstellung der Methodik schon Konzessionen gemacht werden, dadurch, daß die einzelnen Kreislauffaktoren nicht unabhängig voneinander berechnet werden konnten. Damit ergeben sich Relationen zwischen den einzelnen Größen und keine sicher vergleichbaren Absolutwerte. Abgesehen davon ist die Begrenzung des Windkessels von den verschiedenen Richtungen der *Frank*schen Schule (*O. Frank* [192], *Broemser* und *Ranke* [95], *Wezler* und *Böger* [686], *Wetterer* [684, 685], *Landes* [395]) unterschiedlich definiert worden, so daß bis heute noch keine einheitliche Auffassung über die absolute Größe der elastischen und peripheren Widerstandsverhältnisse herrscht.

Ein praktisch bedeutsamer Fehler kann durch die Annahme einer konstanten Blutviskosität ($\rho = 1,06$) und insbesondere durch die Rechnung mit Aortenquerschnitten, die bekanntlich aus den *Suter*schen Tabellenwerten von Normotonikern entnommen sind, gemacht werden. *Sarre* [579] hat auf diese Fehlerquelle an Hand von Beispielen besonders aufmerksam gemacht. Schließlich bedingen die meist überhöhten auskultatorischen Blutdruckmessungen nach *Korotkoff* Abweichungen von den Realwerten.

Trotz dieser Fehlermöglichkeiten bieten die sphygmographischen Methoden der Kreislaufanalyse in der Mehrzahl der Fälle verwertbare Resultate. Ihre prinzipielle Bedeutung für das Verständnis der Kreislaufregulationen beim Menschen ist vielfach unter Beweis gestellt worden, insbesondere dann, wenn Vergleichsuntersuchungen an derselben Versuchsperson durchgeführt werden. Die physikalischen Kreislaufbestimmungen haben außerdem den Vorteil, daß sie ohne besondere Eingriffe jederzeit am Patienten durchgeführt und beliebig oft wiederholt werden können, damit aber einen guten Einblick in das Kreislaufgeschehen unter Belastungen geben. Mit der Minuten-Volumenbestimmung nach dem *Fick*schen Prinzip wäre das nicht möglich. Wir haben auch für unsere Untersuchungen, bei denen es um einen Einblick in die Kreislaufregulationen unter pharmakologischen Belastungen geht, diese Methode mit Erfolg angewandt. Die Bestätigung der Brauchbarkeit geht aus dem Vergleich der von uns gemessenen Werte unter Adrenalin- und Noradrenalinbelastung [59] mit den Ergebnissen von *Goldenberg* und Mitarbeitern [223, 224] hervor, die mit Herz-Katheterismus nach dem *Fick*schen Prinzip arbeiteten.

wir auch von der anderen Substanz der Imidazolinreihe, dem Benzylimidazolin (Priscol), kennen. Die Folge dieser Kreislaufumstellung ist eine Steigerung der vom Herzen geforderten Leistung (Herzarbeit/Sekunde) im vorliegenden Falle um fast 300%.

Dibenamin (Abb. 25) bewirkt nach i. v. Dauertropfinfusion von 4 mg/kg, die in 3 Stunden appliziert wurde, einen leichten Abfall des systolischen und diastolischen Blutdruckes. Auch die Pulswellengeschwindigkeit nimmt ab, während die Pulsfrequenz bereits 30 Minuten nach Beendigung der Infusion wieder ihren alten Wert erreicht hat. Wie nach Regitin werden die Gefäßwiderstände ganz erheblich gesenkt, dagegen steigen Schlag- und Minutenvolumen an. Die Herzarbeit ist vermehrt.

Im Prinzip finden sich die gleichen Reaktionen, wenn auch von wesentlich kürzerer Dauer, nach Injektion von Benzodioxan (Benodaine). Auffallend ist hier lediglich der vorübergehende Anstieg des systolischen Blutdruckes, der als Effekt einer erhöhten Volumenförderung bei gleichbleibendem Elastizitätskoeffizienten gedeutet werden muß (Abb. 26).

Allen Kreislaufreaktionen dieser Untersuchungsgruppe ist gemeinsam, daß durch Applikation sympathicolytischer Substanzen eine Abnahme der peripheren Gefäßwiderstände hervorgerufen wird. Durch vermehrte Förderleistung des Herzens treten im allgemeinen größere Blutdruckschwankungen am ruhenden Menschen nicht oder nur ganz vorübergehend ein. Die Veränderung am Kreislauf sind wesentlich größer, als Blutdruck- und Pulsreaktionen vermuten lassen. Sie können auch ohne meßbare Veränderungen am Blutdruck nachgewiesen werden.

Mit den Sympathicolyticis ist es also möglich, weitgehend die Funktion des sympathico-adrenalen Systems auszuschalten, ohne daß bei körperlicher Ruhe besondere Störungen am Kreislauf und in der Blut-

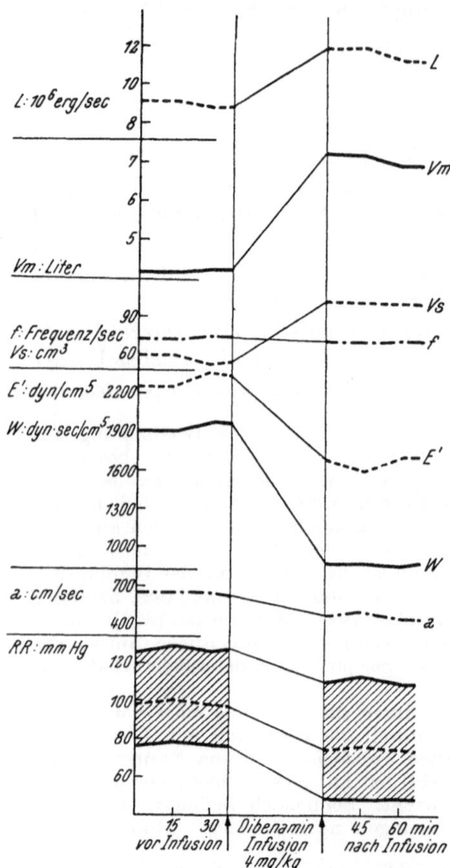

Abb. 25. Reaktion der Kreislaufgrößen bei intravenöser Infusion von 4 mg/kg Dibenamin in 3 Stunden. (Zeichenerklärung s. Abb. 3, S. 14.)

versorgung der Organe auftreten. Es drängt sich der Vergleich zur *Cannon*-schen Katze auf, die ja trotz Entfernung des Grenzstranges und des Nebennierenmarks weiterlebte. Bei Belastung versagen jedoch die Regulationseinrichtungen. Das einfache Aufrichten aus der Horizontalen verursacht

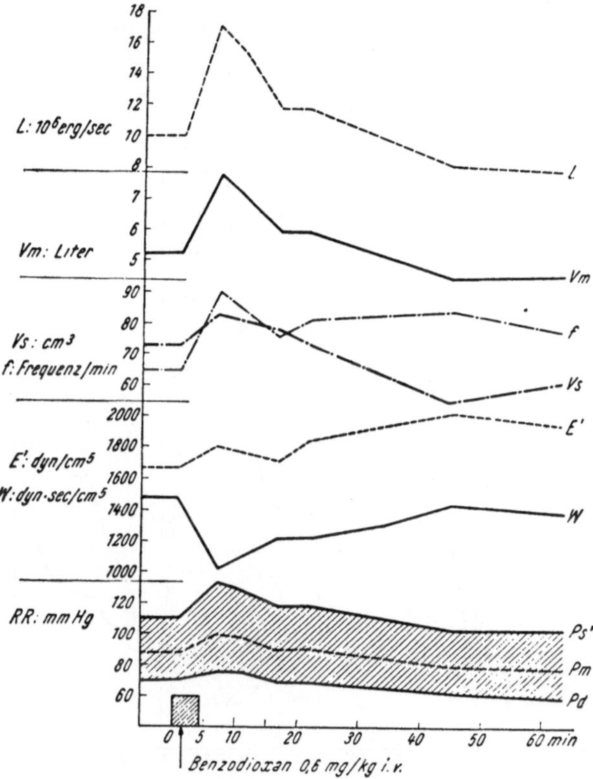

Abb. 26. Reaktion der Kreislaufgrößen bei intravenöser Injektion von 0,6 mg/kg Benzodioxan.
(Zeichenerklärung s. Abb. 3, S. 14.)

schwere orthostatische Hypotensionen bis zum Kollaps; Kaltwassertest und Valsalva-Versuch haben keinen pressorischen Effekt oder führen sogar zum Blutdruckabfall.

2. Die Wirkung auf die Durchblutung.

Die Beobachtung der Kreislaufveränderungen mit Senkung des peripheren Gefäßwiderstandes und Anstieg von Schlag- und Minutenvolumen führt zwangsläufig zu der Frage, wie sich dieser vasodilatatorische und zugleich volumenfördernde Effekt der Sympathicolytica auf die Organdurchblutung auswirkt. Um zu vergleichbaren Werten zu kommen, haben wir an Gesunden und Kranken Untersuchungen durchgeführt, die einen Anhalt für die Durchblutungsgrößen geben können. Als Prüfmethode für die *periphere Durchblutung* steht für die Klinik neben der Plethysmographie, der photoelektrischen Volumenbestimmung und der Verwendung radioaktiver Isotopen die Hautthermometrie zur Verfügung.

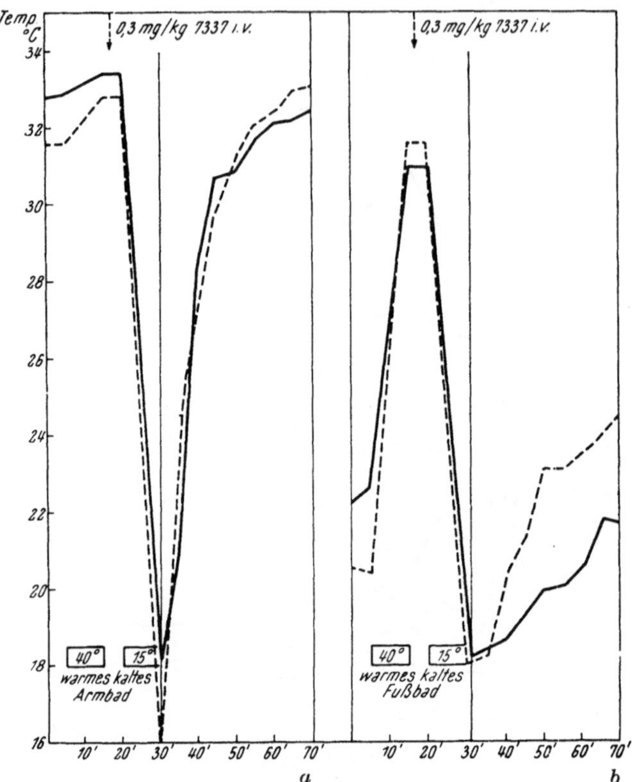

Abb. 27. Hauttemperaturen bei kreislaufgesunden Versuchspersonen.
a an der rechten Mittelfingerkuppe;
b an der rechten Großzehenkuppe
bei kombiniertem Wärme-Kälte-Bad ohne (ausgezogen) und mit (gestrichelt) intravenöser Gabe von Regitin. Injektion 2 Minuten vor Beginn des Kältebades.

Diese haben wir für unsere Untersuchungen angewandt, weil sie in der Ausführung leicht und einfach ist, dem Patienten keine besondere Belastung auferlegt und damit gestattet, eine größere Anzahl von Beobachtungen durchzuführen.

Wie *Götz* [221] nachweisen konnte, sind die Ergebnisse der Hautthermometrie kein absolut sicherer Anhalt für die Durchblutungsgröße der Peripherie. Schon ein geringer Wechsel des Blutstromes von dem tieferen Gewebe zur Oberfläche in umschriebenem Bezirk kann erhebliche

Veränderungen der Hauttemperatur in diesem Gebiet nach sich ziehen. Aus gleichzeitigen Untersuchungen des arteriellen Kreislaufes und der Temperaturmessung der Haut geht jedoch hervor, daß die Methode für die Prüfung des Effektes der Sympathicolytica durchaus brauchbar ist [50].

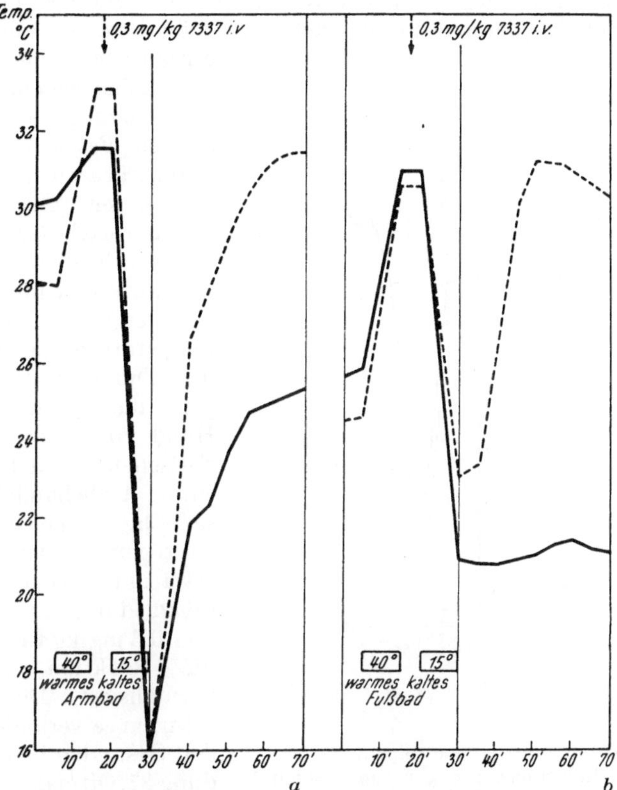

Abb. 28. Hauttemperaturen bei zwei Patienten mit peripheren Zirkulationsstörungen bei organischen Gefäßveränderungen. Versuchsbedingungen wie Abb. 27. *a* Durchblutungsstörungen der rechten Hand. Messungen an der rechten Mittelfingerkuppe; *b* Durchblutungsstörungen der Beine. Messungen an der rechten Großzehenkuppe.

Wir haben wie *Kühns* [385] die Erfahrung gemacht, daß einfache Temperaturmessungen nach Injektion vasoaktiver Substanzen zu einer exakten Beurteilung nicht ausreichten, weil die Thermometrie der Haut zu großen Einflüssen der Umgebungstemperatur ausgesetzt ist. Zur weitgehenden Ausschaltung von Störungsfaktoren hat sich der Wiedererwärmungsversuch nach kombiniertem Wärme-Kälte-Teilbad in der Versuchsanordnung von *Ibsen* [341] und *Burckhard* [105] am besten bewährt. Die Auswertung von über 500 derartigen Versuchen an fast 100 Patienten —

es erübrigt sich, die Ergebnisse hier im einzelnen zu erörtern, sie werden zum Teil an anderer Stelle beschrieben [50, 648, 645] — ergeben einen guten Einblick in die Reaktion der peripheren Durchblutung nach adrenolytischen Substanzen.

Bei gesunden Versuchspersonen kommt es schon im Leerversuch zu einer schnellen Wiedererwärmung nach dem Kältebad, die auch durch antiadrenergische Medikation keine wesentliche Beschleunigung erfährt. In einigen Fällen erfolgt der Temperaturanstieg vor allem an den unteren Extremitäten nach der Injektion etwas schneller (Abb. 27).

Anders ist im allgemeinen der Verlauf der Hauttemperaturen bei Kranken mit Durchblutungsstörungen, die in Abb. 28 an Hand von zwei charakteristischen Fällen dargestellt sind. Unbehandelt zeigt sich hier eine erhebliche Verzögerung der Wiedererwärmung nach dem Kältebad, durch i. v. Injektion von 0,3 mg/kg Regitin wird die Reaktion praktisch normalisiert. Die Temperaturkurve verläuft wie bei den Gesunden in der Abbildung 27. Oftmals ist der Abfall der Hauttemperatur im Kälteteilbad nach vorheriger Applikation des Präparates nicht so tief wie ohne Behandlung (Abb. 29), weil eine kältebedingte konstriktorische Gefäßreaktion über das adrenergische System durch Injektion der Hemmungsstoffe unterdrückt wird.

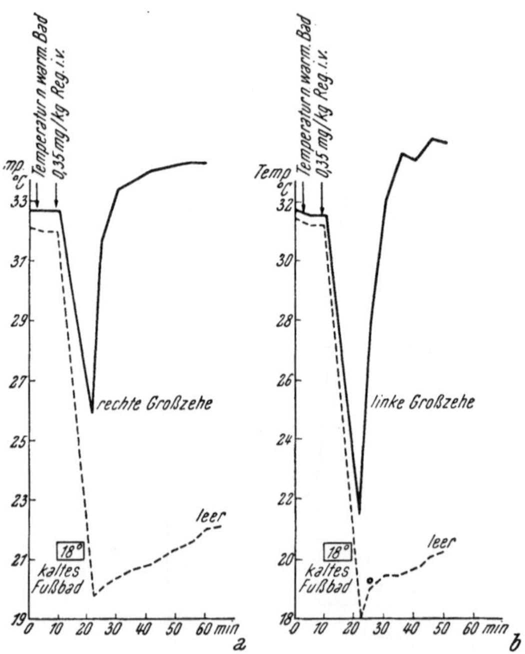

Abb. 29. Hauttemperaturen bei einem Patienten mit Durchblutungsstörungen an beiden Beinen bei organischen Gefäßveränderungen. *a* Messung an der rechten Großzehenkuppe; *b* Messung an der linken Großzehenkuppe. Versuchsbedingungen wie Abb. 27. Die Reaktion auf das Wärmeteilbad ist in der Darstellung fortgelassen.

Auch bei Anwendung anderer Sympathicolytica zeigen sich entsprechende Reaktionen. Wir haben in der Abb. 30 die Temperaturen bei einem Patienten, der an spastischen Zirkulationsstörungen in beiden Beinen litt, als Beispiel einer besonders guten Gefäßreaktion auf verschiedene Sympathicolytica dargestellt. Ohne Medikation zeigte sich bis zu 45 Minuten nach dem kalten Fußbad praktisch keine Wiedererwärmung, gemessen an der Großzehenkuppe rechts. Dihydroergotamin (DHE)

0,03 mg/kg — also in nicht adrenolytischer Dosis — bewirkte keine Änderung. Nach Hydergin und Priscol dagegen trat eine prompte Wiedererwärmung wie bei gesunden Probanden ein, obwohl auch diese Substanzen zur Erzielung eines adrenolytischen Effektes zu gering dosiert waren.

Beide Präparate besitzen aber schon vor der spezifischen Sympathicushemmung eine dilatierende Eigenwirkung auf die Gefäße. Regitin, Dibenamin und Benzodioxan haben in adrenolytischer Dosis einen prompten und überschießenden Effekt auf die Wiedererwärmung der Extremität nach dem Kältebad und damit auf den Angiospasmus. Es ist bemerkenswert, daß unter Regitin in der Wirksamkeit zwischen einer partiellen Hemmungsdosis von 0,25 mg/kg und einer zur Blockierung des adrenergischen Systems ausreichenden Gabe von 0,35 mg/kg ein deutlicher Unterschied in der Beeinflussung der Wiedererwärmung besteht.

Bei Vergleichsuntersuchungen an 23 Kranken mit Durchblutungsstörungen und 20 gesunden Versuchspersonen [648] hat Priscol im Wiedererwärmungsversuch an den unteren Extremitäten den größten Effekt gezeigt, obwohl

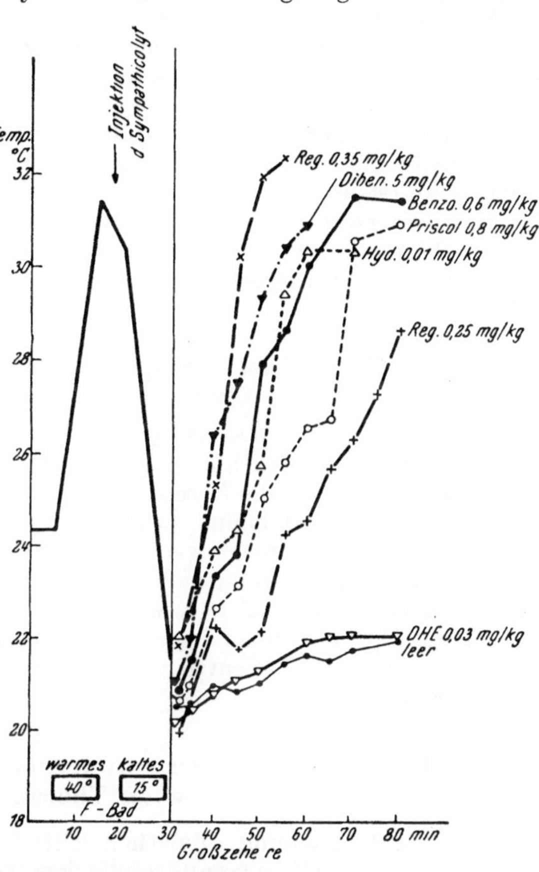

Abb. 30. Hauttemperaturen bei einem Kranken mit angiospastischen Durchblutungsstörungen an beiden Beinen unter der Wirkung verschiedener Sympathicolytica. Versuchsbedingungen wie Abb. 27. Die Reaktion auf das Wärmeteilbad ist zur besseren Übersicht nur für den Leerversuch gezeichnet, die Kurven der Wiedererwärmung beginnen mit dem ersten Meßwert nach dem Kälteteilbad.

es in der angewandten Dosierung keine adrenolytische Funktion besaß. Regitin war nur bei einem Teil der Fälle im gleichen Maße wirksam, offenbar dort, wo ein reflektorischer Angiospasmus im Vordergrund stand, dagegen blieb unter dieser Medikation der Eigentonus der Gefäße unbeeinflußt. Hydergin wie Priscol unterschwellig dosiert, hatte im kombinierten Wärme-Kälte-Test bei Durchblutungsstörungen der unteren Extremitäten den geringsten, aber immer noch deutlichen Effekt. An den oberen Extremitäten, die bei Gesunden im Leertest immer maximal reagierten, ohne durch Medikamente beeinflußt zu werden, erfolgte unter Hydergin der größte Wiederanstieg der Hauttemperatur bei Zirkulationsstörungen. Regitin und Priscol lagen wenig zurück. Für den Einzelfall ergab sich eine optimale Reaktion im akuten Versuch bald für diese, bald für jene Medikation.

Die schnelle Beseitigung des Kältespasmus im akuten Versuch kann nach unseren bisherigen Erfahrungen als Test für einen Behandlungserfolg bewertet werden. Wir haben keinen Fall gesehen, der im Wiedererwärmungsversuch auf Sympathicolytica eine prompte Reaktion zeigte, auf die Behandlung aber nicht ansprach. Wurde eine Beschleunigung der Wiedererwärmung dagegen vermißt, so blieb auch die Dauerbehandlung erfolglos.

3. Weitere Beobachtungen an den Gefäßen nach Sympathicushemmung.

Die Injektion sympathicolytischer Substanzen führt regelmäßig auch zu einer vermehrten Durchblutung der Schleimhäute. Auffallend ist besonders die Schwellung der Nasenschleimhaut durch lokale Vasodilatation, die für die Zeit der Hemmungswirkung das oftmals lästige Gefühl eines aufkommenden Schnupfens verursacht. Die Erweiterung der Gefäße an den Konjunktiven kann direkt beobachtet werden. Die Bindehäute erscheinen deutlich injiziert wie bei entzündlichen Affektionen. Alle sichtbaren Schleimhäute sind gerötet, in vielen Fällen auch das Gesicht. Subjektiv geben die Patienten vielfach ein Wärmegefühl im Kopf und in den Extremitäten an.

VI. Die Blockierung des adrenergischen Systems in der klinischen Therapie.

1. Die Beurteilung klinischer Mitteilungen über Erfolge mit sympathicolytischer Therapie.

Die Beurteilung klinischer Mitteilungen über Behandlungserfolge bei Anwendung sympathicolytischer Substanzen wird dadurch erschwert, daß von den Untersuchern im allgemeinen nicht berücksichtigt wird, ob der Effekt auf die spezifische Hemmungsaktivität zurückzuführen ist oder mit unterschwelligen Dosierungen auf Grund eines anderen Wirkungsmechanismus auftritt. Diese Unterscheidung kann ex juvantibus kaum getroffen werden, weil Eigenwirkungen, wie zum Beispiel zentrale Hemmung des reflektorischen Vasomotorentonus [437, 716, 174, 173, 177], und unmittelbare Gefäßwirkungen [37, 481, 7, 35, 591] zu gleichen dilatatorischen Reaktionen führen können wie eine Blockierung des adrenergischen Systems. Die Abb. 30 demonstriert dies eindrucksvoll. Priscol und Hydergin in subadrenolytischer Dosis haben auf die Hautdurchblutung denselben Effekt wie eine Sympathicushemmung. Die therapeutische Ausnutzung solcher Reaktionen, die offenbar die Adrenalin-Aktivität nicht beeinflussen, können hier unberücksichtigt bleiben.

Übelkeit, Erbrechen und allgemeine Hinfälligkeit sind die am häufigsten beobachteten toxischen Symptome auf Hydergin, die eine klinische Dosierung auf 0,3 bis 0,6 mg pro Dosi beschränken [74, 75, 76, 196, 273]. Damit wird am Menschen keine antiadrenergische Wirkung erzielt.

Nach Aufklärung der pharmakologischen Eigenschaften [450, 7, 253] haben *Grimson* und Mitarbeiter [240] adrenalinhemmende Dosen des Priscols erstmals therapeutisch angewandt, dabei aber lästige Nebenerscheinungen, wie Kältegefühl, Frieren, Nausea, Angstgefühl und Herzklopfen in Kauf nehmen müssen. Die allgemein übliche klinische Injektions- oder Tabletten-Medikation in der Behandlung peripherer Durchblutungsstörungen bewirkt keinen adrenolytischen Effekt, sondern nützt die Eigenwirkung des Stoffes auf die Gefäße aus.

Opilon ist nach der uns zur Verfügung stehenden Literatur bisher noch nicht in adrenalinhemmender Dosierung therapeutisch angewandt worden [530, 13, 409, 376, 672, 680, 681].

Der Adrenalin-Antagonismus der Benzodioxane ist seit vielen Jahren bekannt; sie haben aber nur sehr begrenzte klinische Verwendungen gefunden, weil die spezifische Wirkung nur flüchtig, die Toxizität bei größeren Dosen dagegen relativ hoch ist. Neben ihrer Wirksamkeit als Hemmungssubstanzen stimulieren verschiedene Benzodioxane die glatte Muskulatur und das Zentralnervensystem und hemmen das Myocard [479, 86, 278, 664, 351]. Der antiadrenergische Effekt verhindert die Nebenwirkungen nicht. Die größte Bedeutung unter den Benzodioxanderivaten hat das Benodaine (933 F) erlangt. Die Nebenerscheinungen dieses Präparates bestehen am Menschen vornehmlich in Erregtheit, Schwindel, Frieren und Kältegefühl sowie Herzklopfen. Sie treten bei i.v. Gaben von 0,3 mg/kg 933 F bereits in Erscheinung [225]. Diese Dosierung reicht aber nur für eine partielle Hemmung kleiner Adrenalindosen. Das ist offenbar auch der Grund dafür, daß, abgesehen von der weitverbreiteten Anwendung der Substanz in der Phaeochromocytom-Diagnostik, therapeutische Erfahrungen auf breiterer Basis fehlen.

2. Zur Behandlung peripherer Durchblutungsstörungen mit sympathicolytischen Substanzen.

Behandlungen mit wirksamer adrenolytischer Medikation sind wohl am häufigsten bei peripheren Durchblutungsstörungen durchgeführt worden. Die Beobachtungen beziehen sich fast ausschließlich auf die Medikationen von Dibenamin und Regitin. Beide Präparate scheinen unter diesen Bedingungen eine günstige Gefäßerweiterung zu bewirken [228, 2, 287, 138, 161, 162, 629, 630, 485, 242, 418, 286, 385, 386].

Übereinstimmend wird berichtet, daß die besten Erfahrungen mit der chemischen Blockierung des adrenergischen Systems dann gemacht werden, wenn spastische Komponenten als Ursache der Zirkulationsstörungen überwiegen. Die allgemein gesteigerte Erregbarkeit mit erhöhter Verengerungsbereitschaft der Blutgefäße, die zu Störungen, wie Digiti mortui, Raynaudscher Krankheit, posttraumatischen Durchblutungsstörungen und Kältespasmen führt, verschwindet fast schlagartig. Mit Nachlassen der Hemmungswirkung kehrt jedoch die Bereitschaft zu Gefäßspasmen wieder zurück, so daß bei erneuter Reizeinwirkung wiederum Vasokonstriktionen mit allen Begleiterscheinungen auftreten. Nach den bisherigen Erfahrungen will es scheinen, daß ein Teil jener Kranken auf eine konsequent durchgeführte Therapie mit Sympathicolytica auch auf die Dauer anspricht, so daß die Dosierung vermindert oder eine adrenolytische Medikation überhaupt abgesetzt werden kann. Die Beobachtungszeit mit dieser Therapie ist jedoch noch zu kurz, um sichere Beurteilungen für Dauererfolge geben zu können.

In der Abb. 31 demonstrieren wir als Beispiel die Hände eines Patienten, der seit Jahren in der kalten Jahreszeit am Digiti mortui litt, die bisher jeder Therapie getrotzt hatten. Durch 0,35 mg/kg Regitin besserte sich jeweils das akute Zustandsbild und ließ für die Dauer der Hemmungswirkung bei Kältereiz keine erneuten Spasmen aufkommen. Es gelang auch, mit verringerter Dosis, das heißt mit einer partiellen Hemmung, für längere Zeit auszukommen. Ein Dauererfolg ohne Medikation konnte aber in diesem Falle trotz mehrwöchiger Behandlung bisher nicht erzielt werden. *Console* [139] berichtet, daß spontane oder provozierte Attacken von Vasokonstriktion bei Raynaud-Kranken durch eine einzelne Injektion von Dibenamin für die Dauer von 4 bis 10 Tagen unterbrochen werden. Er hält trotzdem einen operativen Eingriff für angezeigt und benutzt den Effekt der chemischen Blockade zur Stellung der Prognose für die nachfolgende Sympathektomie.

Akute Zustände am Gefäßsystem, zum Beispiel arterielle Embolien, eignen sich besonders zur Behandlung, weil der reflektorische Angiospasmus durch Sympathicusblockierung schnell beseitigt wird, und damit ein größerer Schaden oftmals vermieden werden kann. Mit Beseitigung des akuten Bildes entfällt relativ rasch der Reiz für die begleitenden Gefäßreaktionen und damit die Notwendigkeit, eine längere Behandlung durchzuführen.

Durch die Lösung kollateraler Vasokonstriktionen kommt wohl auch der günstigste Effekt bei Durchblutungsstörungen infolge von organischen Gefäßveränderungen mit Einengung der Strombahn zustande. Nach den bisher im Schrifttum vorliegenden Mitteilungen kann bei organischen Gefäßerkrankungen auf entzündlicher Basis in etwas mehr als der Hälfte der Fälle mit einer objektiven Besserung gerechnet werden, bei den degenerativen Veränderungen sind die Aussichten etwas geringer.

Voraussetzung für einen Erfolg ist zunächst eine intensive und konsequent durchgeführte klinische Behandlung. Zeigen sich objektiv faßbare Besserungen der Durchblutung, so kann die Hemmungsdosis reduziert werden. Wir haben gelegentlich für kurze Zeit die Medikation ganz aussetzen können. Die Behandlung darf jedoch nicht für längere Dauer unterbrochen werden, wenn der ursächliche Faktor der Zirkulationsstörungen noch besteht, weil sich dann das akute Zustandsbild schnell wieder herstellt.

Darin liegt auch die Schwierigkeit der Therapie mit adrenolytischen Substanzen. Die wirksame Blockierung des adrenergischen Systems führt

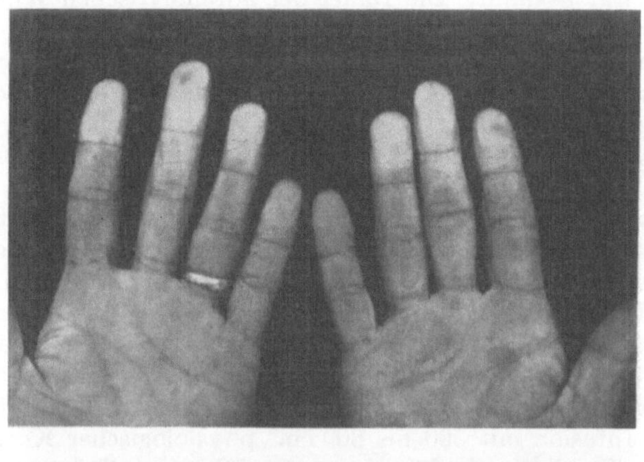

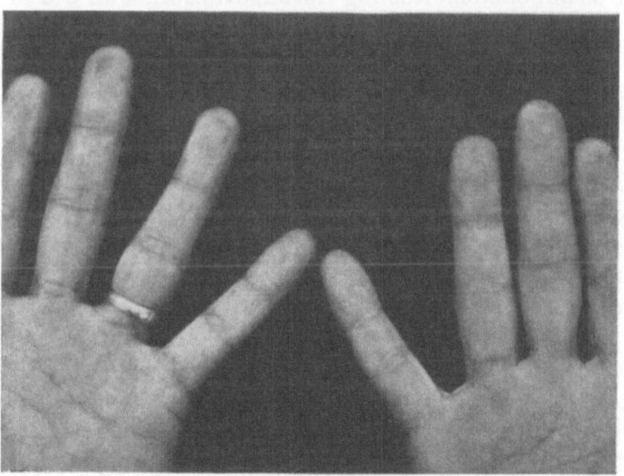

Abb. 31. Digiti mortui: *a* vor, *b* nach intravenöser Injektion von 0,35 mg/kg Regitin.

nicht allein zu der gewünschten Gefäßerweiterung, sie hemmt gleichzeitig mit demselben spezifischen Mechanismus die regulatorische Kontrolle des Kreislaufes, so daß selbst kleine Belastungen, wie zum Beispiel das Aufrichten aus der Horizontallage, orthostatische Hypotensionen bis zum Kollaps auslösen können. Damit ist die Dauer dieser Behandlung begrenzt, weil sie im vollen Umfange nur stationär durchgeführt werden kann. Erschwerend kommt weiter hinzu, daß die bisher üblichen Präparate in höheren Dosierungen unangenehme Nebenerscheinungen hervorrufen, die individuell verschieden ausgeprägt sind und die therapeutische Breite erheblich einschränken.

Dibenamin ist als sehr spezifisch wirksames Sympathicolyticum von hoher Aktivität bekannt. Die Dauer der adrenolytischen Wirkung übertrifft weit die der anderen Präparate. Noch zwei Tage nach der Applikation haben wir am Menschen eine Adrenalinhemmung nachweisen können (Tab. 13). Es sind aber bei höherer Medikation toxische Nebenerscheinungen zu beobachten. Neben Übelkeit, Erbrechen und Temperatursteigerungen werden zentral nervöse Reizerscheinungen mit Verwirrtheitszuständen und anderen psychotischen Bildern [241, 630, 161, 287] beschrieben. Eine wesentliche Nebenwirkung stellt außerdem die lokale Gewebeschädigung bei subkutaner, intramuskulärer und intraperitonealer Injektion dar, die auf die Haloalkylbindung zurückzuführen ist [480]. Bei peroraler Medikation kommt es sehr häufig zu Magen-Darm-Reizungen, offenbar auch durch die lokale Toxizität des Präparates. Die Anwendung bleibt deswegen vorwiegend auf eine intravenöse Applikation beschränkt. Es empfiehlt sich, die Medikation als intravenöse Dauertropf-Infusion mit 500 bis 800 cm³ physiologischer Kochsalzlösung oder 5%iger Traubenzuckerlösung durchzuführen, weil durch protrahierte Gabe lästige Nebenerscheinungen vermieden werden können und auch die Tendenz zu lokaler Schädigung der Venenwand mit Thrombosen wesentlich geringer ist.

Regitin besitzt ein günstigeres Verhältnis der therapeutischen zur toxischen Dosis, insbesondere fehlen in klinischer Dosierung Symptome des Zentralnervensystems und lokal schädigende Einwirkungen. Als lästige Nebenerscheinungen kommen Herzklopfen, Hitzewallungen, Kopfdruck, gelegentlich auch Schwindel und Abgeschlagenheit vor [50, 386, 166]. Relativ häufig haben wir Erscheinungen von seiten des Magen-Darm-Kanals mit Steigerung der Darm-Motilität und Durchfällen beobachtet, die auch von anderen Untersuchern [166, 386] registriert wurden und gelegentlich zu vorübergehendem Aussetzen der Behandlung zwingen. Die Tachycardie nach Regitin ist größer als nach Dibenamin-Medikation. Durch die Umstellung des Kreislaufes mit erheblicher Vermehrung des Zeitvolumens und der Herzarbeit können bei disponierten Patienten durch unzureichende Anpassung des coronaren Blutvolumens an den erhöhten Sauerstoffverbrauch pectanginöse Beschwerden auftreten, denn auch bei ausschließlicher Steigerung der Volumenleistung ist nach Untersuchungen von *Gollwitzer-Meier* [226, 227] die Anpassung von Sauerstoffzufuhr und -verbrauch nicht immer gegeben.

Diese Störungen stehen offenbar auch in Beziehung zu den tierexperimentellen Befunden, daß Regitin bei Durchströmung des isolierten Säugetierherzens (Katze) eine deutliche Verminderung des Coronardurchflusses hervorruft [252].

Wenn auch die Verhältnisse am isolierten Herzen nicht ohne weiteres auf das Herz in situ zu übertragen sind, weil die nervalen Regulationen fehlen, so besagt dieser Befund doch, daß eine lokale Gefäßerweiterung an den Coronarien durch Regitin nicht erzeugt wird.

Dem Vorteil der geringeren Toxizität im Vergleich zum Dibenamin steht als gewisser Nachteil die wesentlich kürzere Wirkungsdauer der adrenergischen Hemmung durch Regitin gegenüber. Es sind häufiger Nachinjektionen erforderlich, die mit gleichem Effekt aber auch intramuskulär gegeben werden können. Außerdem besteht die Möglichkeit einer peroralen Therapie, die sich vornehmlich für die Dauerbehandlung mit abgeschwächter adrenolytischer Dosis eignet und auch ambulant durchgeführt werden kann, weil nach unvollständiger Blockierung der adrenergischen Impulse keine orthostatischen Kollapszustände zu erwarten sind.

Bewährt hat sich uns für die klinische Behandlung peripherer Durchblutungsstörungen die i.v. Dauertropf-Infusion mit adrenolytischen Priscoldosen (2,5 bis 3 mg/kg), die in 500 bis 700 cm³ physiologischer Kochsalzlösung langsam infundiert werden. Die besonders gute Wirksamkeit muß darauf zurückgeführt werden, daß neben dem adrenolytischen Effekt hier dilatatorische Eigenwirkungen der Substanz hinzukommen. Die lästigen Nebenerscheinungen bleiben bei protrahierten Gaben relativ klein. Es empfiehlt sich aber auch bei solchem Vorgehen, mit etwa der halben Dosis zu beginnen und diese allmählich mit jeder Infusion bis zur optimalen Wirksamkeit zu steigern. Als Dauerbehandlung kann sich dann ambulant eine perorale Regitinmedikation anschließen.

3. Die Bedeutung der Sympathicolytica für die Behandlung cerebraler Zirkulationsstörungen.

Aus dem großen Gebiet der cerebralen Zirkulationsstörungen sollen uns nur zwei Gruppen von Krankheitsbildern interessieren, die bisher einer Therapie mit adrenolytischen Substanzen zugeführt worden sind; die organisch bedingten Veränderungen der Gefäße des zentralen Nervensystems (endangiitische und arteriosklerotische Prozesse) und die sogenannten vasomotorischen Kopfschmerzen, zu denen als Spezialfall die Migräne zu rechnen ist.

Seit *H. W. Maier* [431] die Mutterkornalkaloide in die Therapie habitueller Kopfschmerzen eingeführt hat, sind in der Literatur zahlreiche ausgezeichnete Behandlungserfolge mit Ergotamin (Gynergen) [14, 380, 502, 654, 639] und in jüngster Zeit auch mit dem hydrierten Derivat [329, 631, 519, 118, 153, 383, 311] beschrieben worden. Die Vorstellung, daß bei der Auslösung der Migräne einem Angiospasmus der Hirngefäße wesentliche Bedeutung zukommt, gab den Anlaß, daß auch andere Sympathicolytica als Behandlungsmittel bei vasomotorischen Kopfschmerzen Verwendung fanden [678, 549]. Die Präparate entfalten jedoch in den angewandten Mengen beim Menschen keine adrenolytische Aktivität, wie sich aus einem Vergleich mit den experimentell ermittelten Dosen der Tab. 23 ergibt.

Erst die Anwendung von Regitin [386, 50] bringt klinische Beobachtungen über den therapeutischen Effekt der Sympathicusausschaltung bei gefäßbedingten intracraniellen Störungen. Die Zahl der Behandlungsfälle ist noch klein, trotzdem lassen sich schon wesentliche Schlüsse ziehen. Migräneanfälle können nach unseren Erfahrungen durch adrenolytische Therapie nur zu einem ganz geringen Teil kupiert werden, im allgemeinen erfolgt keine Beeinflussung. Gelegentlich geben die Patienten eine Verstärkung der Beschwerden an, die auch *Kühns* [386] beschreibt. Ein ähnliches Ergebnis findet sich bei der Behandlung anderer vasomotorisch bedingter Kopfschmerzen und Schwindelzustände (Ménière). In den meisten Fällen haben wir bisher auch bei Erkrankungen der Hirngefäße auf endangiitischer oder arteriosklerotischer Grundlage einen günstigen Effekt vermißt, nur vereinzelt kam es vorübergehend zu einer subjektiven und objektiven Besserung der klinischen Symptome.

Dieses relativ ungünstige Ergebnis in der Therapie cerebraler Zirkulationsstörungen ist zunächst überraschend, wenn man zum Vergleich die Resultate bei peripheren Durchblutungsstörungen heranzieht. Wir haben deswegen versucht, die *Durchblutungs- und Widerstandsverhältnisse der cerebralen Gefäße* des Menschen zu bestimmen und den Effekt einer chemischen Blockierung des adrenergischen Systems auf diese Größe zu erfassen. Als geeignet erwies sich dazu die von *Kety* und *Schmidt* [368, 369, 370, 371, 498] in den letzten Jahren ausgearbeitete Methode, die eine Messung der Hirndurchblutung nach dem *Fick*schen Prinzip gestattet. Um Fehler bei der Blutentnahme weitgehend zu vermeiden und den Arbeitsaufwand zu verringern, haben wir die Bestimmungen nach einer modifizierten Versuchsanordnung durchgeführt, über die an anderer Stelle berichtet wird [52].

Mit dieser Methode ist es möglich, quantitativ den Anteil des cerebralen Blutvolumens an der Gesamtauswurfmenge des Herzens zu bestimmen. Es zeigt sich, daß das Gehirn, obwohl es nur 2% des Körpergewichtes ausmacht, beim Gesunden im Mittel 58 cm³ Blut/100 g Gewebe in der Minute erhält bei einer individuellen Schwankungsbreite von ± 6,6 cm³, das sind etwa 800 cm³ Blut pro Minute oder rund 15 bis 20% des Herz-Minutenvolumens in Ruhe.

a) Die Messung der *Hirndurchblutung und Widerstandsverhältnisse* der intracraniellen Gefäße *unter der Wirkung adrenolytischer Regitindosen* führt zu ganz unterschiedlichen Ergebnissen (Tab. 28). Bestehen keine Störungen der cerebralen Zirkulation, so ist allgemein ein leichter Abfall des cerebralen Stromvolumens unter sympathicolytischer Medikation gegenüber den vorher gemessenen Kontrollwerten festzustellen. Diese Abnahme kann nicht in allen Fällen mit einer Senkung des arteriellen Mitteldruckes in Verbindung gebracht werden, sondern hängt offenbar auch mit einer Änderung der Blutverteilung durch Fortfall regulierender Einflüsse in der Peripherie zusammen. Der cerebrale Gefäßwiderstand, bestimmt durch das Verhältnis von Mitteldruck zum Stromvolumen (Widerstand = arterieller — venöser Druck/Durchblutungsgröße = mm Hg/cm³/100 g·min), schwankt in physiologischen Grenzen.

Organische Veränderungen der Gefäßwand durch Arteriosklerose oder endangiitische Prozesse verursachen erhebliche Steigerungen des Strömungswiderstandes und eine deutliche Abnahme der Zirkulationsgröße, die auch von anderen Untersuchern bestätigt werden [367, 509]. Unter adrenolytischer Medikation sinkt der Gefäßwiderstand zum Teil deutlich ab. Die Hirndurchblutung zeigt einmal eine geringe Zunahme, bleibt in den übrigen Fällen aber praktisch gleich oder fällt sogar etwas ab. Nur eine relativ frische gedeckte Hirnverletzung im Sinne einer Contusio, bei der nach dem klinischen Bild der Verdacht auf Zirkulationsstörungen bestand, reagierte auf Regitin mit einem Anstieg der Hirndurchblutung. Wenn auch bisher nur bei wenigen Fällen von cerebralen Durchblutungs-störungen die Wirkung einer antiadrenergischen Therapie analysiert werden konnte, so zeigt sich doch bereits deutlich, daß von einer solchen Behandlung in der Mehrzahl der Fälle nicht viel zu erwarten ist. Es ist in diesem Zusammenhange interessant, daß Stellatum-Blockaden bei normalen Versuchspersonen keine wesentliche Veränderung des Strö-mungswiderstandes bewirken [268]. *Scheinberg* [332] sah weder bei Ge-sunden noch bei Hypertonikern eine Beeinflussung dieser Größe, während bei Parkinson-Kranken gelegentlich eine Durchblutungssteigerung nach Stellektomie nachzuweisen war [367].

b) Die Ergebnisse dieser Untersuchungen lassen erkennen, daß auch beim Menschen der *Vasomotorik der Hirngefäße in der Durchblutungs-regulation des Gehirns* eine wesentlich geringere Bedeutung zukommt, als man ihr bisher zuerkannte. Tierexperimentell ist diese Auffassung von *Schneider* und Mitarbeitern [593, 594, 492, 591] unter Beweis gestellt worden. Nach diesen Autoren sind zum Beispiel unter normalen Be-dingungen die vasomotorischen Reaktionen an den Hirngefäßen zehnfach geringer als an der Haut. Angiospasmen konnten jedoch im Tierversuch bei Embolien und Traumen sichergestellt werden. Es ergibt sich eine interessante Parallele zu unserem letzten Fall der Tab. 28, bei dem nach Hirnkontusion eine relativ geringe Hirndurchblutung bestand, die aber auf sympathicolytische Medikation deutlich vermehrt wurde. Durch-blutungsmessungen von *Hafkenschiel* und anderen [259, 260] und histo-logische Studien von *Jötten* [349] bestätigen die unterschiedliche Vaso-motorenreaktion.

In Analogie zu diesen Feststellungen muß die Bedeutung des vaso-konstriktorischen Faktors auch in der Pathogenese der Migräne eine Revision erfahren. Würden die früheren Vorstellungen stimmen, daß ein „sympathisch" bedingter Angiospasmus den Kopfschmerz auslöst, so müßte dieser durch Sympathicolytica wie an den peripheren Gefäßen behoben werden können. Nur in wenigen Fällen ist aber ein Migräne-anfall durch adrenolytische Stoffe zu kupieren. Das Gros der vasomotori-schen Kopfschmerzen reagiert auf Ergotamin, das in den applizierten Dosen keine Hemmungsfunktion auf das adrenergische System besitzt, sondern eine konstriktorische Eigenwirkung. Auch Dihydroergotamin bewirkt in subadrenolytischen Dosen, die am Menschen ja zur Anwendung kommen, Verengerungsreaktionen an den Gefäßen [339, 76, 329]. *Ergo-novine* zeigt in einem beträchtlichen Prozentsatz trotz des Mangels einer adrenolytischen Funktion [40, 97, 469, 564] bei Migräne gute therapeutische Resultate [401], selbst sympathicomimetische Amine wurden mit Erfolg angewandt [231].

Wenn durch konstriktorisch wirkende Pharmaca in der Mehrzahl der Fälle der vasomotorische Kopfschmerz behoben werden kann, nicht

Tabelle 28. *Hirnkreislaufgrößen vor und nach adrenolytischer Regitingabe bei normaler (Nr. 1—9) und gestörter (Nr. 10—16) Hirndurchblutung.*

Nr.	Klinische Diagnose \ Regitin 0,35 mg/kg	Mitteldruck arteriell mm Hg		Mitteldruck venös mm Hg		Hirndurchblutung cm³/100 g · min		Strömungswiderstand mm Hg/cm³/ 100 g · min	
		vor	nach	vor	nach	vor	nach	vor	nach
1	o. B.	96	85	2	2	60,4	47,8	1,6	1,7
2	o. B.	80	90	1	1	58,2	48,5	1,4	1,8
3	Hirntumor ohne Druck	80	95	1	1	62,8	51,5	1,3	1,8
4	o. B.	95	87	4	2	52,6	48,6	1,7	1,7
5	o. B.	84	70	4	3	48,5	43,4	1,7	1,5
6	Funktionelles Zustandsbild	83	80	5	3	44,9	39,2	1,7	1,9
7	Hypertonie (essentiell)	140	—	2	2	69,2	60,5	2,0	—
8	Hypertonie (essentiell)	108	90	7	6	63,6	62,5	1,6	1,3
9	Hypertonie (essentiell)	120	84	4	2	51,2	50,9	2,3	1,6
Mittelwert:		99	86	3,3	2,5	56,7	50,3	1,7	1,7
10	Hypertonie, Cerebralsklerose	108	72	8	4	37,8	60,9	3,0	1,1
11	Hypertonie, Cerebralsklerose	120	81	3	3	39,2	30,6	4,5	2,5
12	Cerebraler Bürger	87	85	2	2	48,4	49,7	1,8	1,7
13	Cerebraler Bürger	100	105	5	9	35,9	39,4	2,6	2,4
14	Cerebraler Bürger	126	70	6	3	38,3	28,8	3,1	2,3
15	Cerebraler Bürger	74	80	2	2	38,9	36,7	1,8	2,1
16	Hirnkontusion	82	84	1	1	43,3	55,9	1,9	1,5
Mittelwert:		100	82	3,9	3,4	40,0	43,1	2,7	1,9

dagegen durch Sympathicolytica, so steht offenbar eine abnorme Erweiterung intracranieller Gefäße als Ursache im Vordergrund. Auf dem Wege über den Histamin-Kopfschmerz kommt *Wolff* [653, 697, 231] zu seiner These, daß die Migräne allein durch Gefäßerweiterung der basalen Hirngefäße ausgelöst werde und ein Dehnungsschmerz der großen Arterien sei.

Die Sympathicolytica haben in der Behandlung cerebraler Zirkulationsstörungen nach den bisherigen Erfahrungen nur eine geringe Bedeutung. Wesentlich sind indes die Rückschlüsse, die diese Substanzen für die Aufklärung physiologischer und pathologischer Reaktionen der Hirngefäße erlauben.

4. Die Anwendung der Sympathicolytica in der Therapie des Hochdrucks.

Die Erfolge der chirurgischen Sympathektomie in der Behandlung des Hochdrucks waren der Anlaß zur Erprobung der wesentlich schonenderen pharmakologischen Sympathicusblockade. Tierexperimentelle Untersuchungen haben gezeigt, daß dem sympathischen Nervensystem eine wichtige Rolle bei der reflektorischen Blutdrucksteigerung zukommt [245, 302, 303, 495, 244]. Adrenolytica und Sympathektomie bewirken eine rasche Normalisierung der echten neurogenen Hypertonie [246, 299, 298, 62], die experimentell zum Beispiel durch Ausschaltung der Blutdruckzügler erzeugt werden kann. In der Pathogenese der essentiellen Hypertonie hat der nervale Faktor aber nur eine untergeordnete Bedeutung, worauf besonders *Bodechtel* und *Sack* immer hingewiesen haben [487, 572, 573, 574, 626, 79, 80, 393, 394, 493, 675, 666]. Es bestehen gewisse Übereinstimmungen zwischen der experimentell-renalen Hypertonie und dem genuinen Hochdruck des Menschen [509, 405]. Die Sympathektomie hat eine begrenzte Senkung des Druckes zur Folge [11], vorheriger Eingriff am Sympathicus verhütet aber nicht das Auftreten einer renalen Hypertonie [11, 195, 304, 662]. Die Hochdruckentstehung nach experimenteller Störung der Nierenzirkulation ist offenbar weitgehend unabhängig von nervalen Mechanismen [92, 222].

Sympathicolytica erzeugen einen deutlichen Abfall des arteriellen Druckes bei der experimentellen renalen Hypertension, der zeitlich durch die Wirkungsdauer der Präparate begrenzt wird [247, 346, 694, 62, 156, 364, 578, 641]. Die Blutdrucksenkung unterliegt sehr großen Schwankungen und führt auch bei längerer Anwendung der Hemmungsstoffe nicht zu einer völligen Normalisierung [488].

Zu demselben Ergebnis führen die Beobachtungen bei der essentiellen Hypertonie des Menschen. Die klinischen Erfahrungen über die Behandlung des genuinen Hochdruckes mit sympathicolytischen Stoffen sind aber nicht sehr groß. Systematisch kamen in der Hochdruckbehandlung bisher nur die dihydrierten Mutterkornalkaloide, insbesondere das Kombinationspräparat Hydergin, zur Anwendung. Die therapeutischen Effekte dieser Medikation können nach den oben beschriebenen Untersuchungsergebnissen jedoch nicht als antiadrenergische Wirkung erklärt werden. Benzodioxan verursacht in partiellen Hemmungsdosen von etwa 0,3 mg/kg Körpergewicht keinen depressorischen Effekt, wenn die Drucksteigerung nicht durch zirkulierende Sympathicomimetica bedingt ist [109, 225], es kommen im Gegenteil leichte Drucksteigerungen vor (Abb. 26).

Nur große Gaben von Priscol rufen einen leichten Blutdruckabfall hervor [240, 598], während mit unterschwelligen Dosierungen durch Stimulierung des Herzens eher ein gegenteiliger Effekt erzielt wird [466], den wir auch mit Hemmungsdosen beobachtet haben (vgl. Abb. 14 a und b). Unter Regitin sinkt der Blutdruck in der Regel etwas ab, kehrt aber bereits nach 10 bis 15 Minuten auf den Ausgangswert zurück (vgl. Abb. 12 und 17). Nur selten bleibt der Blutdruck längere Zeit erniedrigt [286, 261].

Die antiadrenergische Funktion des Dibenamin ist etwas häufiger zur Behandlung der essentiellen Hypertonie herangezogen worden. Ein Abfall des erhöhten Blutdruckes wird bei einem Teil der Fälle beobachtet, ohne daß es zu einer Normalisierung kommt [228, 487]. Dabei sollen Nierenfunktion und cerebrale Erscheinungen durch Beseitigung spastischer Gefäßreaktionen günstig beeinflußt werden [698]. Andere Autoren heben die depressorische Wirkung besonders bei den frühen und leichten Erkrankungen hervor [272, 93, 263 a]. Mit Nachlassen der sympathicolytischen Wirksamkeit, im allgemeinen jedoch schon früher, stellt sich der Ausgangsblutdruck wieder her. Selbst wenn Nebenwirkungen ausgemerzt werden könnten, wäre eine Dauerbehandlung nicht durchzuführen, weil mit der Blockierung des gesamten adrenergischen Systems die geringste körperliche Belastung zum Kollaps führen müßte. So hat die chirurgische Sympathektomie, die nur Teile des Systems außer Funktion setzt, trotz des Eingriffes gegenüber der chemischen Ausschaltung gewisse Vorteile.

Die spezifische Hemmung der peripheren sympathischen Vasokonstriktion müßte aber ein ideales Mittel sein, um die Wirksamkeit einer Operation am Sympathicus vorher zu bestimmen. In der Tat gibt der akute Versuch einer Blockierung des adrenergischen Systems wertvolle prognostische Schlüsse für die chirurgische Therapie, zum Beispiel des Hochdruckes oder der Durchblutungsstörungen, wie auch *Console, Haimovici* und andere betont haben [263 a, 139]. Diese Möglichkeit ist deswegen von besonderem Interesse, weil die Operation zur Ausschaltung größerer Abschnitte des Sympathicus auch heute noch einen erheblichen Eingriff darstellt. Die Deutung solcher Testuntersuchungen, insbesondere für die Prognose der Hypertoniebehandlung, ist jedoch in Grenzfällen nicht einfach. Es fehlen bisher Untersuchungen auf breiterer Basis, die als empirische Richtlinien den theoretischen an die Seite gestellt werden könnten. Die praktischen Erfahrungen sind aber schon deswegen erforderlich, weil die Sympathicolytica das gesamte adrenergische System hemmen, die Sympathektomie aber nur Teile desselben ausschaltet. Die zahlreichen Faktoren, die bei der Drucksenkung durch chemische Sympathicusblockade eine Rolle spielen, lassen die Deutung einer Testinjektion ohne größere klinische Erfahrungen gewagt erscheinen.

5. Das Phaeochromocytom.

Unter den Hochdruckerkrankungen hat eine kleine Gruppe in den letzten Jahren ein besonderes Interesse gefunden, weil sie einer kausalen Therapie zugeführt werden kann. Es sind die Tumoren des chromaffinen Systems, die Phaeochromocytome, die über eine vermehrte Produktion sympathicomimetischer Amine krisenhafte Blutdrucksteigerungen oder einen Dauerhochdruck verursachen [575, 222, 624]. Ein Dauerhochdruck bei derartigen Tumoren ist klinisch von der genuinen Hypertonie nicht zu trennen. Er kann aber durch adrenolytische Substanzen von den übrigen Hochdruckformen unterschieden werden, weil die Blutdrucksteigerungen durch vermehrte Produktion von Adrenalin bzw. Noradrenalin im Tumorgewebe bedingt ist, während sonst dem humoralen und nervalen Faktor des sympathicoadrenalen Systems in der Pathogenese nur eine begrenzte Bedeutung zukommt.

Goldenberg [225] hat 1947 erstmals auf Testuntersuchungen mit Benzodioxan (933 F) hingewiesen, in der Folgezeit sind die Ergebnisse auch mit anderen Sympathicolytica vielfach bestätigt worden [108, 210, 625, 629, 109, 379, 627, 342, 168, 238]. Da sowohl Adrenalin als auch Noradrenalin oder ein Gemisch beider Substanzen bei chromaffinen Tumoren die Ursachen einer Blutdruckerhöhung sein können, ohne daß klinisch eine sichere Differenzierung der pressorischen Stoffe möglich ist [569], müssen diese Tests mit gewisser Vorsicht durchgeführt werden, da bei Anwesenheit von Adrenalin die beschriebene Umkehrreaktion am Blutdruck ausgelöst werden kann. Wir haben bei einer intravenösen Applikation von 0,35 mg/kg Körpergewicht Regitin mehrere Minuten lang einen systolischen Blutdruckabfall auf 70 mm Hg beobachtet, auch *Grimson* [248] berichtet über einen ähnlichen Fall. Mit Hypophysenhinterlappenextrakt (Vasopressin) ist die Blutdrucksenkung jedoch sofort zu beheben. Es empfiehlt sich deswegen, individuell zunächst mit partiellen Hemmungsdosen zu testen und bei negativem Befund die Injektionsmenge der Sympathicolytica allmählich bis zur vollen Wirkung zu steigern. Unter Berücksichtigung dieser Vorsichtsmaßnahmen bietet ein Test keine besondere Gefahr. Er sollte im Hinblick auf die chirurgische Therapie als Routineuntersuchung bei dem geringsten Verdacht auf ein Phaeochromocytom bei allen Hypertonikern durchgeführt werden.

Den großen Wert der routinemäßigen Testung der Hypertoniker mit adrenolytischen Wirkstoffen heben zahlreiche Autoren immer wieder hervor, jedoch sind gelegentlich Versager zu verzeichnen. So berichtet *Grimson* [248] über einen positiven Benzodioxan- und Regitintest bei einem Kranken, bei dem sich autoptisch kein Phaeochromocytom fand. Die Erhöhung des Blutadrenalinspiegels wurde indes mit der Fluoreszenzmethode [609] nachgewiesen. *Grimson* führt die Hyperadrenalinämie auf die erheblichen Gefäßveränderungen an den Nebennieren durch eine Periarteriitis nodosa zurück.

Bei einem Fall von Periarteriitis, der mit Blutdrucksteigerung einherging, konnte auch *Germer* [215] mit dem Serum und Plasma des Patienten im Laewen-Trendelenburgschen Froschpräparat einen langanhaltenden vasokonstriktorischen Effekt erzielen. Histologisch fanden sich in diesem Falle periarteriitische Veränderungen im Glomus caroticum. Wir selbst haben bei einem Patienten, der an einer Pariarteriitis erkrankt war, ganz charakteristische Blutdruckkrisen mit Kopfschmerzen, Gesichtsblässe, Herzjagen, Schwindel usw. beobachtet, die offenbar durch Ausschüttung pressorischer Substanzen ausgelöst waren.

In einer kasuistischen Mitteilung berichten *Teliaferro* et al. [646] über einen renalen Hochdruck, bei dem zweimal ein Blutdruckabfall nach Benzodioxan resultierte, in zwei Kontrolluntersuchungen der Test aber nicht mehr positiv ausfiel. Allerdings war bei den Kontrollen der Ausgangspunkt deutlich niedriger. Wahrscheinlich gehört auch dieser Kranke in die Gruppe der Periarteriitis nodosa. Nach vorübergehender Besserung kam er unter den Zeichen einer Urämie relativ rasch ad exitum. Leider fehlt der autoptische Befund.

Wenn krisenhafte Zustände beobachtet werden und im Blut zirkulierendes Adrenalin nachzuweisen ist [248], muß ein adrenolytisches Testverfahren naturgemäß auch positiv sein. Diese Beobachtungen sind aber bei der Periarteriitis nodosa so selten, daß damit dem Wert und der Spezifität der Testuntersuchungen kein Abbruch getan wird, zumal unter Berücksichtigung der klinischen Symptome die Differentialdiagnose zwischen Phaeochromocytom und Periarteriitis keine besonderen Schwierigkeiten bietet.

Eine andere Möglichkeit zu Fehldeutungen bei den adrenolytischen Testuntersuchungen bietet der negative Ausfall des Tests bei vorhandenem Phaeochromocytom. Über einen solchen Fall berichtet *Wilson* [696] bei einem 38jährigen Patienten, der nach der Anamnese zwei Jahre mit krisenhaften Blutdrucksteigerungen erkrankt war und bei der Krankenhausaufnahme einen Dauerhochdruck von 180/120 mm Hg aufwies. Mit 15 mg Benzodioxan (933 F) kam es nicht zu einem Blutdruckabfall, sondern zu einem geringen Anstieg des systolischen Druckes. Wegen der charakteristischen Anamnese und der übrigen klinischen Zeichen wurde aber ein Nebennierenmarktumor angenommen. Die Diagnose konnte bioptisch bestätigt werden. Für die Deutung des negativen Benzodioxantestes bei diesem Patienten ist die Mitteilung des postoperativen Befundes wichtig. Nach Entfernung des Tumors traten Krisen nicht mehr auf, der arterielle Dauerhochdruck blieb aber bestehen. Offenbar wurden also lediglich die anfallsweise auftretenden Blutdruckkrisen durch die vermehrte Ausschüttung von pressorischen Substanzen hervorgerufen, der Hochdruck dagegen war nicht hormonal durch sympathicomimetische Amine, sondern regulatorisch durch die Mehrbelastung und funktionelle Anpassung des Gefäßsystems im Sinne der *Volhard*schen Pathogenese des roten Hochdrucks bedingt [666]. Es ist somit keineswegs erstaunlich, wenn der Benzodioxantest mit unterschwelliger Dosis außerhalb der Krisen kein positives Ergebnis zeigt.

Schon aus den wenigen hier aufgezeigten Fehlermöglichkeiten bei den adrenolytischen Testuntersuchungen in der Phaeochromocytom-Diagnostik geht hervor, daß vor einer kritiklosen Ausdeutung der Ergebnisse zu warnen ist. Es kann nicht der Sinn und Zweck eines pharmakologischen Testverfahrens sein, eine Diagnose zu liefern, also zum Beispiel positiver Benzodioxantest—Diagnose: Phaeochromocytom. Zur Ausdeutung solcher Befunde ist die Kenntnis der pharmakologischen Wirksamkeit erforderlich. Der Abfall des Blutdruckes nach Injektion von adrenolytischen Substanzen bedeutet noch kein falsches Testergebnis, wenn ein Phaeochromocytom nicht gefunden wird. Eine Vermehrung der zirkulierenden sympathicomimetischen Substanzen kann gelegentlich auch durch andere pathologische Zustände hervorgerufen werden.

Folgenschwerer als ein „falscher positiver Test", der ja immer ein alarmierendes Symptom darstellt und zu weiteren diagnostischen Maßnahmen Anlaß gibt, kann unter Umständen ein negatives Ergebnis sein, weil es dazu verleitet, die Hände in den Schoß zu legen. Dem von *Wilson* [696] beschriebenen Fall muß deswegen besondere Beachtung geschenkt werden. Ähnlich war eine Beobachtung von *Grimson* [248]. Wir haben ähnliches bei einer Patientin erlebt, die jahrelang wegen eines Hochdruckes in Behandlung stand und schließlich in tiefer Bewußtlosigkeit in die Klinik eingeliefert wurde. Bei einem begründeten Verdacht auf ein Phaeochromocytom sollte deswegen auch mit Regitin eine Testung durchgeführt werden, wenn der Benzodioxanversuch negativ ausgefallen ist, weil Regitin in gleicher Dosis bereits deutlich größere adrenolytische Wirksamkeit besitzt.

Nicht nur zur Diagnose, sondern auch als Behandlung in der Zeit vor der Operation haben sich die Sympathicolytica bei chromaffinen Tumoren bewährt. Wegen seiner lang anhaltenden Wirkung ist Dibenamin besonders geeignet [625, 629]. Als Vorbereitung zur Operation kann die Applikation adrenolytischer Substanzen geradezu lebensrettend wirken, weil Anaesthesie und operative Manipulationen oftmals excessive Blutdrucksteigerungen, Intoxikationen oder Schockerscheinungen verursachen, die zu der relativ hohen Mortalität bei dieser Operation führen.

6. Die therapeutische Anwendung der Sympathicolytica bei anderen Erkrankungen.

Die klinischen Erfahrungen mit sympathicolytischen Substanzen bei einer Reihe von anderen Erkrankungen sind noch gering und unzureichend; eine besondere Bedeutung kommt ihnen bis jetzt nicht zu. Sie sollen deswegen auch nur kurz gestreift werden. Erfolge werden in der *Behandlung chronischer Arthritiden* und ähnlicher Zustandsbilder berichtet [699, 620]. Die adrenolytische Medikation soll über die Beeinflussung von Angiospasmen wirksam sein. Es liegen jedoch keine sicheren Ergebnisse vor, inwieweit eine spastische Gefäßreaktion bei diesen Erkrankungen eine ursächliche Rolle spielt.

Kausalgiforme Schmerzzustände und Hyperpathien an Amputationsstümpfen sind zum Teil mit gutem Erfolg behandelt worden [240, 161, 162]. Auch hier ist der Wirkungsmechanismus nicht klar, den vaskulären Faktoren hat man eine Bedeutung beigemessen. Die nur geringfügige oder fehlende Besserung auf Priscol läßt aber darauf schließen, daß eine periphere Vasokonstriktion nicht wesentlich bei der Auslösung solcher Schmerzen ist. Weitere Beobachtungen sind erforderlich, um die praktischen und auch vielleicht theoretischen Grundlagen für die Anwendung der Sympathicolytica bei diesen Erkrankungen zu erweitern.

Die Sympathicusausschaltung hat eine große Bedeutung in der *Behandlung der intraoculären Drucksteigerung beim Glaukom*. Mit gutem

Erfolg ist Dibenamin bei einer Reihe von Fällen angewandt worden, obwohl der Innendruck des gesunden Auges dadurch nicht herabgesetzt wird [125]. Der erhöhte Reizzustand im Sympathicus beim Glaukom macht offenbar die sympathicolytische Wirkung erst möglich. Die Drucksenkung wirkt sich besonders günstig beim akuten Glaukom sowie als Vorbereitung zum operativen Eingriff aus.

Der Mechanismus der intraoculären Drucksenkung unter Dibenamin ist nicht völlig geklärt. Offenbar spielt die Blockierung des sympathischen Systems, abgesehen von der miotischen Wirkung, auch sonst eine Rolle [657]. Als wesentliche Ursache des Primärglaukoms wird heute ja ein erhöhter „Sympathicus-Tonus“ angesehen [651, 511]. Vasculäre Effekte und vielleicht auch die Blockierung einer gesteigerten Kammerwasserproduktion durch adrenergischen Reiz können von Bedeutung sein.

Pau [510] hat jetzt unter Beweis stellen können, daß auch durch lokale Applikation sympathicolytischer Stoffe eine Beeinflussung des erhöhten Augeninnendruckes zu erreichen ist. Mit konzentrierten Lösungen von Regitin und Opilon zum Beispiel waren Glaukomanfälle gut zu beherrschen.

Die spezifische Eigenschaft der Hemmungsstoffe, excitatorische Effekte des adrenergischen Systems zu blockieren, inhibitorische aber weitgehend unbeeinflußt zu lassen, hat Anlaß dazu gegeben, einige therapieresistente *Asthma-bronchiale*-Fälle einer Behandlung mit Dibenamin zuzuführen [228]. Nach sympathicolytischer Medikation werden wesentlich höhere Adrenalinmengen vertragen, ohne daß es zu toxischen Erscheinungen kommt. Die kombinierte Therapie mit sehr hohen Adrenalindosen hat sich nach den Autoren beim Status asthmaticus, der anders nicht zu beeinflussen war, bereits bewährt. Weitere Untersuchungen sind jedoch erforderlich, um die Verträglichkeit und insbesondere das Ausmaß der Kreislaufbelastung zu klären, die in dieser Mitteilung nicht berücksichtigt wird.

Auf Verbesserung der zirkulatorischen Verhältnisse an den Nieren sind offenbar die Beobachtungen zurückzuführen, die über eine *gesteigerte Diurese* und vergrößerte Harnstoff-Clearance unter Dibenamin bei malignen Hypertonien berichten [698]. Mit Priscol liegen ähnliche Erfahrungen bei der akuten Nephritis vor [390].

Ob die *therapeutischen Erfolge mit Dibenamin* [446, 550] und Mutterkornalkaloiden [284, 366, 524] *bei Schizophrenien* auf sympathicolytische Effekte zurückgeführt werden können, erscheint sehr zweifelhaft, zumal auch mit Ergonovin analoge Wirkungen erzielt werden [366]. Eher ist an eine zentralnervöse Eigenwirkung der Pharmaca zu denken.

Erwähnt werden muß schließlich noch eine tierexperimentelle Erfahrung, die auch in der Humanmedizin noch eine Bedeutung erlangen kann. Adrenolytisch vorbehandelte Tiere reagieren auf Blutverlust früher mit einem Blutdruckabfall als unbehandelte, es können trotzdem größere Blutmengen entnommen werden, ehe es im Vergleich zu letzteren zu einem irreversiblen Schock kommt. *Die adrenergische Hemmung mit Dibenamin bietet einen wesentlichen Schutz gegen hämorrhagische und traumatische Schockreaktionen* [544, 693]. Die Wirkung ist hämodynamisch zu erklären.

Eine Blockierung der reflektorischen Vasokonstriktion wirkt dem Auftreten einer extremen „Zentralisation" im Sinne von *Duesberg* und *Schröder* [155] entgegen und erlaubt damit trotz Blutdruckabfall eine größere Durchblutung lebenswichtiger Organe. Nach der uns zur Verfügung stehenden Literatur ist diese Wirkung am Menschen bisher noch nicht therapeutisch genutzt worden, obwohl sie in Verbindung mit Transfusionen als kausale Behandlungsmethode erfolgversprechend erscheint.

C. Die Beeinflussung des vegetativen Systems durch die Ganglienblocker.

I. Übersicht über die ganglienblockierenden Substanzen.

Im peripheren vegetativen Nervensystem geben die cholinergischen Synapsen in den Ganglien als Schaltstelle zwischen Zentralorgan und Peripherie eine weitere Möglichkeit für einen pharmakologischen Eingriff. An diesen Verbindungsstellen zeigen quaternäre Ammoniumverbindungen — wohl wegen ihrer strukturellen Verwandtschaft zum Acetylcholin — eine besondere Aktivität. Einmal wirken sie im Sinne einer Stimulation, wie zum Beispiel das Tetramethylammonium [129], andererseits aber mit Hemmung der Erregungsübertragung in den cholinergischen Synapsen, die uns im folgenden beschäftigen soll.

Die Blockierung der „nikotinähnlichen Wirkung" des Acetylcholins durch Tetraaethylammonium wurde erstmals 1915 von *Burn* und *Dale* [106] beschrieben. *Hunt* und Mitarbeiter [332, 333, 334, 335, 336, 337, 338] haben in den folgenden Jahren eine große Zahl von quaternären Ammoniumverbindungen untersucht und bei verschiedenen Substituenten eine entsprechende Wirksamkeit gefunden. Unter Berücksichtigung der Wirkungsdauer, Stärke und Toxizität zeigte keine der Verbindungen einen günstigeren Effekt als Tetraaethylammonium [461]. Die Aktivität wurde im allgemeinen vermindert, wenn zwei Aethylgruppen durch Methyl ersetzt waren, vermehrt dagegen durch Einführen von cyclischen Gruppen. Unter 65 quaternären Verbindungen fanden sich die wirksamsten Stoffe in einer Reihe von Phenyl-Substituenten des β-Hydroxyl-Aethyltrimethylammoniums, die im Vergleich zum Tetraaethylammonium bis zehnfach höhere Effekte aufwiesen. Die Toxizität stieg aber im gleichen Maße an, so daß sich eine Verbesserung des therapeutischen Index nicht ergab. Nur geringe Bedeutung hat auch das 2, 6-Dimethyl-diaethyl-piperidinum als ganglienblockierende Substanz erlangt, das ausführlich von *Longino*, *Chittun* und *Grimson* [242, 419, 420, 418] getestet worden ist.

Barlow und *Ing* [34] synthetisierten eine Reihe chemisch ähnlicher Verbindungen, in denen zwei quaternäre Ammoniumgruppen verbunden über eine CH_2-Kette enthalten waren. Die Polymethylen- bis Trimethylammoniumsalze (Methonium) zeigten die größte spezifische Aktivität mit einer Pentamethylen- oder Hexamethylenkette [21, 20, 219, 250, 251, 499]. Pentamethoniumbromid (C—5) und Hexamethoniumjodid (C—6) sind etwa 10- bis 20mal wirksamer als Tetraaethylammoniumbromid und weit weniger flüchtig, offenbar wegen der verzögerten Ausscheidung [251, 499]. Im Gegensatz zum Dekamethonium besitzen sie praktisch keine curariformen Wirkungen [34, 219].

Pendiomid, ein diquaternäres Dibromid der Formel:

$$(CH_3)_2 . \underset{\underset{Br}{|}}{\overset{\overset{C_2H_5}{|}}{N}} - CH_2 - CH_2 - \underset{\underset{CH_3}{|}}{N} - CH_2 - CH_2 - \underset{\underset{Br}{|}}{\overset{\overset{C_2H_5}{|}}{N}} . (CH_3)_2$$

ist eine spezifisch ganglionär blockierende Substanz, die von *Marxer* und *Miescher* [439] beschrieben wurde. In Wirkung, Stärke und Dauer ist dieses Präparat dem Tetraaethylammoniumbromid überlegen und etwa den Methoniumsalzen vergleichbar [42, 43, 44].

In den letzten Jahren sind Hemmungsfunktionen der cholinergischen Erregungsübertragung noch von verschiedenen Gruppen quaternärer Verbindungen [213, 546, 297, 338, 254, 103] und von tertiären Aminen [269, 456, 128, 198, 280, 281, 282, 123, 381, 528, 529] berichtet worden, ohne daß diese Substanzen bisher eine besondere Beachtung erlangt haben. Auch Atropin und andere synthetische Parasympathicolytica hemmen nicht nur die periphere muscarinähnliche Wirkung des Acetylcholins, sondern beeinflussen in höheren Dosen auch die synaptische Reizübertragung [432, 158, 377, 421]. Nach den Untersuchungen von *Bein* [44] handelt es sich jedoch nicht um eine „spezifisch ganglienblockierende Wirkung". Schließlich sollen Adrenalin, Noradrenalin und andere synthetische sympathicomimetische Amine ebenfall in höheren Dosen, die praktisch keine Anwendung finden, hemmende Funktionen besitzen [423, 433, 434, 523], während geringere Konzentrationen die Erregbarkeit fördern [104].

Für die klinische Medizin haben aber nur drei ganglienblockierende Substanzen eine Bedeutung gewonnen: *das Tetraaethylammonium, die Penta- bzw. Hexamethoniumsalze und das Pendiomid.*

II. Zur Wirksamkeit der Ganglienblocker nach tierexperimentellen Beobachtungen.

Den Untersuchungen von *Acheson* und Mitarbeitern [3, 4, 5] ist es zu verdanken, daß die ganglienblockierenden Eigenschaften des Tetraaethylammoniums (TEA) weitgehend aufgeklärt wurden und dieser Stoff das Interesse von Physiologen und Klinikern auf sich zog. Es gelang den Autoren, den Angriffspunkt der Hemmungssubstanz durch Reizversuche abzuklären. Wenn durch präganglionäre Reizung des cervikalen Sympathicus eine Dauerkontraktion der Nickhaut bei der Katze erzeugt wird, ruft TEA eine Erschlaffung hervor. Die durch postganglionäre Reizung erzeugte Kontraktion wird jedoch nicht beeinflußt. In gleicher Weise verhält sich die Tachycardie als Kriterium bei Reizung vor und hinter dem Ganglion stellatum. TEA läßt postganglionär keinen Aktionsstrom auftreten, wenn vor dem Ganglion stellatum des Hundes gereizt wurde. Es verhindert die Reaktion der Nickhaut auf Acetylcholin-Injektion in das durchströmte obere Halsganglion [124], unterdrückt dagegen die Wirkung von Kalium im Ganglion nicht. Nach diesen Untersuchungen müssen die zwischengeschalteten Ganglien als Angriffspunkt angesehen werden. Als Kriterium für eine intraganglionäre Wirkung der Substanzen dieser Gruppe hat man häufig auch die Verhinderung des pressorischen Effektes von Tetramethylammonium angewandt, das wie Acetylcholin offenbar an den gleichen „Receptoren" im Sinne der Stimulation angreift [129, 332, 333].

Nicht nur sympathische, sondern auch parasympathische Ganglien werden blockiert. Der direkte Nachweis ist hier erschwert, weil die parasympathischen Ganglien zumeist intramural gelegen sind. TEA hemmt die Herzwirkung einer direkten Vagusreizung, aber nicht den Effekt von Acetylcholin [4]. *Luco* und *Marconi* [424] haben die Unterdrückung präganglionärer Reize am Ganglion ciliare als charakteristischen Effekt dieses Präparates beschrieben.

Die Wirkung der Methoniumverbindungen (C—5 und C—6) auf die vegetativen Ganglien gleicht nach den Untersuchungen verschiedener Autoren dem Effekt von TEA [507, 508, 499, 20, 365]. Auch Pendiomid blockiert spezifisch die intraganglionäre Erregungsleitung beider autonomer Systeme, wie Reizversuche und Beobachtungen an reflektorischen Mechanismen bewiesen haben.

Eine besondere Beachtung verdienen die Nebenwirkungen der Blockersubstanzen. Es handelt sich dabei um Effekte, die nicht über eine spezifische Blockierung cholinergischer Synapsen hervorgerufen werden, sondern durch direkte Beeinflussung anderer reaktionsfähiger Substrate in Erscheinung treten.

Eine atropinähnliche Wirkungskomponente wurde bei hoher Dosierung von TEA von *Luco* und *Marconi* [424] sowie von *Heymans* und anderen [305] in Reizversuchen registriert. Der Antagonismus zur peripheren „muskarinähnlichen" Acetylcholinwirkung ist auch in Vergleichsuntersuchungen zwischen TEA und Pendiomid geprüft worden. Ein mit Acetylcholin bewirkter Krampf des isolierten Meerschweinchen-Dünndarms wird durch Pendiomid in einer Konzentration von 10^{-3} nicht beeinflußt, während TEA den Spasmus schon mit niederen Konzentrationen völlig beseitigt [42]. Im Dosierungsbereich, der zur Ganglienblockade ausreicht, kommt aber eine atropinähnliche Wirkung auch bei TEA noch nicht zum Durchschlag [332, 333, 4].

Von Bedeutung ist eine curareähnliche Wirksamkeit des TEA [82, 340, 611]. Intraarterielle Zufuhr größerer Mengen bewirkt zunächst eine Vergrößerung der Hubhöhe des Gastrochemius auf Nervenreiz, blockiert dann aber die neuromuskuläre Erregungsübertragung [6]. TEA verstärkt auch die Wirksamkeit von *d*-Tubocurarin und Decamethonium an der Maus [427]. Pentamethoniumjodid hat dagegen keine curariforme Wirkung [34, 83]. Es hemmt sogar den Curare-Effekt des Decamethoniums wirksam [427, 499].

Mittlere Dosen von TEA rufen fasciculäre Zuckungen der quergestreiften Muskulatur hervor, offenbar durch Beeinflussung der neuromuskulären Verbindung [345, 435, 652]. Andere Autoren nehmen auch eine Reizwirkung auf den peripheren Nerven an, nachdem durch diesen Stoff spontane Aktionspotentiale am isolierten Nerven erzeugt worden sind [136]. Durch intramuskuläre Applikation können lokal Zuckungen und Paraesthesien auch am Menschen in Erscheinung treten [425], weil im Injektionsgebiet vorübergehend eine erhöhte Konzentration vorhanden ist. Diese stimulierenden Eigenwirkungen auf die quergestreifte Muskulatur fehlen bei den Verbindungen der Methoniumreihe [20] und dem Pendiomid völlig. Erst in toxischen Dosen tritt auch nach Pendiomid eine Hemmung der neuromuskulären Erregungsübertragung ein.

TEA besitzt in höheren Dosen einen gewissen stimulierenden Effekt auf die glatte Muskulatur der Gefäße [4, 435, 649], nach Pendiomid fehlt eine erregende Wirkung [42]. Penta- und Hexamethonium sollen eine Dilatation als Eigenwirkung an den Gefäßen auslösen [21].

III. Klinische experimentelle Beobachtungen mit ganglienblockierenden Substanzen.

1. Die Herz- und Kreislaufwirkung.

Zur Prüfung der Kreislaufwirkung am Menschen haben wir bei kreislaufgesunden Probanden in Horizontallage 0,5 bis 1,5 mg/kg Pendiomid in einem Zeitraum von etwa 5 Minuten langsam i.v. injiziert unter fortlaufender Kontrolle von Puls und Blutdruck während und nach der Applikation. Gleichzeitig wurden nach den von *Wezler* und *Böger* [686] angegebenen Ableitungen die mechanischen Faktoren des arteriellen Systems bestimmt.

Die Herzaktion wird unter Pendiomid im allgemeinen etwas beschleunigt. In unserer ersten Untersuchungsreihe bei 25 Versuchspersonen durchschnittlich von 77 auf 87 Schläge/Minute (13%) in den ersten 5 bis 10 Minuten, auf 82 Schläge/Minute bis zu 25 Minuten nach der Injektion. Zuweilen tritt eine kurz dauernde, stärkere Beschleunigung oder Verlangsamung in Erscheinung. Überhaupt ist die Änderung der Frequenz nicht einheitlich. Bei einer Bradycardie sieht man häufiger eine Vermehrung, bei primärer Tachycardie resultiert oftmals eine Verminderung der Schlagzahl. Als Beispiel aus unserer Reihe seien angeführt: Frequenzanstieg von 54 auf 96 und von 64 auf 86, Abfall von 102 auf 84 und von 99 auf 84 Schläge/Minute.

Für dieses unterschiedliche Verhalten ist die individuelle *vegetative Ausgangslage* verantwortlich zu machen. Die Schlagfrequenz des Herzens wird von verschiedenen reflexogenen Zonen aus über das autonome Nervensystem reguliert. Die Ganglienblockade hemmt beide vegetativen Systeme in ihrer Erregungsübertragung, einmal den überwiegenden Vagus — es kommt dann zu einem Frequenzanstieg —, im anderen Falle den überwiegenden Sympathicus — es resultiert dann ein Abfall der Herzfrequenz.

Da in Ruhe im allgemeinen ein Vagustonus vorherrscht, kommt es häufiger zu einer Beschleunigung der Herzaktion unter Pendiomid, die alle Autoren hervorheben [453, 357, 53, 54].

In Kontrolluntersuchungen mit TEA fanden sich analoge Veränderungen, die auch von *Acheson* und *Moe* [4] mitgeteilt werden. Neben der Wirkung über eine Blockierung vegetativer Regulationen soll TEA auch einen direkten Einfluß auf die cardiale Reizbildung ausüben [3]. In höheren Dosen erzeugt es eine Bradycardie, die größer ist, als man nach völliger Denervation erwarten kann. Gelegentlich kommen abnorme Beschleunigungen durch ektopische Reizbildung vor.

Das Auftreten von cardialen Arrhythmien nach Adrenalin, vor allem unter Cyclopropannarkose, wird durch Sympathicolytica oder Durchtrennung der sympathischen Herznerven verhindert [10]. Die Blockierung der intraganglionären Reizübertragung dagegen beseitigt die Adrenalin-Arrhythmie nicht [643, 462, 3]. Dieser Befund ist überraschend. *Pardo* und Mitarbeiter [506] haben deswegen ausführliche Untersuchungen über die Beeinflussung sympathischer Herznerven durchgeführt. Die Beschleunigung des Sinusrhythmus durch präganglionäre Reizung des oberen thorakalen Sympathicus kann mit TEA unterdrückt werden. Eine zentralnervöse Asphyxie am Herz-Lungen-Kopf-Präparat verursacht aber Gefäßreaktionen und eine Herzbeschleunigung, die zwar durch Resektion der sympathischen Nerven zu beseitigen sind, nicht dagegen durch Ganglienblockade. Es gibt somit sympathische Impulse zum Herzen und zu den Gefäßen, die chemisch keine Hemmung erfahren. Offenbar sind Nervenfasern vorhanden, die keine cholinergischen Synapsen besitzen. Damit erklären sich auch klinische Beobachtungen über abnorme Reaktionen, insbesondere der Herztätigkeit unter der Einwirkung von Blockersubstanzen.

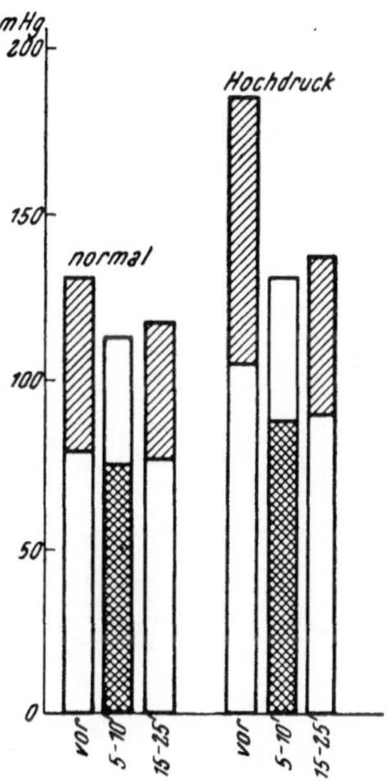

Abb. 32. Blutdruckmittelwerte von 25 Gesunden und 25 Hypertonikern vor und nach i. v. Injektion von 1 mg/kg Pendiomid.

Die *Veränderungen des Blutdrucks* zählen zu den wichtigsten Eigenschaften einer Ganglienblockade am Menschen. Auch beim Gesunden verursacht Pendiomid zum Beispiel eine deutliche Senkung vorwiegend des systolischen Blutdruckes und eine Verkleinerung der Druckamplitude. Bei Horizontallagerung fanden wir unter den oben skizzierten Versuchsbedingungen als Durchschnittswerte an einer Untersuchungsreihe mit 25 Probanden einen systolischen Blutdruckabfall von 13,5% in den ersten 10 Minuten nach der Injektion des Präparates und 11% nach 25 Minuten. Die Senkung des diastolischen Druckes betrug im gleichen Zeitraum nur

5,5% bzw. 3,5%, die Einengung der Amplitude zunächst 25%, nach 25 Minuten noch 19% (Abb. 32).

Das Ausmaß dieser Veränderungen schwankt individuell in weiten Grenzen und hängt wesentlich von der Höhe der applizierten Dosis ab. Im allgemeinen kann man auch bei normalen Ausgangswerten in Horizontallage den Druck bis auf 50 bis 60 mm Hg systolisch senken, ohne daß eine Bewußtlosigkeit eintritt. Erst mit dem Aufrichten kommt es zur

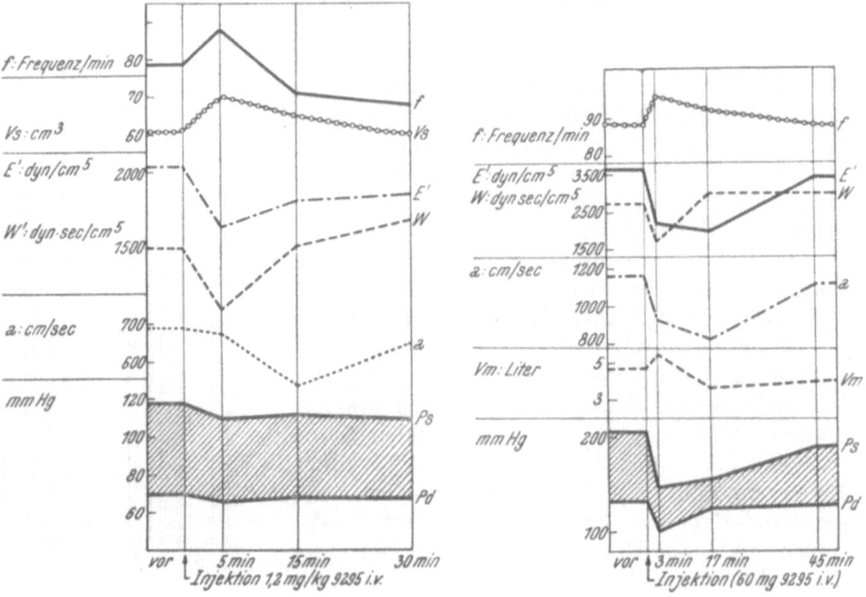

<table>
<tr><td>

Abb. 33. Kreislaufanalysen bei einer gesunden Versuchsperson vor und nach 1,2 mg/kg Pendiomid (9295) i. v. in Horizontallage.
(Zeichenerklärung s. Abb. 3, S. 14.)

</td><td>

Abb. 34. Kreislaufanalysen bei einem Hypertoniker (kombinierter Elastizitätswiderstandshochdruck) vor und nach Pendiomid (9295).
(Zeichenerklärung s. Abb. 3, S. 14.)

</td></tr>
</table>

Bewußtseinstrübung. Wir werden auf dieses Phänomen noch näher einzugehen haben.

Der Blutdruckabfall kommt offenbar dadurch zustande, daß nach höheren Dosierungen auch im intakten Kreislauf jegliche regulatorische Kontrolle über die Vasomotoren fortfällt, so daß die Zirkulation im wesentlichen hydrodynamischen Gesetzen unterworfen ist. Das bedingt auch in Horizontallage mit der Tonusabnahme der Gefäße eine Verlagerung des Blutes in die abhängigen Partien, die früher und stärker naturgemäß bei senkrechter Körperhaltung in Erscheinung tritt. Es mag verwunderlich erscheinen, daß bei der Ganglienblockade auch bei normaler Ausgangslage im Liegen eine Drucksenkung zu erreichen ist, die wir in diesem Ausmaß bei sympathicolytischer Medikation niemals beobachtet haben. Hier spielt offenbar die Ausschaltung einer vegetativen Gefäßregulation über parasympathische Formationen eine Rolle, die bei den Sympathicolyticis erhalten bleibt, bei den Ganglienblockern aber mit unterdrückt wird.

Wezler [687, 688] hat im Rahmen der vegetativen Steuerung des Kreislaufes eine vorwiegend „sympathicotone" und „vagotone Ruhekreislaufeinstellung" festgelegt und durch die Konstellation der physikalischen Kreislaufgrößen definiert. Diese Ausgangslage beeinflußt die Reaktion auf medikamentöse Reize, sie bestimmt auch das Ausmaß von Hemmungs-

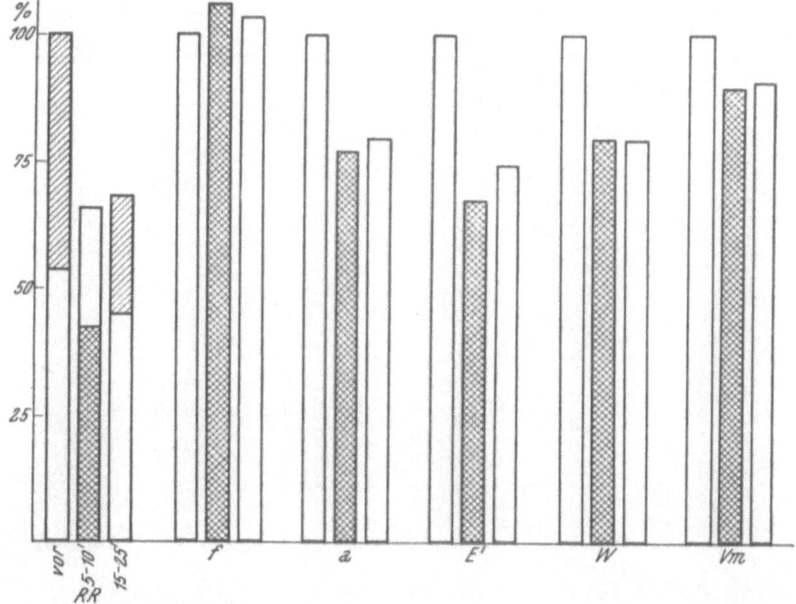

Abb. 35. Durchschnittswerte der Kreislaufgrößen von zwölf Hypertonikern in Prozenten des Ausgangswertes vor und nach i.v. Injektion vor 1 mg/kg Pendiomid.

effekten. Ist der Reizzustand groß, so muß bei gleicher Blockierung auch der sichtbare Hemmungseffekt größer sein, als wenn der Ausgangswert nur klein war. Die Unterschiede in der vegetativen Ausgangslage des Organismus, die mit Überwiegen einer „sympathischen oder vagischen Kreislaufeinstellung" einhergehen können, sind wohl der Grund dafür, daß nach Ganglienblockade gelegentlich verschiedenartige Reaktionen am Kreislauf beobachtet werden. *Im Gegensatz zu den antiadrenergischen Substanzen läßt sich hier für die Kreislaufregulation deswegen kein einheitliches Wirkungsspektrum aufstellen* [453, 53, 357, 288].

Die Abb. 33 demonstriert eine häufig beobachtete Kreislaufreaktion auf ganglienblockierende Medikation bei einer gesunden Versuchsperson. Dem geringen Blutdruckabfall liegt eine Senkung der elastischen und

peripheren Widerstände zugrunde. Pathologische Veränderungen lassen
die Wirkung vielfach deutlicher in Erscheinung treten. Die Blutdrucksteigerung der Abb. 34 ist bedingt durch erhöhte Widerstandsverhältnisse. Die Steigerung betrifft vorwiegend den Elastizitätskoeffizienten
und in geringerem Maße auch den peripheren Gefäßwiderstand, während
das Fördervolumen des Herzens der Norm entspricht. Unter dem Einfluß
der Ganglienblockade ergibt sich eine erhebliche Senkung der vorher
erhöhten Werte für E' und W und damit ein Blutdruckabfall bis auf
nahezu normale Werte, ohne daß wesentliche Veränderungen des Minutenvolumens aufgetreten sind. Die Kreislaufgrößen kehren allmählich auf

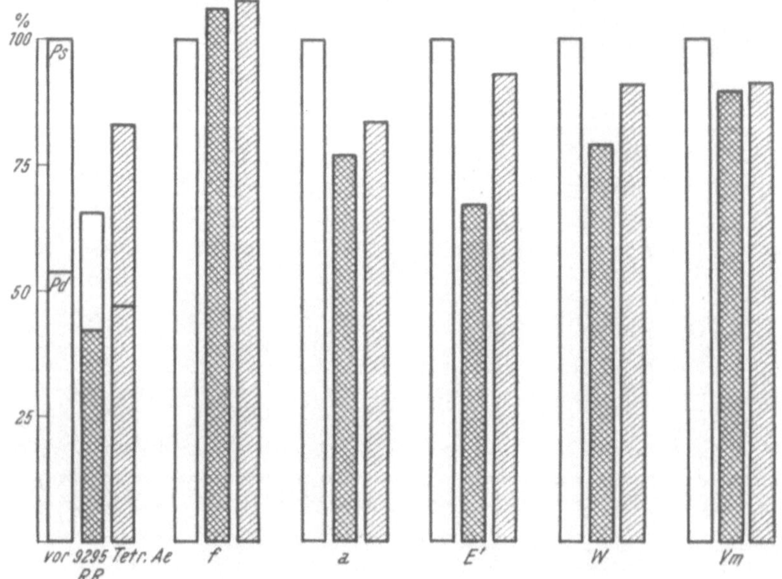

Abb. 36. Durchschnittliche Veränderungen der Kreislaufgrößen in Prozenten (Ausgangswert = 100 $^{0}/_{0}$ = weiß) 5 bis 10 Minuten nach i. v. Injektion von 0,8 mg/kg
Pendiomid (gekreuzt schraffiert) und 4 mg/kg Tetraaethylammoniumbromid (schraffiert) bei zehn Hypertonikern.
(Zeichenerklärung s. Abb. 3, S. 14.)

den Ausgangswert zurück, der nach 45 Minuten noch nicht wieder erreicht ist.

Diese Reaktionen lassen sich aber nicht verallgemeinern. In zahlreichen Fällen führt die Ganglienblockade auch zu einer Verringerung
von Schlag- und Minutenvolumen, insbesondere dann, wenn diese vorher
erhöht waren. Dabei kommen selbst Steigerungen der peripheren Widerstände zur Beobachtung [288, 53, 453], die aber offenbar nicht reell sind,
sondern der Methodik als solcher zur Last gelegt werden müssen [357].

Im Mittel zeigte sich bei zwölf Hypertonikern ein Abfall in fast allen
Kreislaufgrößen, am deutlichsten im systolischen Blutdruck und im

Elastizitätskoeffizienten. Die Herzfrequenz stieg etwas an (Abb. 35). Entsprechende Analysenergebnisse sind mehrfach berichtet worden [453, 357, 53].

Vergleichsuntersuchungen über die Kreislaufwirkung von TEA und Pendiomid ergaben lediglich Unterschiede in der Wirkungsstärke und -dauer der Präparate [54]. In der Abb. 36 sind die mittleren Kreislaufveränderungen einer Untersuchungsreihe von Hypertonikern nach i.v. Injektion von 0,8 mg/kg Pendiomid einerseits und 4 mg/kg TEA-bromid andererseits bei den gleichen Versuchspersonen gegenübergestellt. Selbst bei fünffacher Dosierung von TEA wird der Effekt in allen Größen deutlich geringer gefunden. Die toxischen Dosen beider Präparate liegen nach tierexperimentellen Untersuchungen in der gleichen Größenordnung.

Die *Auswurfmenge des Herzens* wird unter normalen Kreislaufverhältnissen durch ganglienblockierende Substanzen nur wenig beeinflußt [463, 53, 357]. Kommt es jedoch nach größeren Gaben einer Blockersubstanz und orthostatischer Belastung zu kollapsartigen Zuständen, so sinkt naturgemäß auch ein vorher normales Minutenvolumen erheblich ab [53, 288]. *Eckenhoff* [159] fand nach Injektion von TEA immer eine geringe Verminderung des Minutenvolumens, die von anderen Autoren [324, 632] an gesunden Probanden nicht bestätigt wurde. Volumenbestimmungen nach dem *Fick*schen Prinzip ergaben nach den Beobachtungen von *May* und Mitarbeitern [440] keine signifikanten Veränderungen.

Die Senkung eines erhöhten Zeitvolumens, die sich nach den sphygmographischen Kreislaufanalysen ergeben hat [357, 288, 453, 53], ist tierexperimentell bestätigt worden. Eine Vergrößerung der Auswurfmenge des Herzens, die nach Verschluß der Carotiden auftritt [120], wird zum Beispiel durch die Ganglienblockade zusammen mit der Drucksteigerung verhindert oder beseitigt [463, 472]. Die Regulation von Blutdruck und Zeitvolumen muß in solchen Fällen über autonome Nerven verlaufen, die durch Ganglienblocker vulnerabel sind.

Für die Auswurfmenge des Herzens spielt das venöse Blutangebot eine entscheidende Rolle. Aus den hämodynamischen Beobachtungen ist zu schließen, daß bei intaktem Kreislauf ein wesentlicher, autonom gesteuerter Konstriktoren-Mechanismus an den Venen nicht vorhanden ist. Man müßte sonst erwarten, daß nach Blockierung der vegetativen Reizleistung eine Vergrößerung der venösen Kapazität und damit eine Abnahme des Minutenvolumens resultiert. Wir haben Druckmessungen in den Jugularvenen am liegenden Patienten durchgeführt. Unter normalen Verhältnissen fand sich kein sicherer Einfluß der Ganglienblockade auf den venösen Druck. Bei Herzfehlern oder cardialen Insuffizienzen konnte aber der erhöhte Venendruck durch Ganglienblockade deutlich gesenkt werden, unabhängig, ob eine arterielle Drucksteigerung bestand oder nicht. Auch andere Autoren berichten über ähnliche Beobachtungen [425, 275, 539]. Die Verringerung des arteriellen Druckes und vielleicht auch eine Unterbrechung „venomotorischer Impulse", die bei solchen pathologischen Zuständen erst in Erscheinung treten, führen die beobachtete venöse Drucksenkung herbei.

2. Das Verhalten der Zirkulation.

Aus den Ergebnissen der Kreislaufanalysen, die überwiegend einen Abfall der elastischen und peripheren Gefäßwiderstände erkennen lassen, ergibt sich die Frage nach der Durchblutungsgröße der Organe unter dem Einfluß einer Ganglienblockade. Tierexperimentell ist eine Vergrößerung der Zirkulation in verschiedenen Stromgebieten trotz Blutdruckabfall sichergestellt worden [464, 4, 42]. Am Menschen sind die Ergebnisse nicht ganz einheitlich, obwohl im allgemeinen ebenfalls eine Verbesserung der peripheren Durchblutung beschrieben wird [61, 116, 182, 235, 325, 398, 425, 613, 357, 453, 642]. Plethysmographische Untersuchungen haben gezeigt, daß die Vasodilatation nicht vollständig ist; paravertebrale oder spinale Anaesthesien bewirken eine größere Durchblutung [204, 314, 325].

Beobachtungen der Hauttemperaturen ergaben unter ganglienblokkierender Medikation im allgemeinen eine Vermehrung des Blutstromes. Auch mit dieser Testmethode fanden sich aber beachtliche Unterschiede in den mitgeteilten Ergebnissen [452, 357, 288, 61, 130, 425]. Wir haben deswegen in der bereits oben beschriebenen Versuchsanordnung (vgl. Abb. 27 ff.) die Wiedererwärmung nach kombiniertem Wärme-Kälte-Teilbad unter der Einwirkung ganglienblockierender Substanzen kontrolliert. Die Untersuchungen an 20 gesunden Versuchspersonen und 33 peripheren Durchblutungsstörungen werden zum Teil von *Syben* [645] an anderer Stelle ausführlich dargestellt.

Durchblutungsstörungen der oberen Extremitäten auf vorwiegend angiospastischer Grundlage reagierten nur in etwa der Hälfte der Fälle mit einer Beschleunigung der Wiedererwärmung nach kaltem Teilbad. Es bestand kein wesentlicher Unterschied im Reaktionsablauf zwischen der Wirkung von Pendiomid und TEA.

Testungen an gesunden oberen Extremitäten führten in einem Teil der Fälle sowohl unter TEA als auch unter Pendiomid zu einer deutlichen Verzögerung der Wiedererwärmung gegenüber dem Leerversuch. Es muß also trotz Blockierung aller konstriktorischen Impulse eine Verschlechterung der Zirkulationsgröße eingetreten sein. Diese kann nur über den Blutdruckabfall erklärt werden, der dem hyperämischen Effekt bei einer allgemeinen Vasodilatation gewisse Grenzen setzt. Trotz Gefäßerweiterung kann die Durchblutungsgröße in bestimmten Gebieten dann absinken.

Die unteren Extremitäten bieten im Wiedererwärmungsversuch keine Besonderheiten. Positive Reaktionen auf Ganglienblockade finden sich in noch geringerem Prozentsatz als an den oberen Gliedmaßen, dabei wirkt Pendiomid offenbar stärker als TEA. Auch gesunde Füße reagieren zum Teil mit Beschleunigung der Wiedererwärmung auf Pendiomid-Injektion, wohl deswegen, weil die unteren Extremitäten normalerweise zur Aufrechterhaltung des orthostatischen Gefäßtonus einem erhöhten Konstriktoreneinfluß unterliegen, der blockiert werden kann.

Die Zirkulationsgrößen in anderen Organen interessieren in diesem

Zusammenhang ebenfalls. Nach den Untersuchungen von *Bein* und *Meier* [42] nimmt das Volumen der Arteria coronaria trotz Blutdrucksenkung zunächst zu und erst nach größeren Dosen Pendiomid wahrscheinlich druckpassiv ab. Die Durchflußmenge der Arteria pulmonalis wird mit dem Druck verringert. Femoral- und Mesenterial-Arterien zeigen erhöhte Durchströmung, während in der Nierenarterie unter Ganglienblockade eine Senkung resultiert.

Am Menschen ergibt sich aus den Werten der Paraaminohippurat-Clearance ein Hinweis darauf, daß unter TEA wie im Tierversuch zunächst eine Verringerung des renalen Plasmastromes eintritt [326, 1, 621]. Diese ist bei Normotonikern gering, bei Hypertonikern deutlicher ausgeprägt. Die Nierendurchblutung zeigt somit eine gewisse Abhängigkeit vom Verhalten des Blutdrucks. Nach etwa 10 bis 20 Minuten kehrt die Durchströmung im allgemeinen auf normale Werte zurück. Nur in wenigen Fällen, wenn als Folge der Ganglienblockade eine schwere Hypotonie besteht, bleiben alle Clearancewerte für längere Zeit erniedrigt [327]. Das führt wiederum zu einer verzögerten renalen Ausscheidung der Blockersubstanzen. Solche Befunde müssen berücksichtigt werden, wenn man dem Vorschlage *Stocks* [634] entsprechend bei reflektorischer Anurie und verwandten Zuständen durch ganglienblockierende Mittel die Harnproduktion wieder in Gang bringen will. Tierexperimentelle Untersuchungen [634] hatten nämlich gezeigt, daß Ischaemien der Nierenrinde nach Splanchnicusreizung oder gewebszerstörenden Traumen durch Ganglienblockade verhindert werden konnten.

Im Stromgebiet der Leber läßt sich nach den Untersuchungen von *Hoobler* [328] unter der Einwirkung ganglienblockierender Stoffe ebenfalls eine Verminderung der Durchblutung nachweisen, die der Blutdrucksenkung parallel geht.

Die Durchströmung der Herzkranzgefäße hängt in hohem Grade von der Blutdruckreaktion ab [42, 402, 464]. Nur wenn der arterielle Druck auf Ganglienblockade wenig abgefallen ist, bleibt das Coronarvolumen erhalten oder wird sogar etwas vermehrt. *Eckenhoff* und Mitarbeiter [159] fanden ein passives Absinken der Kranzgefäßdurchblutung mit dem Blutdruck. Die Sauerstoffversorgung des Herzmuskels wird aber nicht verschlechtert, weil die Herzarbeit und damit der O_2-Verbrauch gleichzeitig in noch höherem Maße gesenkt werden. Das ist offenbar auch der Grund dafür, daß bisher bei Anwendung ganglienblockierender Substanzen niemals Zeichen einer Coronar-Insuffizienz beobachtet worden sind. Im Gegenteil, verschiedene Autoren haben die Ganglienblocker als Therapeutica bei pectanginösen Zuständen herausgestellt.

Nach den tierexperimentellen und klinischen Untersuchungen kann kein Zweifel bestehen, daß durch ganglienblockierende Substanzen vasokonstriktorische Impulse ausgeschaltet werden. Die allgemeinen Gefäßerweiterungen bedeuten aber nicht, daß eine Mehrdurchblutung aller Gefäßprovinzen eintritt. Diese ist offenbar unmöglich, weil das Minutenvolumen nicht zunimmt, sondern oftmals sogar gesenkt wird. Der Abfall des arteriellen Druckes spielt dabei eine wesentliche Rolle. *Wenn unter*

der Ganglienblockade so unterschiedliche Wirkungen auf die Durchblutungs-
größen einzelner Stromgebiete gemessen worden sind, so sind diese auf
zwei Faktoren zurückzuführen. Die Ausschaltung vasospastischer Reak-
tionen bewirkt in dem betroffenen Gebiet eine Mehrdurchblutung, die auf
Kosten anderer Gefäßprovinzen gehen muß, wenn das Zeitvolumen nicht
vergrößert wird.

3. Die vaskulären Reflexe und die Vasomotorenregulation.

Durch die Ganglienblockade werden mit der Hemmung der Vaso-
konstriktoren auch die regulatorischen Gefäßreflexe weitgehend blok-
kiert. In klinischer Dosierung ist die Konstrik-
torenreaktion zwar nicht vollständig unterbrochen, trotzdem haben wir in unseren Untersuchungen an liegenden Versuchspersonen auch
bei vorsichtiger Dosierung nach dem Aufstehen
häufiger ein stärkeres Absinken des Blutdrucks
beobachtet.

Blutdruckkontrollen bei orthostatischer Belastung unter der Einwirkung von Pendiomid
sind in Abb. 37 dargestellt. Es kam in allen
Fällen zu einer vermehrten Blutdrucklabilität
bei aufrechter Körperhaltung, dreimal unter 15
Probanden trotz der relativ niedrigen Dosierung
bis zum Präkollaps.

Um den Einfluß der Ganglienblockade auf
die orthostatische Regulation besser differen-
zieren zu können, haben wir an 20 Probanden
(14 Gesunde, 6 Hypertoniker) das Verhalten
von Blutdruck und Pulsfrequenz registriert.
Dabei erfolgte auch eine Kontrolle des Netzhautarteriendruckes (nach *Bailliart*), weil die
Netzhautgefäße dem Gebiet der Carotis inter-
na zugehören. Die Untersuchungen wurden
am Kipptisch bei aufrechter Körperhaltung
(90°), in Horizontallage (0°) und bei Kopftief-
lagerung (— 20°) in kurzen Zeitabständen vor und nach i. v. Injektion
mit Pendiomid durchgeführt. Einzelheiten sind an anderer Stelle ausführlich dargestellt [55].

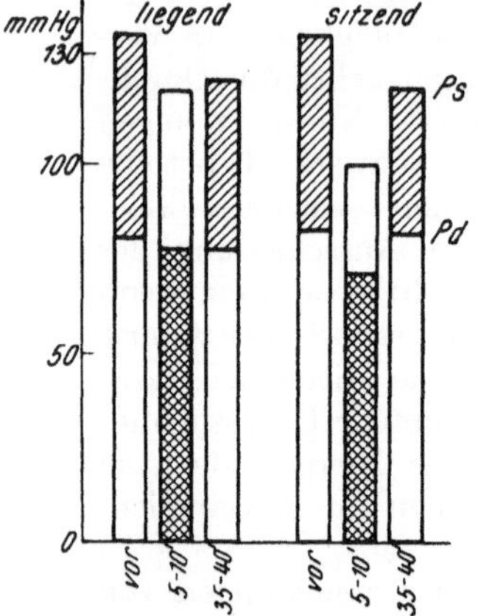

Abb. 37. Mittlere Blut-
druckwerte von 15 Kreis-
laufgesunden vor und nach
i. v. Injektion von 0,8
mg/kg Pendiomid in Ho-
rizontallage und in auf-
rechter Haltung. *Ps* =
systolischer, *Pd* = diastolischer Blutdruck, Ampli-
tude schraffiert.

Veränderungen der Körperlage im Raum bewirken entsprechend den
Gesetzen der Schwerkraft veränderte hydrostatische Bedingungen, die
unter physiologischen Verhältnissen durch Reaktion der Vasomotoren
weitgehend ausgeglichen werden. Gewisse Einflüsse finden sich auch
bei Gesunden mit guter Regulation. Bei Messungen des Druckes an der
Arteria brachialis muß ein systolischer Anstieg von 5 bis 10 mm Hg bei
Wechsel der Körperhaltung noch als normal angesehen werden [588,
589]. Der Netzhautarteriendruck zeigt systolisch wie diastolisch im Liegen
um 5 bis 20 mm Hg höhere Druckwerte als im Sitzen [41, 388, 676]. Der

erste Teil unserer Abb. 38 und 39 demonstriert die Verhältnisse einer guten vasomotorischen Regulation an zwei Beispielen.

Nach intravenöser Gabe von Pendiomid kommt es bei aufrechter Körperhaltung zu einem erheblichen Abfall des systolischen und diastolischen Blutdrucks. Dabei sinkt der systolische Druck mehr als der diastolische. Die Druckamplitude wird kleiner. Durch Horizontal-

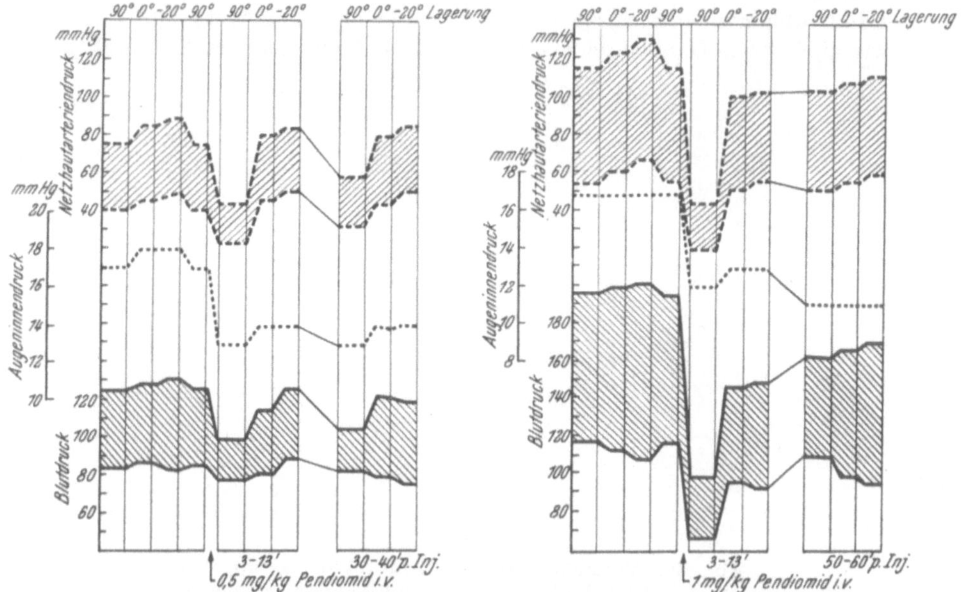

Abb. 38. Blutdruck und Netzhautarteriendruck bei kreislaufgesunder Versuchsperson vor und nach i. v. Injektion von 0,5 mg/kg Pendiomid in Abhängigkeit von der Körperlage.
90 ° = aufrechte Körperhaltung,
0 ° = Horizontallage,
— 20 ° = Kopftieflagerung.

Abb. 39. Blutdruck und Netzhautarteriendruck bei einem Hypertoniker nach i. v. Injektion von 1 mg/kg Pendiomid in Abhängigkeit von der Körperlage.

lagerung, noch wirksamer durch Kopftieflagerung kann der Blutdruckabfall bei geringerer Dosierung fast vollständig, bei höherer weitgehend wieder ausgeglichen werden. Die Druckmessungen an den Netzhautarterien zeigen dieselben Verhältnisse mit wesentlich stärkerer Reaktion in diesem Gefäßgebiet. Selbst wenn nach geringen Gaben von Pendiomid die Messungen am Oberarm noch keine verwertbaren Veränderungen der Druckverhältnisse bei verschiedener Lagerung erkennen lassen, treten sie im Netzhautarteriendruck oftmals schon deutlich in Erscheinung. Bei allen Probanden waren diese von der Körperlage abhängigen Druckänderungen innerhalb eines Zeitraumes von wenigstens 30 Minuten beliebig oft zu reproduzieren (Abb. 38 und 39). Wir haben in unseren Beobachtungen ein gewisses Analogon zu dem Gravityschock von *Hill* [307], einer vielerörterten Beobachtung, daß manche Tiere, wenn sie in aufrechte Stellung gebracht werden, sich dadurch „verbluten", daß sich das Blut in den unteren Körperteilen ansammelt, nachdem bestimmte Nervenbahnen durchtrennt sind.

Durch Unterbrechung der cholinergischen Synapsen vermindert oder blockiert Pendiomid die kompensierenden peripheren Gefäßreaktionen über die Vasomotoren, so daß hydrostatische, von der Körperlage im Raum abhängige Einflüsse vermehrt in Erscheinung treten. So sehen wir auch nach Ganglienblockade eine Aufhebung der Gefäßkontraktion

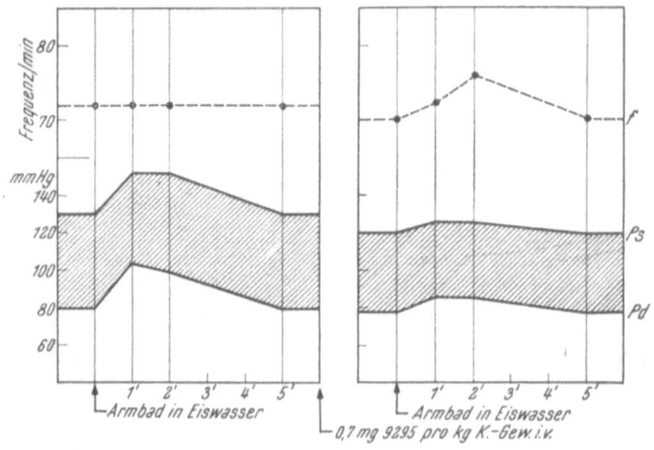

Abb. 40. Vaskuläre Reflexe beim Cold-Pressure-Test
vor und nach i. v. Injektion von 0,7 mg/kg Pendiomid
bei gesunder Versuchsperson.

und damit der Blutdruckwirkung beim Kaltwasserversuch (Cold-Pressure-Test) (Abb. 40); vaskuläre Reflexe auf Schmerz, körperliche und psychische Belastungen werden gehemmt, die pressorischen Effekte des Valsalva-Versuches verhindert [325, 540].

Die Ganglienblocker hemmen aber nicht allein die Kreislaufreflexe, die mit Vasokonstriktion und Blutdrucksteigerung einhergehen. Am Carotis-Sinus-Präparat des narkotisierten Hundes ist neben der Blockierung pressorischer Wirkungen auf Abklemmung der Carotiden im sogenannten Okklusionsreflex [42] die Hemmung depressorischer Reaktionen auf Reizung des Carotis-Sinus-Nerven [463] demonstriert worden. Beim Menschen haben die depressorischen Reflexe beim sogenannten Carotis-Sinus-Syndrom eine Bedeutung. Unter pathologischen Bedingungen tritt nach forcierten Halsbewegungen oder bei leichtem Druck auf die Teilungsstelle der Carotiden eine Reizung des Sinus mit Blutdruckabfall und Bradycardie gelegentlich bis zu kurzdauernder Bewußtlosigkeit auf. Durch TEA und Pendiomid [647, 422] wird dieses hyperaktive Carotis-Syndrom unterbrochen. Atropin hat als Parasympathicolyticum nur eine Wirkung auf die Bradycardie gezeigt.

4. Zur Wirkung peripherer Kreislaufmittel.

Die pressorische Wirksamkeit von Adrenalin, Noradrenalin oder anderen Substanzen mit peripherem Angriffspunkt wird durch die Ganglienblockade nicht abgeschwächt, sondern signifikant verstärkt. In der Abb. 41 ist ein kollapsartiger Blutdruckabfall unter der Einwirkung von Pendiomid und die überschießende Druckreaktion auf Noradrenalin dargestellt. Die Registrierung erfolgte blutig an der Arteria femoralis mit einem Kondensator-Manometer. Zum Vergleich können die pressorischen Effekte von Noradrenalin der Abb. 17 a bis 22 a herangezogen werden, die mit gleicher Technik gewonnen wurden.

Hämodynamisch ergeben sich drastische Reaktionen, insbesondere in den Veränderungen der peripheren Gefäßwiderstände bei konstriktorisch wirkenden Sympathicomimeticis. Zwei eindrucksvolle Beobachtungen sollen das demonstrieren. Bei einem Hypertoniker (Elastizitätshochdruck) wurde durch Ganglienblockade mit 1 mg/kg Pendiomid der Blutdruck bis auf 100 mm systolisch gesenkt durch Drosselung des pathologisch erhöhten Elastizitätskoeffizienten und des peripheren Gefäßwiderstandes (Abb. 42). Weil Blutdruck- und Kreislaufveränderungen etwas groß erschienen, haben wir versucht, durch Injektion von Nor-

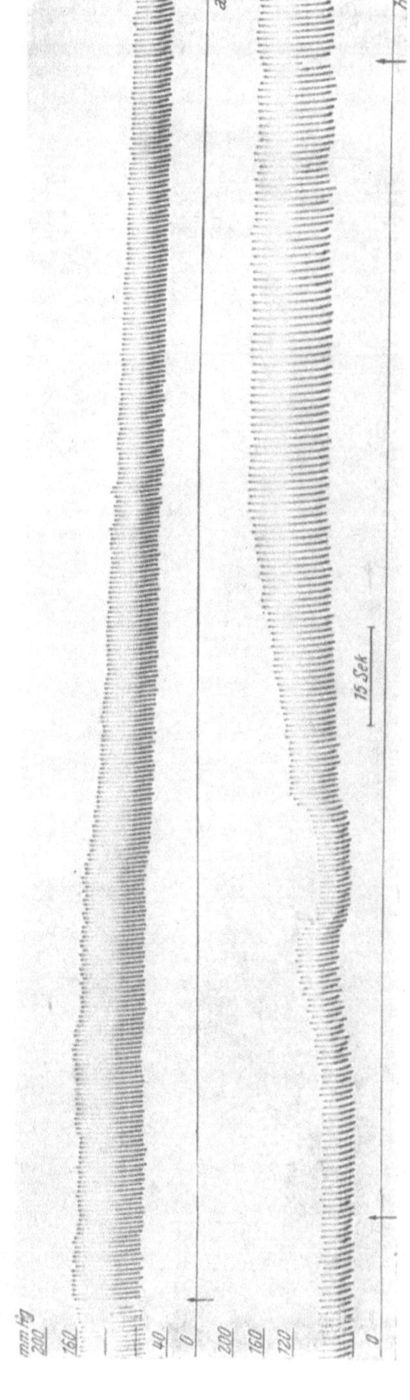

Abb. 41. Blutige Registrierung des Blutdruckabfalles unter Pendiomid und der überschießenden pressorischen Noradrenalinwirkung. *a* Pendiomid-Injektion 1,6 mg/kg in 3 Minuten. *b* Noradrenalin-Infusion 0,4 γ/kg min. Infusionsbeginn durch Pfeil markiert.

ephedrin, das hämodynamisch in seiner Gefäßwirkung dem Noradrenalin entspricht [56], den peripheren Gefäßtonus zu heben. Der Gesamtwiderstand der Gefäße stieg sofort weit über das Ausmaß der Senkung durch die Blockade bis auf das Doppelte des Ausgangswertes an. Auch der

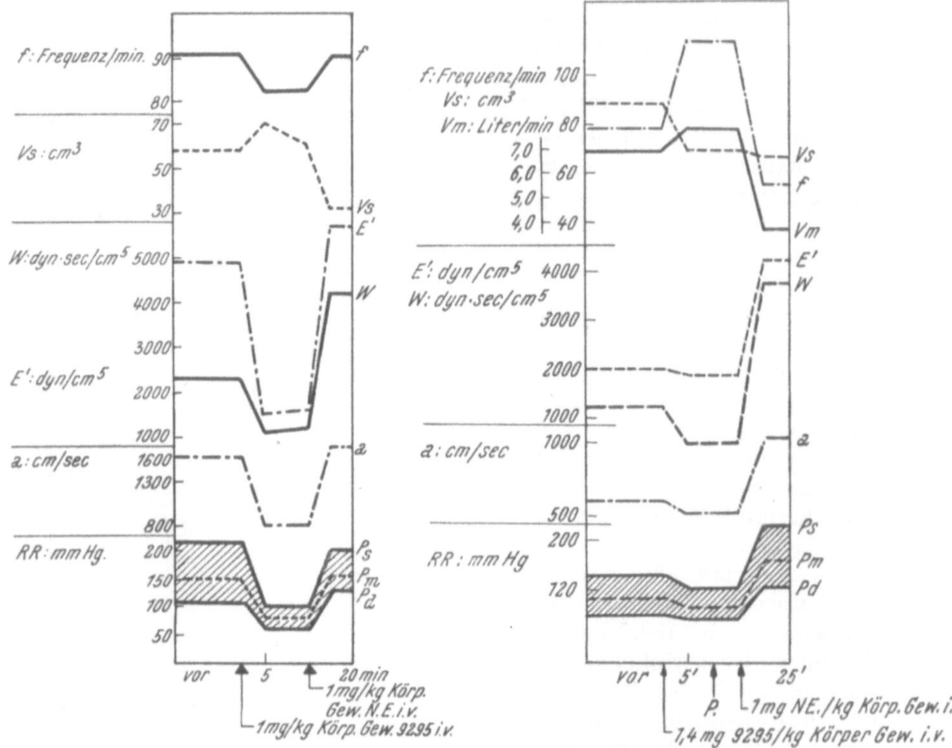

Abb. 42. Kreislaufanalysen unter Ganglienblockade mit Pendiomid (1mg/kg i. v.) bei einem Hypertoniker und die Reaktion der Kreislauffaktoren auf vaskuläre Tonisierung mit 1 mg/kg Norephedrin. (Zeichenerklärung s. Abb. 3, S. 14.)

Abb. 43. Kreislaufanalysen unter Ganglienblockade mit Pendiomid (1,4 mg/kg) bei einem Normotoniker und die Reaktion der Kreislaufgrößen auf 1 mg/kg Norephedrin.

Elastizitätskoeffizient ging über den Vorwert hinaus. Das Schlagvolumen wurde maximal gedrosselt, so daß der Blutdruck systolisch noch nicht seine alte Höhe erreichte. Vielfach deutlicher zeigt sich diese Gefäßverengerung auf periphere Kreislaufmittel in der Abb. 43 bei einem Normotoniker, der, unter etwas höherer Dosis von Pendiomid stehend, mit gleicher Norephedrinmenge behandelt wurde. Der Anstieg der Gefäßwiderstände charakterisiert die Überempfindlichkeit des vasculären Systems auf periphere Reize nach der Ganglienblockade. Eine Potenzierung pressorischer Reaktionen bei direkter Einwirkung auf die glatte Muskulatur ist auch unter TEA berichtet worden [134, 465, 504, 463].

Zur Erklärung der potenzierenden Wirkung der Ganglienblockade auf sympathicomimetische Reize erscheint es nicht erforderlich, Einwirkungen auf Enzymsysteme oder besondere Sensibilisierungen anzunehmen [504]. Wir haben oben bei der Registrierung der Adrenalin- und Noradrenalinwirkung beobachten können, daß außer der direkten Wirksamkeit an der glatten Muskulatur eine ganze Reihe reflektorischer Kreislaufmechanismen ausgelöst werden. Die Blockierung dieser vas-

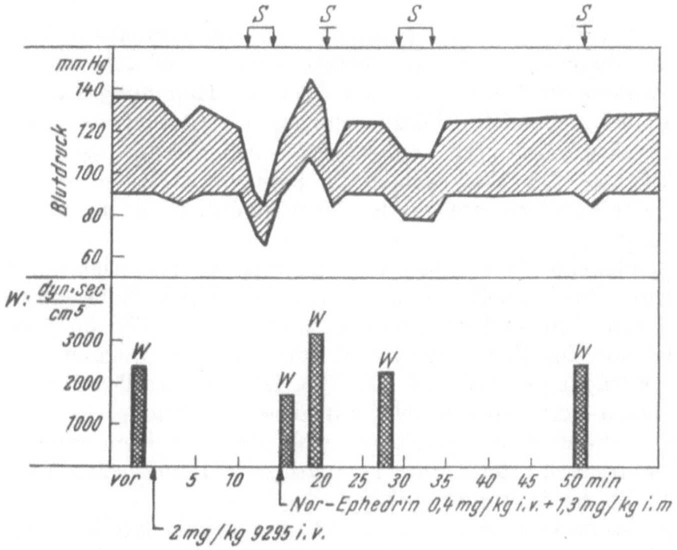

Abb. 44. Gefäßreaktion unter Norephedrin 0,4 mg/kg i. v. + 1,3 mg/kg i. m. nach vorheriger Ganglienblockade mit 2 mg/kg Pendiomid. Bei *S* Aufrichten aus der Horizontallage.

kulären Reflexe genügt völlig, um die potenzierende Wirkung der Ganglienblocker zu erklären. Hinzu kommt bei der Beurteilung der Veränderungen der Kreislauffaktoren, daß der absolute und relative Anstieg wegen des erniedrigten Ausgangswertes naturgemäß größer ist als ohne Blockade. Größe und Mechanismus der gesteigerten Wirksamkeit peripher angreifender Stoffe entsprechen etwa der Reaktion nach Zerstörung der Medulla und des Rückenmarks [453].

Bei orthostatischer Kollapsneigung nach ganglienblockierenden Substanzen können die peripher angreifenden Sympathicomimetica mit Erfolg therapeutisch angewandt werden, wenn man die überschießende Wirksamkeit in Rechnung stellt. Die Abb. 44 demonstriert die Blutdruck- und Widerstandsverhältnisse eines solchen Falles. Nach relativ großer Dosis von Pendiomid (2 mg/kg) war eine orthostatische Kollapsneigung aufgetreten mit systolischem Blutdruckabfall auf 80 mm Hg beim Aufrichten aus der Horizontallage (*S*). Durch eine individuell angepaßte intravenöse und intramuskuläre Applikation von Norephedrin wurde eine ausreichende Tonisierung der Peripherie erreicht, so daß es nicht mehr zu Kollapserscheinungen, aber auch nicht zu wesentlich überschießenden konstriktorischen Gefäßreaktionen kam. Eine solche Behandlungsmöglichkeit ist von prinzipieller Bedeutung für die klinische Anwendung ganglienblockierender Substanzen.

5. Die Hemmung parasympathischer Impulse.

Neben der Blockierung von Schaltstellen im sympathischen Nervensystem, die in erster Linie zu Reaktionen an Gefäßen und Kreislauf führt, bewirken die Ganglienblocker über die Hemmung parasympathischer Impulse erhebliche Veränderungen vorwiegend im Bereich des Intestinaltraktes. Dadurch ergeben sich auch therapeutisch sehr interessante Effekte. Die Wirksamkeit im parasympathischen System kann hier aber nur kurz erwähnt werden, weil sie außerhalb unserer Problemstellung liegt.

Ganglienblockierende Substanzen hemmen die Sekretion der Speicheldrüse. Eine Trockenheit im Munde ist als lästige Nebenwirkung von verschiedenen Untersuchern berichtet worden [425, 477, 357, 53]. Auch die Produktion des Magensaftes wird durch TEA herabgesetzt oder temporär unterdrückt [96, 116, 184, 477, 709, 428]. Kontrollen mit Pendiomid ergaben einen geringeren Effekt auf diese Funktionen [53, 357]. Die Beeinflussung der Säureproduktion geht über die Hemmung parasympathischer Impulse, denn eine sympathische Denervation des Magens verändert die Acidität nicht [532].

In gewissem Gegensatz zu einigen tierexperimentellen Ergebnissen [690, 396] vermindern oder blockieren die ganglionären Hemmungsstoffe die Kontraktion an der glatten Muskulatur im Bereich des Magens und Darms [313, 709, 117, 96, 150, 522, 53, 115]. Oesophagus und Cardia werden in ihrer Motilität offenbar nicht wesentlich beeinflußt [477]. TEA unterdrückt die rhythmische Kontraktion der intakten Blase bei der Katze und hemmt den Effekt einer präganglionären Reizung [551]. Am Menschen ist die wesentlich erhöhte Kapazität der Blase bekannt [478]. Die Schwierigkeiten der Entleerung von Blase und Darm nach längerer klinischer Anwendung von Ganglienblockern zählen zu den unerwünschten und lästigen Nebenerscheinungen [357, 619, 53].

IV. Zur therapeutischen Verwendung der Ganglienblocker.

Ganglienblockierende Substanzen können als Therapeutica bei den Erkrankungen zur Anwendung kommen, die mit Störungen autonomer Regulationen einhergehen und zu Überfunktionszuständen an der glatten Muskulatur und den Drüsen führen.

1. Hochdruck.

In der inneren Medizin interessiert an erster Stelle der therapeutische Effekt beim Hochdruck. Die experimentelle neurogene Hypertonie, durch akute oder chronische Ausschaltung der Pressoreceptoren erzeugt [120, 472], kann mit Ganglienblockade temporär verhindert oder unterdrückt werden [42, 463]. TEA und Pendiomid senken auch die Blutdrucksteigerung, die durch Nieren-Ischämie hervorgerufen wird [42, 472]. Da Druckschwankungen auf peripher angreifende Wirkstoffe durch Blockersubstanzen nicht beeinflußt werden [4, 465, 463, 504, 42], muß der reflektorische Vasomotorentonus auch bei der experimentellen renalen Hypertonie neben der Reninwirkung eine Bedeutung für die Blutdruckregulation haben. Die Hypothese *Reeds* [537], daß der experimentell renale Hochdruck zunächst rein humoral bewirkt sei, im chronischen Stadium aber auch neuroregulatorische Komponenten eine Rolle spielen sollen, findet keine Stütze in den Testuntersuchungen mit Ganglienblockern. Die renale Hypertonie des Tierversuches zeigt aber in ihrer Reaktion auf vegetativ aktive Stoffe gewisse Parallelen zum essentiellen Hochdruck des Menschen.

Im Rahmen der Kreislaufuntersuchungen haben wir bereits gezeigt, daß ganglienblockierende Substanzen bei erhöhtem Blutdruck wirksam sind. Aus der Abb. 44 geht hervor, daß bei gleicher Pendiomiddosis der Senkungseffekt auf den arteriellen Druck um so größer ist, je höher die Ausgangslage war. Das hängt offenbar mit der stärkeren Erregung nervös regulierender Faktoren bei der Hypertonie zusammen. Die Drucksenkung gelingt bei fast allen Hochdruckkranken. Beobachtungen über entsprechende Effekte bei labilen und fixierten essentiellen Hypertonien, malignen Hochdruckformen, chronischen Nephritiden und selbst bei Drucksteigerungen, die nach Sympathektomien noch zurückgeblieben sind, liegen im Schrifttum vor [53, 54, 55, 619, 412, 275, 65, 324, 398, 425, 426, 404, 658, 614, 199, 615, 616, 110, 193, 107].

Ganglienblocker hemmen auch den Blutdruck bei Toxikämien in der Schwangerschaft, jedoch nicht in dem Ausmaß und mit der Regelmäßigkeit wie zum Beispiel bei normalen Schwangeren [324, 100, 148]. Offenbar spielen hier peripher wirkende pressorische Stoffe eine wesentliche Rolle. Die humoral bedingten Blutdrucksteigerungen bei der akuten Nephritis und beim Phaeochromocytom sind naturgemäß auch durch höhere Dosen der Hemmungsstoffe nicht zu beeinflussen [357, 619, 425, 391, 605]. Beim Phaeochromocytom wird gelegentlich eine Potenzierung der Druckwirkung, wie im Experiment, ausgelöst.

Übereinstimmend wird von allen Untersuchern die temporäre Besserung klinischer Symptome während der Behandlung der Hypertonie angegeben. Kopfschmerzen, Schlaflosigkeit, Beklemmungen, Herzklopfen, Schwindelgefühl, Hitzewallungen, selbst Augenhintergrundsveränderungen und Drucksteigerungen im venösen System können zurückgehen. Die Wirkung hält jedoch nur relativ kurze Zeit an. Mit Inaktivierung und Ausscheidung der Blockersubstanzen stellen sich die ursprünglichen Verhältnisse wieder her. Die Wirkungsdauer für TEA beträgt aber bei intravenöser Injektion etwa 15 bis 25 Minuten, bei intramuskulärer Applikation ca. 2 bis 3 Stunden. Pendiomid und Methoniumsalze wirken etwa doppelte Zeit. Perorale Applikationen sind lediglich von den Methoniumverbindungen beschrieben [193, 614, 616]. Die Resultate einer solchen Behandlung waren bisher aber nicht ermutigend, weil mit der Ungleichheit der Resorption auch eine wirksame Dosierung in Frage gestellt wird.

Durch fortlaufende Nachinjektionen, die mehrfach am Tage durchgeführt werden müssen, kann mit geeigneten Dosen der Blutdruck über längere Zeit auf einem erniedrigten Niveau gehalten werden. *Smirk* und Mitarbeiter [614—619, 541, 542, 543] nutzen den oben beschriebenen orthostatischen Effekt für die Blutdrucksenkung aus. Die Injektionen erfolgen im Sitzen oder bei erhöhtem Oberkörper und herabhängenden Beinen. Soweit wie möglich wird der Blutdruck durch Nachinjektionen unter häufigen Kontrollen auf einem Spiegel unter 160 mm Hg gehalten. Die Ausnutzung des orthostatischen Effektes hat den Vorteil, daß die beabsichtigte Blutdrucksenkung schon mit partieller Blockade der Ganglien eintritt.

Die Gewöhnung an das Präparat nach wiederholten Injektionen erfordert mit der Zeit eine Steigerung der Einzeldosis. *Smirk* [618] hält es für möglich, durch fortgesetzte Behandlung unangenehme Erscheinungen weitgehend auszuschalten und zu einer Dosierung zu kommen, die wirksam ist, ohne Nebenreaktionen größeren Ausmaßes zu erzeugen. In dieser Art wäre dann eine Dauerbehandlung des Hochdruckes auch ambulant durchzuführen. Wie bei der Insulintherapie des Diabetikers soll die ,,Einstellung'' von Zeit zu Zeit klinisch erfolgen.

Was sind aber die Gefahren einer akuten Blutdrucksenkung bei einem Hypertoniker? Auf Grund der bisher vorliegenden Erfahrungen können diese in ihrer Gesamtheit noch nicht sicher definiert werden. Die orthostatische Hypotension, die als Dauerbehandlung für die Senkung des erhöhten Blutdruckes allein in Frage kommt, entsteht dadurch, daß mit Ganglienblockern vasculäre Reflexe zur Regulation des Blutdruckes unterdrückt werden. Man schafft damit artefiziell eine Blutdrucklabilität, die in hohem Maße von der Körperlage abhängig ist. Es gelingt nicht, den Blutdruck auf eine bestimmte Höhe herunterzudrücken und dann konstant zu halten. Selbst wenn ein Lagewechsel weitgehend ausgeschaltet ist, schwankt die Höhe des Blutdruckes ganz beträchtlich in zeitlicher Abhängigkeit von den einzelnen Injektionen, die ja immer nur partielle Blockaden hervorrufen sollen, deswegen nicht zu früh und nicht zu hoch dosiert werden dürfen. Die Abb. 45 zeigt als Beispiel eine Dauerbehandlung über etwa drei Wochen mit intravenösen und intramuskulären Applikationen bei einer essentiellen Hypertonie. Die Druckschwankungen kommen hier besonders deutlich zur Darstellung, obwohl ein Lagewechsel weitgehend vermieden wurde. Durch Änderung der Körperhaltung müßten mit den orthostatischen Bedingungen die Blutdruckwerte noch deutlicher variieren.

In den Druckschwankungen und den damit erheblich wechselnden

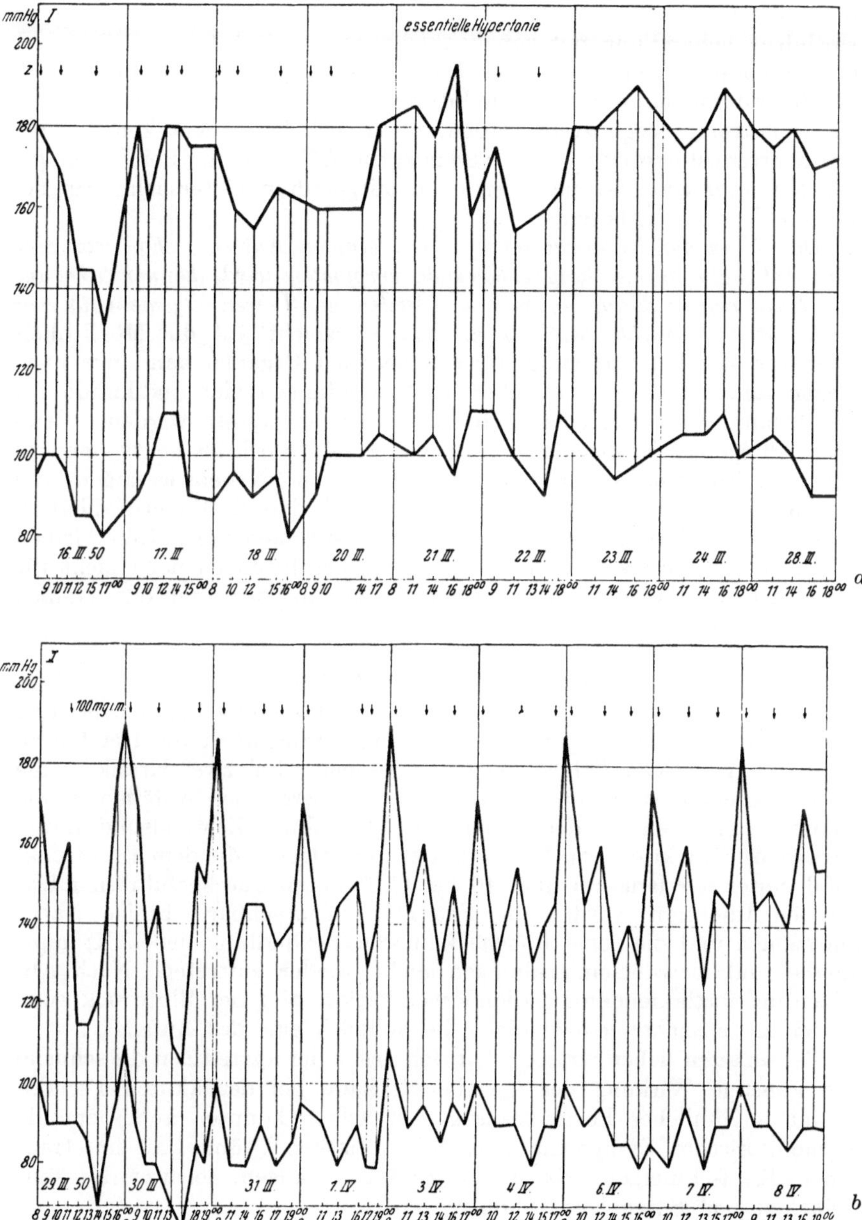

Abb. 45 a und b. Blutdrucksenkungen bei Dauerbehandlung mit Ganglienblockade durch i. v. und i. m. Applikation bei einem essentiellen Hypertoniker.

Gefäßbelastungen und Durchblutungsgrößen liegt die große Gefahr der Hochdruckbehandlung mit ganglienblockierenden Substanzen. Coronare und cerebrale Thrombosen oder Embolien können zum Beispiel durch die Veränderungen in den Durchblutungsgrößen und der Geschwindigkeit des Blutstromes begünstigt werden, zumal bei diesen Kranken vielfach schon arteriosklerotische Gefäßveränderungen bestehen. Bei Störungen der Nierenfunktion ist nach den oben mitgeteilten Untersuchungen besondere Vorsicht geboten!

Obwohl in der Hochdrucktherapie von einigen Autoren schon jetzt eine Dauerbehandlung mit Ganglienblockade empfohlen wird, können wir uns auf Grund eigener Erfahrungen in den letzten vier Jahren allgemein für eine solche Methode nicht entschließen. Mit Rücksicht auf die Möglichkeit einer vasculären Schädigung in verschiedenen Organen kann nur nach langen und sorgfältig kontrollierten Anwendungen eine Indikation für die Behandlung verschiedener Hochdruckformen gestellt werden. Wenn auch Erfolge zur Beobachtung kommen, so fehlt doch bis heute eine statistische Sicherung unter Berücksichtigung der Nebenwirkungen und Gefahren. *Turner* [658] kommt zu dem Schluß, daß die Dauermedikation vorerst nur auf schwere Fälle maligner Hypertonien beschränkt bleiben sollte, andere Untersucher halten die Blockersubstanzen noch nicht für wesentliche Therapeutica in der Dauerbehandlung des roten oder weißen Hochdrucks [93, 324, 605, 425, 357, 53].

2. Eklamptische Urämie.

Eine große Bedeutung hat die akute Drucksenkung dagegen bei den pseudourämischen Krampfzuständen erlangt. Wir haben vor drei Jahren die ersten günstigen Erfolge mitteilen können. Bei zwei Kranken, die in comatösem Zustand nach einer Serie von cerebralen Anfällen in die Klinik eingewiesen wurden, gelang es, das akute Zustandsbild durch intravenöse Injektion von Pendiomid zu beseitigen. Mit dem Blutdruckabfall unter der langsam über 10 bis 15 Minuten durchgeführten intravenösen Injektion wurden die Patienten ansprechbar. Einige Nachinjektionen und die sonst übliche klinische Behandlung ließen Krampfanfälle und Bewußtseinstrübungen nicht wieder auftreten. Nach Absetzen der fortlaufenden Pendiomidmedikation stieg der Blutdruck zwar wieder an, erreichte jedoch nicht die hohen Werte des Anfalles.

Bei weiteren sieben Kranken hat sich uns in der letzten Zeit die schnelle und günstige Wirkung der Ganglienblockade bei der akuten Pseudourämie in ähnlicher Form bestätigt. Mehrfach konnten außerdem die prämonitorischen Symptome einer eklamptischen Urämie mit unerträglichen Kopfschmerzen, Extra-Blutdrucksteigerungen, leichter Nackensteifigkeit und Somnolenz behoben werden.

In fünf Fällen aus unseren Beobachtungen zeigte dagegen die Blutdrucksenkung durch Ganglienblockade bei eklamptischen Anfällen keinen Erfolg. Bei diesen lag ein bereits lange bestehendes Hochdruckleiden vor, ehe es zu den Krampfzuständen gekommen war. Es bestanden bei allen Kranken neurologische Ausfälle, daneben zunehmend tiefe Bewußtlosigkeit, die schon klinisch eine Hirnblutung wahrscheinlich machten. Diese konnte auch autoptisch bestätigt werden. Bei solchen organischen Veränderungen muß naturgemäß eine Ganglienblockade von vornherein wirkungslos sein. Die Erfolge der Blutdrucksenkung bei den akuten eklamptischen Anfällen sind auch von anderen Untersuchern beschrieben worden [357, 570].

Nur vereinzelt wurden günstige Erfahrungen bei der Schwangerschafts-Eklampsie berichtet [24, 658], im allgemeinen reagiert dieses Krankheitsbild nur sehr gering auf ganglienblockierende Substanzen [157, 22, 23]. Die Hypothese einer humoral bzw. hormonal hypophysär oder auch renal bewirkten Hypertonie bei der Schwangerschafts-Eklampsie gewinnt durch die Beobachtungen mit ganglienblockierenden Substanzen an Wahrscheinlichkeit.

Als Ursache der Krampf-Urämie sind nach *Volhard* [667] die arteriellen Gefäßkontraktionen mit Ischämie und das Hirnödem als die beiden maßgeblichen Faktoren anzusehen. Untersuchungen *Bodechtels* [77] haben gezeigt, daß Erbleichungsherde, die man bei der eklamptischen Urämie in der Hirnrinde und zum Teil auch in den Stammganglien und im Kleinhirn findet, Ähnlichkeit mit dem Bilde einer angiospastischen Retinitis aufweisen. Für die Auslösung des akuten Anfalles legt *Volhard* das Hauptgewicht auf die Steigerung des Hirndruckes [668, 669]:

„Wir geben hier der mechanischen Theorie den Vorzug; dem eklamptischen Phänomen liegt wenigstens bei der akuten Nephritis ein extra- und intracelluläres Ödem des Gehirns zugrunde." Er betont aber andererseits auch immer die Bedeutung ischämischer Momente. Angiospasmus und Hirnödem beeinflussen sich offenbar wechselseitig. In diesem Circulus vitiosus spielen reflektorische Gefäßreaktionen eine wesentliche Rolle, die durch Blockersubstanzen unterbrochen werden können. Nur so ist die günstige Wirkung einer relativ kurzen Ganglienblockade mit Blutdrucksenkung zu erklären. Wenn *Volhard* schreibt, daß die der Krampf-Urämie zugrunde liegenden Gefäßkontraktionen allem Anschein nach mit der Niere direkt nichts zu tun hätten, so wird diese Ansicht bestätigt durch die Ergebnisse der Ganglienblockade bei solchen eklamptischen Krampfzuständen.

3. Hirndruck und Hirnödem.

Nach den Untersuchungen von *Sack* und *Handrick* [570] geht der erhöhte intracerebrale Druck bei pseudourämischen Zuständen unter Ganglienblockade prompt zurück, wobei der Abfall des Liquordruckes der Blutdrucksenkung etwas nachhinkt. Auch Drucksteigerungen anderer Genese, zum Beispiel bei Tumoren oder Traumen, sind zu beeinflussen. Bei 16 Kranken, die Symptome einer intracraniellen Drucksteigerung boten, haben wir die günstige Wirkung einer über Tage fortgesetzten Ganglienblockade mit Pendiomid beobachten können. Es handelt sich dabei vorwiegend um Hirntumoren, dreimal um Subarachnoidealblutungen. Mehrere schwere, schon länger bestehende Druckerscheinungen bei großen Gliomen oder Carcinom-Metastasen zeigten keine deutliche Besserung, obwohl auch in diesen Fällen die reflektorische Vagusbradycardie, der sogenannte Druckpuls, nach Blockade der cholinergischen Synapsen prompt beseitigt wurde. *Sack* [570] hat die günstige Wirkung von Pendiomid bei 24 Hirnschwellungszuständen nach Schädeltraumen mit Commotio cerebri beschrieben und eindrucksvolle Dauererfolge dargestellt. Hirnödeme nach operativen Eingriffen können heute durch Ganglienblockade besser beherrscht werden [416, 384, 257, 258].

Es liegt nahe, für die Senkung des intracerebralen Druckes hämodynamische Veränderungen verantwortlich zu machen. Sicherlich kommt dem mechanischen Faktor der Senkung des arteriellen Druckes und der Normalisierung eines erhöhten Venendruckes eine Bedeutung zu. Blutdruckerhöhung begünstigt nach experimentellen Untersuchungen die Entstehung eines akuten Hirnödems bei vorher gesetzter Schädigung [167].

Die Veränderungen am Gesamtkreislauf erklären aber nicht allein den günstigen Effekt der Ganglienblockade. Es hat sich bei unseren Untersuchungen ergeben, daß eine direkte Abhängigkeit zwischen Blutdruck und Hirndruck nicht besteht. Besonders eindrucksvoll ist dieser Befund mit den Kipptisch-Versuchen reproduzierbar [55]. *Sack* stellt ausdrücklich fest, daß Pendiomid bei Liquordrucksteigerungen infolge von Tumoren oder Traumen ein Absinken des Druckes bewirkt, auch wenn der nicht erhöhte Blutdruck praktisch unverändert bleibt [570]. Die therapeutische Beeinflussung des Hirnödems durch Stellatumblockaden ohne Einwirkung auf den arteriellen Blutdruck sind bekannt [154]. Es müssen lokale, wohl auch über das Gefäßsystem wirkende Faktoren eine wesentliche Rolle spielen.

Wir haben deswegen die cerebralen Zirkulationsverhältnisse bei einer Reihe von Kranken mit Hirnödemen und Hirndruckerscheinungen zu analysieren versucht. Bestimmt wurden bei diesen Untersuchungen der Sauerstoff- und Kohlendioxydgehalt des arteriellen und venösen Hirnblutes in Vol.%, der arterielle und venöse Mitteldruck in mm Hg, die Größe der Hirndurchblutung in cm³/100 g Gewebe·Minute, die Sauerstoffaufnahme in cm³/100 g Gewebe·Minute und als Maß für den Gefäßwiderstand der Druckverlust in mm Hg, der sich bei der Durchströmung von 100 g Gewebe/Minute ergibt [52].

Es zeigen sich signifikante Veränderungen der lokalen Kreislaufverhältnisse bei gesteigertem Hirndruck im Vergleich zu den Normalwerten (Tab. 29). Besonders eindrucksvoll ist die Herabsetzung der Hirndurchblutung, die etwa den klinischen Symptomen parallel geht. Im Mittel liegt die Durchströmungsgröße in den hier aufgezeigten 18 Fällen um 35% niedriger als bei gesunden Probanden. Trotz regelrechter Druckverhältnisse im arteriellen und venösen Kreislauf sind die cerebralen Gefäßwiderstände durchschnittlich um die Hälfte erhöht. In schweren Fällen, die mit Trübung des Bewußtseins und Somnolenz einhergehen (Tab. 29 DD), besteht als Folge der Mangeldurchblutung eine verminderte Sauerstoffversorgung des Gewebes. Dagegen wird bei beginnendem Hirndruck zunächst die Einschränkung der Zirkulationsgröße durch vermehrte Sauerstoffausschöpfung des arteriellen Blutes kompensiert. Die vergrößerte arteriovenöse Sauerstoffdifferenz des Hirnblutes bei fast allen Kranken der Tab. 29 demonstriert diesen Kompensationsmechanismus.

Die Blockierung vegetativer Schaltstellen führt bereits im akuten Versuch zu einer Umstellung der lokalen Kreislaufverhältnisse beim Hirn-

Tabelle 29. *Hirnkreislaufgrößen bei gesteigertem Hirndruck (Hirnödem) im Vergleich zu den mittleren Normalwerten.*
(DD = Kranke mit Bewußtseinsstörung.)

Nr.	Arteriovenöse O_2-Differenz Vol. $^0/_0$	Mitteldruck mm Hg		Hirndurchblutung cm³/100 g · min	Sauerstoffaufnahme cm³ O_2/ 100 g · min	Cerebraler Widerstand mm Hg/ cm³/100 g · min	
		arteriell	venös				
1	9,1	102	—	33,0	3,0	3,1	
2	9,1	—	—	30,7	2,8	—	
3	6,9	107	—	37,0	2,6	2,9	
4	11,4	85	—	39,2	4,5	2,2	
5	6,9	112	9,5	37,9	2,6	2,7	
6	5,3	95	—	30,3	1,6	3,2	DD
7	5,8	80	—	35,0	2,0	2,2	
8	9,2	80	—	42,6	3,9	1,9	
9	11,7	87	—	36,0	4,2	2,3	
10	11,1	95	—	33,5	3,7	2,8	
11	5,7	95	—	40,0	2,3	2,3	DD
12	5,7	80	—	33,1	1,9	2,4	DD
13	6,2	76	10	30,6	1,9	2,2	DD
14	—	108	—	30,0	—	3,6	DD
15	8,4	108	4	39,0	3,3	2,7	DD
16	8,7	104	4	37,0	3,2	2,7	DD
17	9,7	96	8	30,4	2,2	2,9	DD
18	8,7	112	5	38,2	3,5	2,8	
Mittelwert:	8,2	95,4	—	35,1	2,9	2,6	
$(m) \pm$	2,4	13,2	—	4,1	0,8	0,44	
$(M) \pm$	0,6	3,3	—	1,0	0,2	0,1	
Mittelwerte: (30 Normale)	6,4	95	9,4	58,3	3,7	1,5	
$(m) \pm$	(0,80)	(11,6)	(3,7)	(6,6)	(0,41)	(0,28)	

ödem (Tab. 30), signifikant ist die Senkung der cerebralen Gefäßwiderstände auf nahezu regelrechte Werte. Trotz des Abfalls des arteriellen Mitteldruckes kommt es deswegen nicht zu einer Verringerung der Durchblutungsgröße, sondern diese zeigt in vielen Fällen eine ansteigende Tendenz. *Mit Verminderung des Druckes und der Gefäßresistenz durch Ausschaltung vasokonstriktorischer Mechanismen scheinen lokal die zir-*

kulatorischen Bedingungen geschaffen, die wenigstens bei akuten Störungen zur Beseitigung des Hirndrucks und Ödems führen können.

Tabelle 30. *Hirnkreislaufgrößen beim Hirndruck vor und nach intravenöser Injektion von 0,8 bis 1,5 mg/kg Pendiomid.*

Nr.	Mitteldruck arteriell mm Hg		Mitteldruck venös mm Hg		Hirndurchblutung cm³/100 g·min		Cerebraler Widerstand mmHg/cm³/100 g·min		O₂-Aufnahme cm³ O₂/100 g·min		
	vor	nach	vor	nach	vor	nach	vor	nach	vor	nach	
1	100	90	4	2	35,6	46,5	2,7	1,9	—	—	
2	80	68	2	1	42,6	39,0	1,9	1,7	3,9	3,2	
3	87	77	3	2	36,0	38,2	2,3	1,9	—	—	
4	95	82	1	3	33,5	35,1	2,8	2,2	3,7	2,3	
5	95	80	3	1	40,0	43,1	2,3	1,8	2,3	2,7	DD
6	108	82	10	1	30,0	34,3	3,6	2,4	1,5	2,3	DD
7	204	102	18	6	32,4	35,2	5,8	2,7	2,3	4,2	
8	108	80	4	2	39,0	35,0	2,7	2,2	3,2	2,9	DD
9	104	80	4	2	37,0	30,2	2,7	2,5	3,2	3,0	DD
10	96	82	8	4	30,0	50,2	2,9	1,6	2,2	2,9	DD
Mittelwert:	107,7	82,3	5,7	2,4	35,7	38,7	3,0	2,1	2,6	2,9	
$(m) \pm$	36,4	8,8	5,1	1,9	4,2	6,3	1,1	0,4	0,95	0,63	
$(M) \pm$	11,5	2,8	1,6	0,6	1,3	2,0	0,35	0,13	0,31	0,2	
$\dfrac{D}{\varepsilon (D)}$	2,2		2,0		1,2		2,5		0,7		

4. Augeninnendruck und Glaukom.

Auch der intraoculäre Druck ist durch Ganglienblocker zu beeinflussen. Wie beim Blutdruck reagiert der erhöhte Augeninnendruck schneller und ausgiebiger als der normale (Abb. 46 und 47). Dabei ist die absolute Höhe des Augendruckes unabhängig vom Blutdruck. Beim Hypertoniker besteht normalerweise keine Steigerung des intraoculären Druckes, andererseits gibt es bei Normo- und Hypotonikern auch Glaukome (Abb. 47).

Untersuchungen gemeinsam mit *Pau* [55] über die Beeinflussung des normalen und erhöhten Augeninnendruckes haben ergeben, daß eine strenge Abhängigkeit des Augendruckes auch vom Netzhautarteriendruck nicht besteht. Wenn nämlich unter ganglienblockierender Medikation der Netzhautarteriendruck bei Lagewechsel den hydrostatischen Einflüssen folgt, bleibt trotz der erheblichen vasculären Druckschwankungen der intraoculäre Druck erniedrigt und steigt erst nach Abklingen der

Blockade wieder an. Offenbar spielt bei der Drucksenkung im Bulbus, abgesehen von der Blutdruckwirkung, die Blockade der sympathischen Erregungsübertragung für Permeabilität und sekretorische Funktionen auch sonst eine Rolle.

Für die Glaukomtherapie ergeben sich daraus neue Möglichkeiten, die *Pau* [511] ausführlicher mitgeteilt hat. Mit der Senkung des erhöhten Augeninnendruckes geht auch das Hornhautödem zurück. Die Anwendung der Ganglienblockade gestattet dadurch einen Einblick in das Auge und erlaubt die so wichtige Differentialdiagnose des Glaukoms.

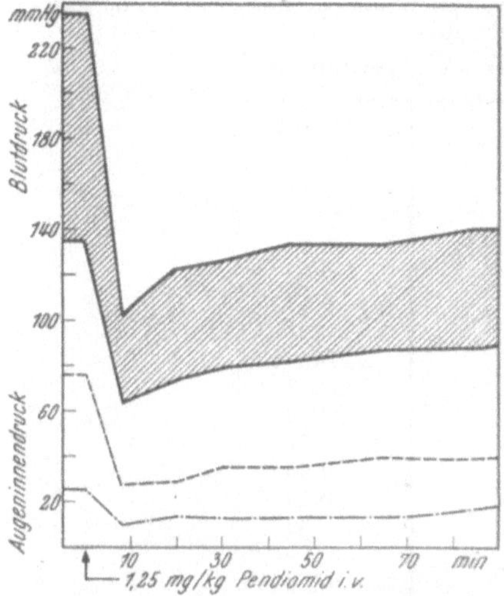

Abb. 46. Senkung von Blutdruck (ausgezogen) und Augeninnendruck (rechts gestrichelt, links strichpunktiert) durch 1,25 mg/kg Pendiomid i. v. bei einem Glaukompatienten. Rechtsseitig absolutes Glaukom nach Thrombose der Zentralvene, links Glaucoma simplex. Druckmessung in Horizontallage.

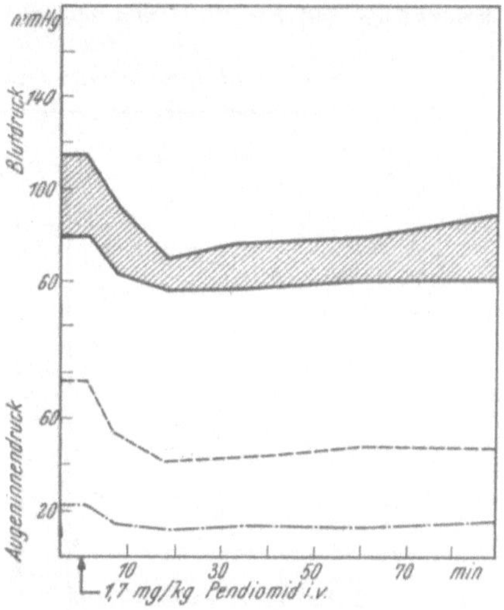

Abb. 47. Senkung von Blutdruck (ausgezogen) und Augeninnendruck (links gestrichelt, rechts strichpunktiert) durch 1,7 mg/kg Pendiomid i. v. bei einem Glaukompatienten. Glaukomanfall links, rechts o. B. Druckmessung in Horizontallage.

Außerdem läßt sich mit Pendiomid der Augendruck so weit senken, daß ein operativer Eingriff ohne besondere Gefahr möglich ist. *Eine rein konservative Behandlung von Glaukomanfällen mit Ganglienblockern gelang bisher nicht* [55], selbst wenn der Augendruck über längere Zeit durch wiederholte Injektionen niedrig gehalten wurde.

5. Lungenödem.

Am experimentellen Lungenödem nach Vagotomie bei Nagetieren haben *Plester* und *Rummel* [517] wahrscheinlich gemacht, daß die Ödementstehung eine Folge der Durchlässigkeitssteigerung der Gefäße durch Überwiegen des Sympathicus ist, die mit Sympathicolyticis behoben werden kann. Hämodynamische Einflüsse spielen dabei keine wesentliche Rolle [408]. Wenn die Folgerungen aus diesen Untersuchungen zu Recht bestehen, müßte auch mit Ganglienblockern wie durch Sympathicolytica die Entstehung des Lungenödems temporär verhindert werden können. Es geht um die prinzipielle Frage über den Einfluß des vegetativen Nervensystems und insbesondere des Sympathicus auf die Entstehung und Verhinderung eines Ödems.

Tabelle 31. *Das spezifische Gewicht der Lungen von Meerschweinchen (300 bis 400 g schwer) als Test für die Hemmung des experimentellen Lungenödems nach Vagotomie durch Ganglienblockade.*
(Kontrolle mit statistischer Fehlerrechnung.)

	Kontrolltiere ohne Vagotomie	Vagotomierte Tiere	Mit Pendiomid vorbehandelte Tiere
	0,52	0,74	0,75
	0,64	0,73	0,62
	0,51	1,14	0,67
	0,61	1,06	0,61
	0,40	0,85	0,60
	0,71	0,73	0,76
	0,58	0,90	0,76
	0,63	0,85	0,71
	0,66	0,90	0,50
	0,59	0,70	0,76
		0,75	0,59
			0,76
			0,52
Mittelwert:	0,58	0,85	0,66
$(m) \pm$	0,088	0,143	0,10
$(M) \pm$	0,028	0,043	0,028
$\dfrac{D}{\varepsilon(D)}$		5,5	3,7

Wir haben deshalb an 300 bis 400 g schweren Meerschweinchen durch beidseitige Vagotomie in leichter Äthernarkose ein Lungenödem erzeugt und die Wirkung von Pendiomid beobachtet. Die Untersuchungen werden an anderer Stelle ausführlich dargestellt [57]. Unbehandelt führt das Lungenödem im allgemeinen nach drei bis fünf Stunden zum Tode. In unserer Versuchsanordnung wurden die Tiere drei Stunden nach der Vagotomie durch Dekapitation getötet.

Im Lungenbefund ergab sich schon makroskopisch ein ganz charakteristischer Unterschied. Unbehandelte Tiere wiesen neben subpleuralen Blutungen großflächige braunrötliche Verfärbungen und Infiltrationen

·fast aller Lungenanteile auf, nur die Randpartien hatten normale Farbe und Konsistenz. Durch subkutane Injektionen von 10 mg/kg Pendiomid, ½ Stunde vor und 1 Stunde nach Vagotomie, wurden diese Veränderungen weitgehend verhindert bis auf hirsekorngroße Infiltrate und subpleurale Blutpunkte, die im allgemeinen paravertebral, gelegentlich aber über die ganze Lunge verstreut lagen. Die Tiere zeigten keine Zeichen einer beginnenden Erstickung.

Messungen des spezifischen Gewichtes der Lungen bei einer Untersuchungsreihe sind in der Tab. 31 aufgezeichnet.

Es ergibt sich ein statistisch gesicherter Unterschied zwischen den vagotomierten Tieren ohne und mit Behandlung, der dem Unterschied zwischen den Kontrolltieren und den vagotomierten entspricht. Dagegen zeigen die Reihen der Kontrollen und der behandelten vagotomierten Tiere keine signifikante Differenz. *Es läßt sich also auch durch Ganglienblockade das experimentelle Lungenödem nach Vagotomie beeinflussen.*

Bis heute liegen noch keine Beobachtungen vor, ob die tierexperimentellen Erfahrungen klinisch auszuwerten sind. Die Entstehung des Ödems ist auf besondere Versuchsbedingungen zurückzuführen. Bemerkenswert erscheinen in diesem Zusammenhang aber die Befunde *Weißbeckers* [677], der bei 500 Autopsien von cerebralen Affektionen in mehr als zwei Dritteln der Fälle ein erhöhtes Lungengewicht durch Blutungen und Ödem feststellen konnte, vielleicht zeichnet sich hier eine Indikation ab.

6. Hypotension contrôlée.

Die Blutdrucksenkung bei der Ganglienblockade ist in den letzten Jahren mit Erfolg auch in der Chirurgie zur Verminderung des operativen Blutverlustes angewandt worden. Mit hoher Spinalanaesthesie hatten *Griffith* und *Gillies* [237] bereits 1948 den arteriellen Druck während der Operation gesenkt und fanden noch bei 60 mm Hg unter Vasodilatation eine ausreichende Zirkulationsgröße und Sauerstoffversorgung des Gewebes. Ganglienblockierende Substanzen kamen für diese Drucksenkung erstmals 1950 zur Anwendung [146, 169].

Dieses Vorgehen erscheint zunächst verwunderlich, da bisher ein Blutdruckabfall intra operationem als Zeichen des drohenden Operationsschocks peinlich vermieden wurde. Die Blutdrucksenkung mit Spinalanaesthesie oder Ganglienblockade hat aber mit Schocksymptomen nichts zu tun. Im Gegenteil, sie verhindert durch Ausschaltung der Vasokonstriktion solche Reaktionen, die bekanntlich mit der sogenannten Zentralisation des Kreislaufes [155] einhergehen. Zur Erzielung eines genügend großen und kontrollierbaren Blutdruckabfalles wird die Ganglienblockade mit dem hydrostatischen Effekt der Lagerung kombiniert, den wir oben bereits ausführlich beschrieben haben. So ist es möglich, je nach der Körperstellung in bestimmten Gefäßprovinzen maximale Drucksenkungen zu erzielen und diese mit Variation der Lagerung innerhalb kürzester Frist wieder auszugleichen. Die Abb. 38 und 39 demonstrieren den Einfluß der Lagerung am Beispiel des Netzhautarteriendruckes.

Der Nutzen dieses Verfahrens zeigt sich besonders bei hirnchirurgischen Eingriffen, gefäßreichen Tumoren, Aneurysmen und Angiomen [384, 255, 256, 612, 257, 258], die heute mit wesentlich günstigerer Prognose operiert werden können. Bei blutreichen Strumen wird das Operationsgebiet während der Hypotension „nahezu bluttrocken" gefunden und erlaubt eine saubere Präparation [355, 169]. Die Eingriffe verlaufen aber am Thorax [406] und im Abdomen [706] schneller und technisch einfacher, da leichter zu präparieren ist. *Brunshwig* [99] erklärte auf Grund eigener

Tabelle 32. *Hypotension contrôlée. Der Einfluß der Ganglienblockade auf die intakte cerebrale Zirkulation. Arterielle Drucksenkung über 40% des Ausgangswertes.*

Nr.	Mitteldruck arteriell mm Hg		Mitteldruck venös mm Hg		Hirndurchblutung cm³/100 g·min		Cerebraler Widerstand mm Hg/cm³/ 100 g·min	
	vor	nach	vor	nach	vor	nach	vor	nach
1	140	67	2	2	47,6	47,2	2,9	1,4
2	118	59	3	2	54,4	42,4	2,1	1,3
3	122	62	10	3	62,4	41,6	1,8	1,4
4	80	50	15	8	48,4	45,6	1,3	0,9
5	106	70	4	2	55,0	47,2	1,9	1,4
6	86	52	8	4	67,1	51,2	1,2	0,9
Mittelwert:	109	60	8	3,5	55,8	46,0	1,9	1,2
$(m) \pm$	22,8	7,3	—	—	7,6	3,6	0,6	0,3
$(M) \pm$	9,3	3,0	—	—	3,1	1,5	0,25	0,1
$\dfrac{D}{\varepsilon(D)}$	5,1		—		2,8		2,6	

Erfahrungen kürzlich, daß die steuerbare Hypotension einen wesentlichen Fortschritt zur Verfeinerung der operativen Technik darstelle.

Nach den im Schrifttum vorliegenden Mitteilungen wurde das Verfahren bei einigen 100 Operationen mit Erfolg angewandt, ohne daß sich irgendwelche Schäden einstellten. Nur einmal ist ein Todesfall zwei Tage nach dem Eingriff berichtet worden [169], der offensichtlich nicht der Hypotension als solcher zur Last gelegt werden kann. Als wesentlichste Gefahr droht eine ungenügende Durchblutung lebenswichtiger Organe, vor allem des Gehirns.

Wir haben deshalb mit der Stickoxydulmethode vor und während einer experimentellen Hypotension die Hirndurchblutung bestimmt, dabei fortlaufend intraarteriell den Blutdruck gemessen und die cerebralen Gefäßwiderstände registriert [58]. Die Untersuchungen wurden in Horizontallage ohne Ausnutzung orthostatischer Effekte durchgeführt.

Als Blockersubstanz diente Pendiomid, das intravenös in einer Dosierung von 1 bis 3 mg/kg gegeben wurde.

Die Tab. 32 demonstriert im ersten Teil Meßergebnisse bei Blutdrucksenkungen, die 40% des Ausgangswertes überschreiten. Bei normaler Durchblutung des Hirngewebes (vergleiche Mittelwerte von Gesunden aus Tab. 29) sinkt auch das cerebrale Blutvolumen, jedoch nicht in dem Ausmaß, wie man nach dem Abfall des arteriellen Mitteldruckes erwarten könnte. Wir haben bisher bei der experimentellen Hypotension niemals eine Verminderung der vorher normalen Hirndurchblutung unter 40 cm³ pro 100 g Gewebe in der Minute gemessen, das heißt, die Durchblutungsgröße sinkt nur um etwa 20% unter den normalen Wert, selbst wenn der Blutdruck mehr als 50% abfällt. Diese relativ geringe Drosselung der Hirndurchblutung kann nur auf die Unterbrechung vasokonstriktorischer Impulse an den Hirngefäßen durch die Blockade zurückgeführt werden. Die cerebralen Gefäßwiderstände fallen ab. Damit erklärt sich auch, daß bei unseren Probanden in der Hypotension wohl eine Blässe der Haut, gelegentlich auch Schwäche und Schwindelgefühl bestanden, in keinem Falle aber ausgeprägte Kollapssymptome mit Bewußtlosigkeit. Diese wurden durch zusätzliches Aufrichten aus der Horizontalen jedoch hervorgerufen.

Von allen Untersuchern, die sich mit der Anwendung der Hypotension beschäftigt haben, wird auf die gute Verträglichkeit dieser Methode hingewiesen, gleichzeitig aber immer die Möglichkeit einer ungenügenden Durchblutung des Gehirns ventiliert. Die hier skizzierten Meßergebnisse bringen die Erklärung für die klinischen Beobachtungen. *Eine Mitteldrucksenkung von normalen oder leicht erhöhten Ausgangswerten auf 50 bis 70 mm Hg löst bei intaktem Kreislauf und Gefäßen noch keine Mangeldurchblutung der Hirnsubstanz aus.* Die geringere Blutungsneigung in der Hypotensionsphase ist im wesentlichen auf den arteriellen Druckabfall und nur zu einem geringen Anteil auf die Minderung des Blutvolumens zurückzuführen.

Bei Erkrankungen, die schon mit einer Reduzierung der Hirndurchblutung einhergehen, haben wir die extreme Drucksenkung nicht gewagt, weil dann eher die kritische Schwelle des Durchblutungsminimums überschritten werden kann. *Veränderungen an den cerebralen Gefäßen, Störungen des Allgemeinkreislaufes und cardiale Insuffizienzen bedeuten deswegen eine Kontraindikation gegen die Anwendung der medikamentösen Hypotension* (vgl. Tab. 33, Nr. 6). Werden ganglienblockierende Substanzen aber so dosiert, daß der Druckabfall im Carotisgebiet nicht oder nur geringfügig in Erscheinung tritt, so sind bei cerebralen Durchblutungsstörungen wie bei Normalen auch Steigerungen der Zirkulationsgrößen zu beobachten (Tab. 33).

Durch Ausschaltung reflektorischer Regulationsmechanismen vergrößert die Ganglienblockade die depressorische Wirkung eines Blutverlustes. Es kommt aber nicht zur Schockreaktion mit Vasokonstriktion. Experimentelle Untersuchungen von *Glasser* und *Paget* [217] haben gezeigt, daß Ganglienblocker die irreversible Schockreaktion nach Blutverlust an Hunden vermindern, weil durch die Hemmung der angiospastischen Reaktionen trotz des erniedrigten Druckes eine relativ große Zirkulation aufrechterhalten werden kann. Kleine Blutverluste bilden daher keine Gegenindikation für die experimentelle Hypotension, wie gelegentlich herausgestellt wurde [170, 604].

Die Gefahren der Hypotension bei operativen Eingriffen sind bei sorgfältiger Indikationsstellung gering, wenn eine exakte technische Durchführung und Überwachung garantiert ist. Wichtig erscheint, daß Druck-

Tabelle 33. *Hirnkreislaufgrößen vor und nach Ganglienblockade mit Pendiomid bei nur geringem Blutdruckabfall. Nr. 1—6 Mangeldurchblutung bei cerebralen Gefäßaffektionen, Nr. 7—10 normale Durchblutung.*

Nr.	Mitteldruck arteriell mm Hg		Mitteldruck venös mm Hg		Hirndurchblutung cm³/100 g·min		Cerebraler Widerstand mm Hg/cm³/ 100 g·min	
	vor	nach	vor	nach	vor	nach	vor	nach
1	92	83	8	6	41,7	40,7	2,0	1,9
2	90	64	7	3	34,0	41,0	2,4	1,5
3	102	82	8	2	41,0	40,0	2,3	2,0
4	116	92	6	8	40,5	31,3	2,7	2,7
5	76	80	4	4	35,2	42,5	2,0	1,8
6	122	78	1	1	32,4	26,2	3,7	2,9
Mittelwert:	100	80	5,7	4	37,5	37,0	2,5	2,1
7	110	97	3	4	50,6	55,8	2,1	1,7
8	74	80	4	4	58,3	72,4	1,2	1,0
9	80	78	6	5	57,0	67,0	1,3	1,1
10	96	83	16	12	57,2	57,5	1,4	1,2
Mittelwert:	90	85	7,2	6,2	55,7	63,0	1,5	1,3

senkungen unter 60 mm Hg, die zum Beispiel durch Nichtbeachtung der Lagerung beim Transport auftreten, unter allen Umständen vermieden werden. Nachblutungen, die man erwarten könnte, haben sich bisher nicht vermehrt gezeigt. Postoperative Schwellungen und Ödeme sind wesentlich geringer als ohne Anwendung der Ganglienblocker. Die Gefahr einer vermehrten Thrombose und Embolie als Folge der veränderten Blutströmung kann auf Grund der bisher publizierten Beobachtungen noch nicht sicher abgegrenzt werden. Offenbar ist sie aber nicht sehr groß.

7. Periphere Gefäßerkrankungen und Gefäßembolien.

Die Unterbrechung vasokonstriktorischer Bahnen durch die Ganglienblocker hat naturgemäß zur therapeutischen Anwendung dieser Substanzen bei peripheren Durchblutungsstörungen geführt. Während zahlreiche Autoren über günstige Wirkungen berichten [26, 94, 114, 130, 131, 164, 185, 191, 312, 398, 425, 445, 459, 357, 565], lehnen andere eine Bedeutung der Präparate als Therapeutica bei peripheren Zirkulationsstörungen ab [91, 147, 182, 512, 513, 533, 288].

Wir haben in unseren Untersuchungen recht unterschiedliche Ergebnisse bei Behandlung von Durchblutungsstörungen gefunden, die etwa den Befunden der akuten Versuche entsprachen. Eine positive Reaktion kommt nur bei neurogenen Angiospasmen zustande. Stärkere Senkung des Blutdrucks unter der Medikation schränkt oftmals eine Mehrdurchblutung des betroffenen Gefäßgebietes ein. Die Ganglienblocker sind deswegen sicherlich weniger wirksam als lokale Sympathicusausschaltungen, zum Beispiel mit Stellatumblockade oder Grenzstranganaesthesie.

Im allgemeinen kann somit die Ganglienblockade nicht als brauchbare Therapie bei chronischen Durchblutungsstörungen gelten, da die Wirkungsdauer nur kurz ist und durch Hemmung aller cholinergischen Synapsen zahlreiche unerwünschte Reaktionen auftreten, die eine längere Behandlung unmöglich machen. Dagegen zeigt sich bei akuten Erscheinungen der große Wert einer pharmakologischen Beeinflussung reflektorisch-angiospastischer Gefäßreaktionen.

Als Musterbeispiel kann die Lungenembolie gelten. Hier spielen autonome Reflexmechanismen neben der mechanischen Verlegung der Strombahn eine wesentliche Rolle für das klinische Erscheinungsbild. Durch Ganglienblockade wird tierexperimentell [45] und klinisch [595, 343] das akute Zustandsbild schlagartig gebessert. *Hill, Hammer* und *Saltzstein* [308, 309] konnten mit wiederholten Injektionen von TEA die Funktion der hinteren Extremitäten von Hunden nach Ligatur der Aorta erhalten. *Cooper* et al. [133] bestätigten diese Ergebnisse. Für die Klinik ergibt sich daraus eine therapeutische Möglichkeit bei embolischen Prozessen oder traumatischer Einwirkung, die eine Unterbindung großer Gefäße notwendig machen. Über günstige therapeutische Resultate bei solchen Affektionen hat *Hammer* [264] bereits berichtet.

8. Angina pectoris.

Pectanginöse Beschwerden können in vielen Fällen für mehrere Stunden durch ganglienblockierende Mittel beseitigt werden, insbesondere mit kleinen Dosen, die noch keine wesentliche Senkung des arteriellen Druckes verursachen [126, 134, 606, 642]. *Atkinson* [25] erreichte bei Dauerbehandlung mit TEA selbst bei schweren Erkrankungen eine signifikante Verminderung der Anfälle und Besserung der Belastungstoleranz der Patienten. In seinem Dosierungsschema werden Puls- und Blutdruckveränderungen möglichst klein gehalten; post injektionem müssen die Kranken Bettruhe einhalten, bis keinerlei Zeichen einer orthostatischen Hypotonie mehr auftreten. Besserung des elektrocardiographischen Befundes wird auch von *Christly* und Mitarbeitern [126] berichtet, jedoch erscheint eine sichere Beurteilung dieser Veränderungen aus der geringen Anzahl der untersuchten Fälle nicht möglich. *Hoobler* und

Lyons [324] haben berechtigte Bedenken gegen die Behandlung organischer Coronargefäßerkrankungen mit Blockersubstanzen erhoben, weil Veränderungen von Blutdruck, Puls und Zirkulationsgeschwindigkeit die Gefahren einer Thrombose oder Embolie in sich tragen. *Lindgreen* und *Frisk* [410] berichteten über einen Myocard-Infarkt nach Anwendung von TEA bei einem Patienten, der an einer Coronarsklerose litt.

Es ist bisher nicht geklärt, über welchen Mechanismus die Beseitigung anginöser Schmerzattacken durch Ganglienblocker zustande kommt. Eine Durchblutungssteigerung kann nicht sicher verantwortlich gemacht werden, weil die Kranzgefäßdurchblutung weitgehend abhängig vom Systemblutdruck ist. Unter TEA verursacht ein geringer arterieller Druckabfall keine Veränderung des Coronarvolumens [402], bei größerer Senkung verlaufen die beiden Größen parallel [159]. Vielleicht spielt aber im Anfall die Beseitigung angiospastischer Gefäßreaktionen eine Rolle, die naturgemäß unter experimentellen Bedingungen nicht vorliegen. Die Beeinflussung anderer visceraler Schmerzzustände durch Ganglienblockade läßt aber auch an eine Hemmung der Erregungsleitung im afferenten Schenkel denken.

9. Vegetative Schmerzzustände.

Über die Grundlagen der Schmerzbekämpfung durch operative Ausschaltung des Sympathicus hat kürzlich *Voßschulte* ausführlich berichtet [671]. Diese chirurgische Therapie bedarf einer Ergänzung. Für die Erkrankungsfälle, in denen es genügt, durch temporäre Ausschaltung des Sympathicus eine Beseitigung des Reizes und damit des Schmerzsyndroms zu erreichen, hat sich die Ganglienblockade ausgezeichnet bewährt. Sie kann auch dann durchgeführt werden, wenn für operative Ausschaltung oder Blockade mit Novocain allzu große technische Schwierigkeiten bestehen. In ihrer Wirksamkeit entspricht die Ganglienblockade etwa den genannten Eingriffen.

Eine exakte Analyse des Wirkungsmechanismus stößt auf erhebliche Schwierigkeiten, die in der subjektiven Komponente der Schmerzempfindung begründet liegt. *Bodechtel* [78] hat in seinem Referat auf dem Deutschen Chirurgenkongreß 1951 das physiologische Problem des visceralen und extravisceralen Schmerzes zusammenfassend dargestellt und die afferente sympathische Leitung von Schmerzreizen diskutiert. Wenn ein Schmerz auf den Spasmus der glatten Muskulatur zurückgeführt werden kann, ergibt sich leicht eine Erklärung für die Wirkung der Ganglienblockade. Mit Aufhebung der Kontraktion geht auch der begleitende Schmerz zurück und der Circulus vitiosus Schmerz—Spasmus—Schmerz wird unterbrochen. Verschwindet damit auch der ursächliche Reiz, zum Beispiel ein Stein der Gallen- oder Harnwege, so kommt das spastische Syndrom nicht wieder zustande [53, 357, 595, 596, 397]. Ulcusschmerzen sistieren immer nur für die Dauer der Blockade [96, 116, 117, 313, 477, 514].

Auch die Beseitigung der Schmerzzustände bei peripheren Gefäßerkrankungen erklärt sich aus der Hemmung der Angiospasmen. Für die Besserung der Kopfschmerzen bei Hypertonikern dürfte neben dem vasalen Faktor mit Senkung der cerebralen Widerstandsverhältnisse, die wir experimentell am Menschen nachweisen konnten [58], der Abfall des arteriellen und intracraniellen Drukkes primär verantwortlich sein. Günstige Beeinflussung der Schmerzen bei akuten und chronischen Muskel- und Gelenkerkrankungen rheumatischer Genese, Periarthritis humeroscapularis, Ischiassyndrom und ähnlichen Zustandsbildern sind nach Ganglienblockern beobachtet worden [53, 183, 357, 330]. Vielleicht kommt auch bei diesen Zuständen vasalen Störungen mit regionaler Gefäßkontraktion eine entscheidende Bedeutung zu.

Die Schmerzlinderung in Fällen von Bandscheiben-Prolapsen, kausalgiformen Syndromen, Herpes zoster sowie bei vegetativen Reizerscheinungen mit sogenanntem „cervico-thorakalem Syndrom" nach Traumen [494, 53,

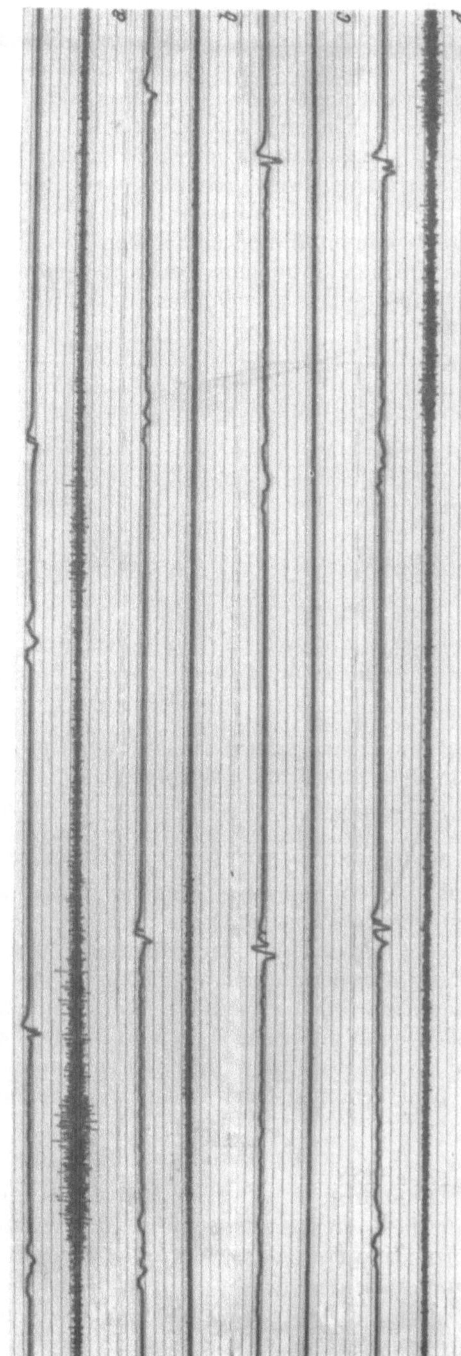

Abb. 48. Kathodenstrahl-Oszillogramm des peripheren Stumpfes eines Nerven aus dem Plexus hypogastricus zu den Beckenorganen auf Dehnungsreiz der Blase (zwischen den Markierungen am 2. Strahl). a vor Pendiomid, b 5 Minuten nach 3 mg/kg Pendiomid i.v., c 10 Minuten nach Pendiomid, d 25 Minuten nach Pendiomid.

186, 357, 130, 171] ist aber nicht allein durch eine Gefäßwirkung zu erklären, sondern eher durch eine Hemmung der Erregungsübertragung in afferenten autonomen Verbindungen. Daß dem sympathischen System auch eine Bedeutung bei der extravisceralen Schmerzleitung zukommt, haben die Beobachtungen von *Foerster* [187, 188], *Gagel* [208, 207, 209], *Bernhardt* [48] und anderen gezeigt.

Diese Auffassung wird gestützt durch elektrophysiologische Untersuchungen von *Bein* und *Meier* [42], die mit Pendiomid eine Hemmung der Aktionsströme im afferenten Schenkel bei Dehnungsreizen des Darmes feststellten. Einen ähnlichen Versuch demonstriert die Abb. 48. Der periphere Stumpf eines Nerven, der aus dem Plexus hypogastricus zu den

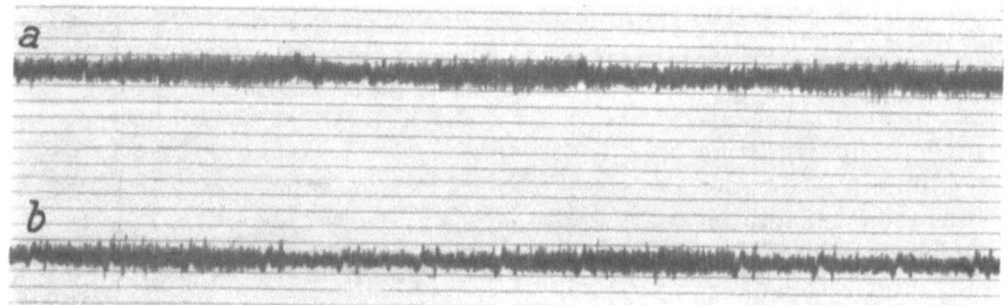

Abb. 49. Kathodenstrahl-Oszillogramm des peripheren Stumpfes des Lungenvagus. Obere Kurve vor, untere Kurve nach 3 mg/kg Pendiomid. Keine Hemmung der Dehnungsreceptoren.

Beckenorganen zieht, zeigt auf Dehnung und Quetschung der Harnblase (Abb. 48 a) eine starke Aktivität, die unter Pendiomid 3 mg/kg i. v. bei gleicher Reizstärke vorübergehend nicht mehr auftritt (Abb. 48 b und c). Etwa 20 bis 25 Minuten nach der Injektion finden sich wieder deutliche Aktionspotentiale auf Reizung. Pendiomid hat dagegen keinen Einfluß auf die Dehnungsreceptoren der Lunge, wie die oscillographischen Registrierungen vom Lungenvagus demonstrieren (Abb. 49). Die mit der Respiration auftretenden Aktionsstromsalven kommen auch nach Ganglienblockade am peripheren Vagusstumpf deutlich hervor. Nicht alle Leitungsbahnen werden also durch Blockersubstanzen unterbrochen. Es kann bisher nicht mit Sicherheit entschieden werden, ob die afferente vegetative Schmerzleistung durch Pendiomid in peripher gelegenen Synapsen oder schon an den Receptoren gehemmt wird.

10. Sonstige Indikationen.

In der Annahme, daß der Angiospasmus eine maßgebliche Rolle in der Pathogenese der Entmarkungskrankheiten spielt [194], sind die Ganglienblocker auch bei der multiplen Sklerose angewandt worden [46, 185]. Amerikanische Autoren glauben, daß sich gewisse positive Ergebnisse bei frühen Fällen abzeichnen. Diese Deutungen erscheinen unter Berücksichtigung der relativ kurzen Beobachtungszeit und der Anzahl der Behandlungsfälle sehr kühn, zumal gerade bei der M. S. die Spontanremissionen vielfach zu Fehlschlüssen Anlaß gegeben haben.

Die schlagartige Beseitigung von Anfällen bei Asthma bronchiale durch Pendiomid [642] und TEA [69] wurde bei einigen Patienten beschrieben. Auf der anderen Seite sind dyspnoische Zustandsbilder nach TEA beobachtet worden [425]. *Schwarz* [602] sah bei vier von sieben Asthmafällen eine Verschlimmerung. Ein Patient kam nach nur 230 mg TEA ad exitum. Auch der zweite in der Literatur mitgeteilte Todesfall nach Ganglienblockade war ein Asthmatiker, bei dem zunächst nach TEA frustrane, stoßartige Atembewegungen auftraten [204].

Lyons und Mitarbeiter glauben, daß toxische TEA-Dosen den Tod durch eine Beeinflussung des Atemzentrums hervorrufen. Nach tierexperimentellen Erfahrungen [232, 436] kommt es nach hohen Dosen auch zu curareartigen Lähmungen der Intercostal- und Zwerchfellmuskulatur. Bedrohliche curariforme Erscheinungen haben *Birchall* und andere [107, 66] nach TEA auch am Menschen beschrieben. Das Asthma bronchiale muß aus diesen Gründen wohl als Kontraindikation für eine Behandlung mit Ganglienblockern angesehen werden.

D. Zusammenfassende Übersicht über die Bedeutung der chemischen Sympathicushemmung für die klinische Medizin.

Die klinische Beurteilung der Hemmungsstoffe des sympathischen Systems war bisher dadurch erschwert, daß der therapeutischen Anwendung keine Prüfung der pharmakologischen Wirksamkeit am Menschen zugrunde lag. Eine direkte Übertragung aus tierexperimentellen Erfahrungen ohne Berücksichtigung der besonderen Versuchsbedingungen hat aber oftmals zu Fehlschlüssen in der Deutung von klinischen Ergebnissen geführt; so sind zum Beispiel Behandlungserfolge auf die medikamentöse Ausschaltung des Sympathicus zurückgeführt worden, ohne daß ein sympathicolytischer Effekt vorgelegen hat. Die Bedeutung eines pharmakologischen Eingriffes in das sympathische Nervensystem für die klinische Medizin ist aber nur dann zu erfassen, wenn die Spezifität der Wirkung auch am Menschen nachgewiesen werden kann. Unter besonderen Versuchsbedingungen haben wir ohne Gefahr die Hemmungsfunktionen der Sympathicolytica gegen die Wirkstoffe des adrenergischen Systems bestimmen können. Als besonders geeignet erwies sich für solche Untersuchungen die Kontrolle des Blutdruckes. Die Hemmung bzw. Umkehr der Adrenalinblutdrucksteigerung am Menschen stellt ein wichtiges Kriterium für die adrenolytische Funktion eines Stoffes dar.

Zur Hemmung der Adrenalinwirkung ist eine adäquate Dosierung der Sympathicolytica erforderlich, die für Regitin, Priscol, Benzodioxan, Dibenamin und Opilon geprüft wurde. Es ergibt sich eine weitgehende Übereinstimmung in den Dosierungsverhältnissen von Adrenalin und Adrenolyticum am Menschen und im Tierversuch. Die Mutterkornalkaloide entfalten auch in hydrierter Form ihre zentralnervösen Eigenwirkungen in so hohem Maße, daß die adrenolytische Potenz selbst in den höchsten bisher geübten Dosierungen am Menschen noch nicht in Erscheinung tritt.

Im Gegensatz zum Blutdruck wird die adrenalinbedingte Tachycardie durch Sympathicolytica nicht gehemmt, ebenso fehlt eine Beeinflussung der oxydativen Stoffwechselsteigerung und Leukocytenreaktion nach Adrenalin, während die Hyperglykämie eine partielle, nicht ganz konstante Hemmung erfährt. Ein Stoff mit sympathicolytischen Eigenschaften muß sowohl gegen Adrenalin als gegen Noradrenalin wirksam sein, weil beide Substanzen körpereigene Wirkstoffe des sympathischen Systems sind. Es kommt bei ausreichender Dosierung zu einer völligen Unterdrückung der Noradrenalin-Blutdrucksteigerung, aber nicht zu Umkehrreaktionen, wie zum Beispiel bei Adrenalin. Mit der Hemmung des Blutdruckanstieges entfällt auch die charakteristische Bradycardie, die offenbar reflektorisch über die Pressoreceptoren ausgelöst wird.

Die unterschiedliche Beeinflussung der von Adrenalin und Noradrenalin ausgelösten Blutdruckreaktionen durch die Sympathicolytica ist in der Eigenwirkung dieser Substanzen zu suchen, wie Analysen der blutigen Druckregistrierungen zeigen. Während Noradrenalin eine reine vasokonstriktorische excitatorische Kreislaufwirkung besitzt, überlagern sich unter Adrenalin konstriktorische und dilatatorische Effekte in den verschiedenen Gefäßprovinzen mit cardialen Einflüssen und bedingen einen komplizierten mehrphasischen Reaktionsablauf. Die Veränderungen der Druckphasen nach Adrenalin und Noradrenalin durch die Sympathicolytica lassen sich am besten so deuten, daß die excitatorischen Funktionen dieser biogenen Wirkstoffe gehemmt werden, während die inhibitorischen Effekte erhalten bleiben. Die „Adrenalinumkehr" ist dann als inhibitorischer Adrenalineffekt aufzufassen, den die Sympathicolytica nicht blockieren. Die sogenannte „vollständige Hemmung der Adrenalin-Blutdruckwirkung ohne Umkehr", die gelegentlich zur Charakterisierung der spezifischen Aktivität eines Sympathicolyticums dient, stellt nur eine „unvollständige Hemmung des adrenergischen Systems" dar. Es wird damit der Punkt bezeichnet, an dem partiell blockierte excitatorische Funktionen und inhibitorische Effekte an den Gefäßen sich eben die Waage halten, so daß keine wesentlichen Druckreaktionen auf Adrenalin erfolgen. Noradrenalin bewirkt dann naturgemäß noch eine abgeschwächte Drucksteigerung, weil ihm inhibitorische *Partial*funktionen fehlen. Die völlige Hemmung des adrenergischen Systems durch die Sympathicolytica geht am Kreislauf mit einer Demaskierung der inhibitorischen Adrenalinwirkung einher, also mit der Umkehr der Adrenalin-Blutdrucksteigerung. An anderen Organen ist eine so scharfe Trennung der Einwirkung auf excitatorische und inhibitorische Komponenten oftmals nicht möglich, zum Beispiel müßte die Tachycardie nach Adrenalin als inhibitorischer Effekt aufgefaßt werden, da eine Beeinflussung durch die Sympathicolytica auch in höherer Dosierung ausbleibt.

Während der Angriffspunkt der Sympathicolytica an der spezifischen

Endstufe des sympathischen Systems, die durch Adrenalin und Noradrenalin erregt wird, zu suchen ist, hemmen die Ganglienblocker die „nikotin-ähnliche Wirkung des Acetylcholins" an den cholinergischen Synapsen. Sie blockieren damit die vegetative Erregungsleitung im sympathischen und parasympathischen Nervensystem, sind aber unwirksam gegen peripher angreifende humorale Wirkstoffe. Durch Unterbrechung der reflektorischen Kontrolle findet sich nach Applikation von sympathicomimetischen Substanzen dagegen eine überschießende Gefäß- und Kreislaufreaktion.

Im Gegensatz zu den Sympathicolyticis, die am Gesamtkreislauf des Menschen eine kräftige, allgemeine Gefäßerweiterung mit Abfall der peripheren Widerstände und Vermehrung des Zeitvolumens hervorrufen, zeigen die Ganglienblocker nicht eine so einheitliche Kreislaufwirkung. Der Ablauf der Reaktionen ist vielmehr weitgehend von der Ausgangslage abhängig, indem nämlich einmal der überwiegende Sympathicus, dann wieder der überwiegende Vagus in seinem Effekt gehemmt wird. Sehr konstant findet sich eine deutliche Blutdrucksenkung mit Aufhebung der vasculären Reflexe und der vasomotorischen Regulation.

Die klinische Anwendung der Hemmungsstoffe des adrenergischen Systems steckt noch in den Anfängen, die therapeutischen Möglichkeiten sind bisher nur zu einem Teil erfaßt. Einwirkungen auf das Gefäßsystem stehen auch für die Therapie im Vordergrund des Interesses.

Die Sympathicolytica haben sich bei funktionellen Zirkulationsstörungen bewährt. Durch Beseitigung kollateraler Vasokonstriktionen wird auch die geschädigte Organdurchblutung bei organischen Gefäßveränderungen gefördert. Die Beobachtung der Gefäßreaktionen unter adrenolytischer Medikation gibt wertvolle Einblicke für den Ablauf adrenergischer Regulationsvorgänge.

In der Behandlung der essentiellen Hypertonie haben die Sympathicolytica keine Dauerwirkung gezeigt, dagegen kann die Blutdrucksteigerung bei Tumoren des chromaffinen Gewebes als spezielles Anwendungsgebiet gelten. Es gibt keine Substanz, die in der Diagnose und Therapie des Phaeochromocytoms den sympathicolytischen Stoffen auch nur entfernt gleichkäme. In der Behandlung des akuten Glaukoms zeichnet sich schon jetzt eine Bedeutung ab, während sichere Indikationen für die Anwendung der Adrenolytica bei Bronchial-Asthma, cardialen Arrhythmien, Cardiospasmen, Kausalgien, neuralgiformen und hyperpathischen Zuständen bisher nicht abgeleitet werden können.

Die Ganglienblocker haben durch ihre Wirksamkeit am Blutdruck eine Bedeutung in der Therapie akuter, nicht humoral bedingter Drucksteigerungen gewonnen, während eine Dauerbehandlung des Hochdrucks in der jetzt gegebenen Form noch nicht angezeigt erscheint. Gute Erfolge in der Beseitigung des akuten Hirndruckes bei der eklamptischen Pseudourämie führten zur Anwendung dieser Substanzen bei Hirndruck und Hirnödem. Auch der akute Glaukomanfall wird günstig beeinflußt. Die Hypotension contrôlée, die unter strenger Indikation bei intaktem Kreislauf ohne Schaden eingeleitet werden kann, bringt eine wertvolle Verbesserung der operativen Technik bei Eingriffen im Bereich des Kopfes, des Thorax und des Bauchraumes.

Trotz Aufhebung konstriktorischer Gefäßreaktionen ist die Förderung der Durchblutung bei peripheren Zirkulationsstörungen infolge der begleitenden Blutdrucksenkung nicht besonders groß. Der therapeutische Nutzen erscheint deswegen weit geringer als bei Anwendung der Sympathicolytica. In der Behandlung vegetativer Schmerzen, kausalgiformer und hyperpathischer Zustände haben die Ganglienblocker in zahlreichen Fällen gute Dienste geleistet.

Unter der Wirkung der Sympathicolytica und Ganglienblocker kommt es aber immer zu einer Hemmung des gesamten adrenergischen Systems. Die chemische Blockade vermindert oder unterdrückt damit auch jede regulatorische Kontrolle, die über den Sympathicus verläuft. Unter Ruhebedingungen können zwar die Organ-Funktionen noch aufrechterhalten werden, es fehlt indes jede Möglichkeit einer Anpassung auch an kleinste Belastungen. Das ist aber ein wesentlicher Nachteil gegenüber den gezielten, auf bestimmte Körperprovinzen lokalisierten chirurgischen Eingriffen am Sympathicus und bedingt eine Einschränkung der Therapie mit antiadrenergischen Substanzen, weil Belastungen unter normalen Lebensbedingungen immer bestehen.

Die klinische Anwendung der Hemmungssubstanzen wird noch kompliziert durch die Eigenwirkungen auf bestimmte Organe, die schon in unterschwelligen Konzentrationen auftreten können. Neben diesen in der Therapie oft unterstützend wirkenden Funktionen kommen aber auch unangenehme Effekte vor, zum Beispiel toxische Reaktionen am Zentralnervensystem, lokale Zellschädigungen und stimulierende Wirkungen auf das Herz, die zentrale Vasomotorenregulation und auf das cholinergische System. Die therapeutische Breite der Hemmungsstoffe wird dadurch eingeengt, die Brauchbarkeit der einzelnen Präparate zum Teil erheblich gemindert; zumal dann, wenn die Nebenwirkungen schon bei der therapeutisch notwendigen Dosierung beginnen.

Erst in den letzten Jahren ist es gelungen, einen hohen spezifischen Effekt mit relativ geringen Nebenerscheinungen zu koppeln, so daß die chemische Blockierung des adrenergischen Systems am Menschen möglich geworden ist. Systematischen klinischen Beobachtungen bleibt es vorbehalten, unter strenger Indikation die therapeutischen Möglichkeiten dieses so wirksamen Eingriffes auszuschöpfen und Erfahrungen zu sammeln, die zu wertvollen Erkenntnissen der normalen und pathologischen Physiologie des adrenergischen Systems am Menschen führen können.

Literaturverzeichnis.

1. *Aas, K.*, und *E. Blegen*: Lancet 1949/I, 999. — 2. *Abramson, D. J.*: Am. Col. Physicians Meeting, Milwaukee 1947. — 3. *Acheson, G. M.*, und *G. K. Moe*: J. Pharmacol. (Am.) *84*, 189 (1945). — 4. *Acheson, G. M.*, und *G. K. Moe*: J. Pharmacol. (Am.) *87*, 220 (1948). — 5. *Acheson, G. M.*, und *S. A. Pereira*: J. Pharmacol. (Am.) *87*, 273 (1948). — 6. *Acheson, G. M.*, und *S. A. Pereira*: Federation Proc. *5*, 161 (1946). — 7. *Ahlquist, R. P., R. A. Huggins* und *R. A. Woodbury*: J. Pharmacol. (Am.) *89*, 271 (1947). — 8. *Ahlquist, R. P.*: Amer. J. Physiol. *153*, 586 (1948). — 9. *Allen, C. R., J. W. Stutzman, H. C. Slocum* und *O. S. Orth*: Anesthesiology *2*, 503 (1941). — 10. *Allen, C. R., J. W. Stutzman* und *W. J. Meek*: Anesthesiology *1*, 158 (1940). — 11. *Alpert, K. L., A. S. Alving* und *K. S. Grimson*: Proc. Soc. exper. Biol. a. Med. (Am.) *37*, 1 (1937). — 12. *Altamirano, M., E. Fernandez* und *J. v. Luco*: Amer. J. Physiol. *156*, 280 (1949). — 13. *Alte, J. A.*: Ärztl. Wschr. *6*, 112 (1951). — 14. *Alvarez, W. C.*, und *A. Y. Mason*: Proc. Staff Meet. Mayo Clin., Rochester *15*, 616 (1940). — 15. *Amann, A.*, und *H. Schaefer*: Pflügers Arch. *246*, 757 (1943). — 16. *Amsler, C.*: Pflügers Arch. *185*, 86 (1920). — 17. *Anitschkow, S. W.*: Z. exper. Med. *36*, 236 (1923). — 18. *Anrep, G. N.*, und *E. H. Starling*: Proc. roy. Soc., Lond. B *97*, 463 (1925). — 19. *Anrep, G.*, und *R. S. Stacey*: J. Physiol. (Brit.) *64*, 187 (1927/28). — 20. *Arnold, P.*, und *M. Rosenheim*: Lancet 1949/II, 321. — 21. *Arnold, P., R. H. Goetz* und *M. Rosenheim*: Lancet 1949/II, 408. — 22. *Assali, N. S., A. A. Brust, S. T. Garber* und *E. B. Ferris*: J. clin. Invest. (Am.) *29*, 290 (1950). — 23. *Assali, N. S.*, und *H. Prystowsky*: J. clin. Invest. (Am.) *29*, 1354 (1950). — 24. *Assali, N. S.*: Obstet. Gynec. Survey *4*, 605 (1949). — 25. *Atkinson, W. J.*: Amer. Heart J. *39*, 336 (1950). — 26. *Averi, N. L.*: Staff. Proc. Blodgett Mem. Hosp. *1*, 104 (1949).

27. *Bacq, Z. M.*, und *D. Bovet*: Arch. int. Pharmacodyn. *50*, 315 (1935). — 28. *Bacq, Z. M.*, und *H. Fredericq*: C. r. Soc. Biol. *118*, 183 (1935). — 29. *Bacq, Z. M.*: Arch. int. Pharmacodyn. *52*, 471 (1935). — 30. *Bacq, Z. M.*: Pharmacol. Rev. *1*, 1 (1949). — 31. *Bacq, Z. M.*, und *P. Fisher*: Arch. int. Physiol. *55*, 73 (1947). — 32. *Bacq, Z. M.*: C. r. Soc. Biol. a. Med. *141*, 537 (1947). — 33. *Barger, G.*, und *H. H. Dale*: Biochem. J. (Brit.) *2*, 240 (1907). — 34. *Barlow, R. B.*, und *H. R. Ing*: J. Pharmacol. (Brit.) *3*, 298 (1948). — 35. *Barrett, W., A. Cameron, N. Hansen, E. Herrold, A. Mackenzie, B. Richards, F. Roth* und *J. Smith*: Federation Proc. *7*, 205 (1948). — 36. *Barry, D. T.*: Arch. int. Pharmacodyn. *55*, 385 (1939). — 37. *Bauereisen, E.*: Arch. exper. Path. (D.) *199*, 161 (1942). — 38. *Beyer, O.*: Vortr. Rhein.-Westf. Ges. f. inn. Med. Bonn 1949. — 39. *Becker, J., A. Bernsmeier* und *W. Lorenz*: Z. exper. Med. *119*, 717 (1952). — 40. *Beer de, E. J.*, und *P. E. Tullar*: J. Pharmacol. (Am.) *71*, 256 (1941). — 41. *Behrens*: Ann. Ocul. (Fr.) *166*, 853 (1929). — 42. *Bein, H. J.*, und *R. Meier*: Schweiz. med. Wschr. *81*, 446 (1951). — 43. *Bein, H. J.*, und *R. Meier*: Experientia *6*, 351 (1950). — 44. *Bein, H. J.*: Verh. dtsch. Ges. Kreisl.Forsch. *17*, 196 (1951). — 45. *Bein, H. J.*: Experientia *8*, 67 (1952). — 46. *Bell, E., G. H. Williams* und *L. J. Karnosh*: Cleveld clin. Quart. *15*, 90 (1948). — 47. *Bernard, C.*: Leçons de Physiol. exp. au Collègue de France, Paris 1855. — 48. *Bernhard, F.*: Med. Klin. *1948*, 353. — 49. *Bernsmeier, A.*: Disk.-Bem. Rhein.-Westf. Ges. f. inn. Med. Bonn 1949. — 50. *Bernsmeier, A., H. Esser* und *W. Lorenz*: Med. Klin. *46*, 1236 (1951). — 51. *Bernsmeier, A., J. Becker* und *E. Wolfert*: Im Druck. — 52. *Bernsmeier, A., H. Sack* und *K. Simons*: Nervenarzt *1953*, 390. — 53. *Bernsmeier, A., H. Esser* und *W. Lorenz*: Schweiz. med. Wschr. *81*, 452 (1951). — 54. *Bernsmeier, A.*, und *H. Esser*: Verh. dtsch. Ges. Kreisl.Forsch. *17*, 248 (1951). — 55. *Bernsmeier, A.*, und *H. Pau*: Ärztl. Forsch. *5*, II, 69 (1951). — 56. *Bernsmeier, A.*, und *H. Esser*: Med. Klin. *46*, 839 (1951). — 57. *Bernsmeier, A.*, und *H. Esser*: Z. exper. Med. *121*,

430 (1953). — 58. *Bernsmeier, A.*, und *K. Siemons*: Schweiz. med. Wschr. *83*, 210 (1953).
— 59. *Bernsmeier, A., H. Wild* und *H. Giertz*: Z. exper. Med. *116*, 300 (1950). —
60. *Bernsmeier, A., J. Becker* und *W. Lorenz*: Z. expr. Med. *119*, 617 (1952). — 61. *Berry,
R. L., K. N. Campbell, R. H. Lyons, G. K. Moe* und *M. R. Sutler*: Surgery (Am.) *20*, 525
(1946). — 62. *Bing, R. J.*, und *C. B. Thomas*: J. Pharmacol. (Am.) *83*, 21 (1945). — 63.
Biörck, G.: Acta physiol. scand. *14*, 174 (1947). — 64. *Biörck, G.*, und *O. Hall*: Acta physiol. scand. *14*, 186 (1947). — 65. *Biörck, G.*, und *B. Ejrup*: Acta med. scand. (Schwd.)
133, 299 (1949). — 66. *Birchall, R., R. D. Taylor, B. E. Löwenstein* und *I. H. Page*:
Amer. J. med. Sci. *213*, 572 (1947). — 67. *Bircher, R.*, und *A. Cerletti*: Helvet. med.
Acta, Suppl. XXII, Fasc. 1 (1949). — 68. *Blancher, M.*: C. r. Soc. Biol. *115*, 1185
(1934). — 69. *Blomberg, L. H.*, und *T. Lindquist*: Sv. Läkartidn. (Schwd.) *45*, 1037
(1948). — 70. *Blum, F.*: Dtsch. Arch. klin. Med. *71*, 146 (1901). — 71. *Bluntschli, H. J.*,
und *R. H. Goetz*: Amer. Heart J. *35*, 873 (1948). — 72. *Bluntschli, H. J.*: Helvet.
physiol. Acta *6*, C-50 (1948). — 73. *Bluntschli, H. J.*, und *H. Staub*: Experientia *5*,
46 (1949). — 74. *Bluntschli, H. J.*: S. afr. med. J. *21*, 21 (1947). — 75. *Bluntschli,
H. J.*, und *R. H. Goetz*: S. afr. med. J. *21*, 382 (1947). — 76. *Bluntschli, H. J.*, und
R. H. Goetz: Schweiz. med. Wschr. *77*, 769 (1947). — 77. *Bodechtel, G.*: Dtsch. Arch.
klin. Med. *174*, 541 (1933). — 78. *Bodechtel, G.*: Referat Dtsch. Ges. Chir., München
1951. — 79. *Bodechtel, G.*: Verh. dtsch. Ges. inn. Med. *1948*, 57. — 80. *Bodechtel, G.*,
und *H. Sack*: Med. Klin. *1947*, 133. — 81. *Bodechtel, G.*, und *J. Becker*: im Druck. —
82. *Boehm, R.*: Arch. exper. Path. (D.) *63*, 177 (1910). — 83. *Boelaert, R. E.*: Arch.
int. Pharmacodyn. *75*, 417 (1948). — 84. *Böger, A., B. Deppe* und *K. Wezler*: Naunyn-
Schmiedebergs Arch. *189*, 480 (1938). — 85. *Bornstein, A.*: Biochem. Z. *114*, 157
(1921). — 86. *Bovet, D.*, und *A. Simon*: Arch. int. Pharmacodyn. *55*, 15 (1937). —
87. *Bovet, D.*: C. r. Soc. Biol. *116*, 1020 (1934). — 88. *Bovet, D.*, und *P. Bovet-Nitti*:
Medicaments du système nerveau vegetatif. Basel: S. Karger, 1948. — 89. *Bovet, D.*,
A. Simon und *F. Depierre*: C. r. Soc. Biol. *117*, 961 (1934). — 90. *Bovet, D.*, und
A. Simon: Ann. Physiol. (Fr.) *12*, 705 (1936). — 91. *Boyd, A. N., G. R. Crawshaw,
A. H. Ratcliffe* und *R. P. Jepson*: Lancet *1948/I*, 15. — 92. *Braun-Menéndez, E.,
J. C. Fasciolo, L. F. Leloir, J. M. Munoz* und *A. C. Taquim*: Renal Hypertension.
Springfield: Charles C. Thomas, 1946. — 93. *Bridges, W. C.*, und *P. D. White*: Med.
Clin. N. Amer. *31*, 1106 (1947). — 94. *Briggs, R. W.*: J. nat. med. Assoc. (Am.) *39*,
151 (1947). — 95. *Broemser, Ph.*, und *O. F. Ranke*: Z. Biol. *90*, 467 (1930). — 96. *Brown,
H. S., E. L. Posey* und *E. E. Gambill*: Gastroenterology *10*, 837 (1948). — 97. *Brown,
G. L.*, und *H. Dale*: Proc. roy. Soc. Lond. *118*, 446 (1935). — 98. *Brunshwig, A.*:
Amer. J. Surg. *83*, 1 (1952). — 99. *Brügger, J.*: Helvet. Physiol. et Pharmacol. Acta
3, 117 (1945). — 100. *Brust, A. A., N. S. Assali* und *E. B. Ferris*: J. clin. Invest.
(Am.) *27*, 717 (1948). — 101. *Bülbring, E.*, und *H. J. Burn*: Brit. J. Pharmacol. *4*,
202 (1949). — 102. *Bülbring, E.*, und *H. J.*: J. Physiol. (Brit.) *86*, 61 (1936). —
103. *Bülbring, E.*, und *F. Depierre*: Brit. J. Pharmacol. *4*, 22 (1949). — 104. *Bülbring, E.*: J. Physiol. *103*, 55 (1944). — 105. *Burckhard, W.*: Schweiz. med. Wschr.
76, 1147 (1946). — 106. *Burn, J. H.*, und *H. H. Dale*: J. Pharmacol. (Am.) *6*, 417
(1915). — 107. *Burt, C. C.*, und *A. J. P. Graham*: Brit. med. J. *1950/I*, 455.

108. *Cahill, G. F.*: J. amer. med. Assoc. *138*, 180 (1948). — 109. *Calcins, E.,
G. W. Dana, J. C. Seed* und *J. E. Howard*: J. clin. Endocrin. *10*, 1 (1950). — 110. *Campbell, A.*, und *E. Robertson*: Brit. med. J. *1950*, 804. — 111. *Cannon, W. B.*, und
H. Lyman: Amer. J. Physiol. *31*, 376 (1913). — 112. *Cannon, W. B.*: Erg. Physiol. *27*,
380 (1928). — 113. *Cannon, W. B.*, und *Rosenblueth*: Amer. J. Physiol. *104*, 557
(1939). — 114. *Caplan, P. S.*, und *H. M. Margolis*: Amer. Practitioner 2, 814 (1948).
— 115. *Castex, M. R., A. L. Maggi* und *C. Meeroff*: Prensa méd. argent. *37*, 404
(1950). — 116. *Cayer, D., J. M. Little* und *J. Yeagley*: Gastroenterology *12*, 219
(1949). — 117. *Chapman, W. P., J. P. Stanbury* und *C. M. Jones*: J. clin. Invest.
(Am.) *27*, 34 (1948). — 118. *Chapuis, J. P.*: Schweiz. med. Wschr. *78*, 1125 (1948).
— 119. *Charcot*: Arch. de Physiol. norm. e. pathol. *1868*, 1161. — 120. *Charlier, R.*:
Acta Cardiol. *3*, 1 (1948). — 121. *Chess, D.*, und *F. F. Yonkman*: Proc. Soc. exper.
Biol. a. Med. (Am.) *61*, 127 (1946). — 122. *Chess, D.*, und *F. F. Yonkman*: Federa-
ton Proc. *4*, 114 (1945). — 123. *Chittum, J. R., F. H. Longino* und *B. H. Metcalf*:
Fiederation Proc. *8*, 28 (1949). — 124. *Chou, T. C.*, und *F. J. De Elio*: Brit. J. Phar-

macol. *2*, 268 (1947). — 125. *Christensen, L.*, und *K. C. Swan*: Trans. amer. Acad. Ophthalm. a. Ot. Omaha *53*, 489 (1949). — 126. *Christy, H. W.*: Amer. J. med. Sci. *6*, 668 (1949). — 127. *Clark, G. A.*: J. Physiol. (Brit.) *69*, 171 (1939). — 128. *Clark, B. B.*, und *M. M. Helpern*: Federation Proc. *8*, 282 (1949). — 129. *Clark, A. J.*, und *J. Raventos*: Quart. J. exper. Physiol. *26*, 375 (1937). — 130. *Coller, F. A.*, *K. N. Campbell, R. L. Berry, M. R. Sutler, R. H. Lyons* und *G. K. Moe*: Ann. Surg. *125*, 729 (1947). — 131. *Conley, J. E., H. C. Schumm, F. F. Rosenbaum* und *F. G. Gaenslen*: J. Labor. a. clin. Med. (Am.) *32*, 1422 (1947). — 132. *Consols, A. D.*: Amer. J. med. *5*, 164 (1948). — 133. *Cooper, F. W., R. L. Robertson* und *E. W. Dennis*: Surgery (Am.) *22*, 740 (1947). — 134. *Corcoran, A. C.*, und *J. H. Page*: Proc. Soc. exper. Biol. a. Med. (Am.) *66*, 148 (1947). — 135. *Coret, J. A.*: Proc. Soc. exper. Biol. a. Med. (Am.) *68*, 553 (1948). — 136. *Cowan, S. L.*, und *W. G. Walter*: J. Physiol. *91*, 101 (1937).

137. *Daels, J.*: Arch. int. Pharmacodyn. *63*, 359 (1939). — 138. *Daels, J.*: Arch. int. Pharmacodyn. *61*, 113 (1939). — 139. *Dale, H. H.*: J. Physiol. *34*, 163 (1906). — 140. *Dale, H. H.*: J. Physiol. *46*, 291 (1913). — 141. *Dale, H. H.*, und *J. M. Richards*: J. Physiol. *63*, 201 (1927). — 142. *Dale, H. H.*: J. Physiol. *32*, 57 (1905). — 143. *Dallemagne, M. J.*, und *E. Phillopot*: Arch. int. Pharmacodyn. *79*, 413 (1949). — 144. *Danielopolu, D.*, und *I. Marcou*: C. r. Acad. Sc. *206*, 692 (1938). — 145. *Danielopolu, D.*, und *I. Marcou*: J. Physiol. et Path. gen. *36*, 681 (1938). — 146. *Davison, M. H.*: Lancet *1950/I*, 252. — 147. *De Takats, G.*: Post-Graduate med. J. *3*, 185 (1948). — 148. *Dibbelt, E.*: im Druck. — 149. *Dietrich, G.*: Inaugural-Dissertation, Düsseldorf 1951. — 150. *Dodds, D. C., C. L. Duld* und *M. E. Dailey*: Gastroenterology *10*, 1007 (1948). — 151. *Dongen, K. van*: Arch. int. Pharmacodyn. *63*, 88 (1939). — 152. *Drake, M. E.*, und *C. H. Thienes*: Arch. int. Pharmacodyn. *65*, 390 (1941). — 153. *Dreyfus, Ph. R.*: Rev. med. Suisse rom. *67*, 122 (1947). — 154. *Driesen, W.*: Zbl. Neurochir. 1950. — 155. *Duesberg, R.*, und *W. Schroeder*: Pathologie und Klinik der Kollapszustände. Leipzig: S. Hirzel, 1944. — 156. *Dumont, L.*: C. r. Soc. Biol. a. Med. *139*, 45 (1945). — 157. *Dumoulin, J. G.*: Lancet *1951*, 1257. — 158. *Dutta, N. K.*: Brit. J. Pharmacol. *4*, 197 (1949).

159. *Eckenhoff, J. E., J. H. Hafkenschiel, E. E. Foltz* und *R. L. Driver*: Amer. J. Physiol. *152*, 545 (1948). — 160. *Eichler, O., J. Heinzel* und *F. Linder*: Klin. Wschr. *28*, 298 (1950). — 161. *Eichler, O., F. Linder* und *E. Klar*: Klin. Wschr. *1948*, 715. — 162. *Eichler, O., F. Linder* und *E. Klar*: Klin. Wschr. *1949*, 480. — 163. *Eilers, Goldeck* und *Herrning*: Dtsch. med. Wschr. *1949*, 267. — 164. *Eisaman, J. L.*, und *J. Chrispin*: J. Indiana med. Assoc. *42*, 517 (1949). — 165. *Eisleb, O.*: Chem. Abstr. *28*, 2850 (1934). — 166. *Ejrup, B.*, und *T. Dalkamm*: Sv. Läkartidn. (Schwd.) *36*, 2100 (1951). — 167. *Elio, F. J. de, P. G. de Jalon* und *S. Obrador*: Rev. españ. Otol. etc. *9*, 94 (1950). — 168. *Emlet, J. R., K. S. Grimson, D. M. Bell* und *E. S. Orgain*: J. amer. med. Assoc. *146*, 1383 (1951). — 169. *Enderby, G. E.*: Lancet *1950/I*, 1145. — 170. *Enderby, G. E.*, und *J. F. Pelmore*: Lancet *1951/I*, 663. — 171. *English, R. H.*, und *J. B. Spriggs*: Mil. Surgeon (Am.) *102*, 213 (1948). — 172. *Essex, H. E., J. F. Herricks, E. J. Baldes* und *F. C. Mann*: Amer. J. Physiol. *117*, 271 (1936). — 173. *Euler, U. S. von*, und *G. Liljestrand*: Acta Soc. physiol. scand. (D.) *12*, 279 (1946). — 174. *Euler, U. S. von*, und *O. M. Hesser*: Schweiz. med. Wschr. *77*, 20 (1947). — 175. *Euler, U. S. von*: Acta Soc. physiol. scand. (D.) *16*, 63 (1948). — 176. *Euler, U. S. von*: Skand. Arch. Physiol. (D.) *80*, 94 (1938). — 177. *Euler, U. S. von*, und *G. G. Schmiterlöw*: Acta Soc. physiol. scand. (D.) *8*, 122 (1944). — 178. *Euler, U. S. von*: Erg. Physiol. *46*, 261 (1950). — 179. *Euler, U. S. von*: Acta Soc. physiol. scand. (D.) *12*, 73 (1946). — 180. *Euler, U. S. von*: Acta Soc. physiol. scand. (D.) *16*, 168 (1948). — 181. *Euler, U. S. von*: Science *107*, 2782 (1948).

182. *Farr, J.*, und *J. Doupe*: Canad. J. Research *27*, 4 (1949). — 183. *Ferond, M.*, und *L. Morelle*: Rev. Rhum. *1949*, Nr. 7. — 184. *Ferrer, J. M.*: Gynec. a. Obst. *87*, 76 (1948). — 185. *Fisher, M. M.*: N. Y. J. Med. *49*, 1033 (1949). — 186. *Fisher, R. L., M. Zuckerman* und *D. M. Sweeny*: Arch. Neur. (Am.) *61*, 194 (1949). — 187. *Foerster, O.*: Dié Leitungsbahnen des Schmerzgefühls und die chirurgische Behandlung der Schmerzzustände. Berlin-Wien: Urban & Schwarzenberg, 1937. — 188. *Foerster, O.*: Der Schmerz und seine operative Bekämpfung. Halle 1935. — 189. *Folkow, B.*,

und *B. Uvnäs*: Acta Soc. physiol. scand. *15*, 365 (1948). — 190. *Fourneau, E.*, und *D. Bovet*: Arch. int. Pharmacodyn. *46*, 178 (1933). — 191. *Forsyth, H. F.*, *P. H. Dillard* und *R. A. Moore*: N. Carolina Med. J. *8*, 659 (1947). — 192. *Frank, O.*: Z. Biol. *46*, 441 (1905) und *90*, 405 (1930). — 193. *Frankel, E.*: Lancet *1950*, 408. — 194. *Franklin, C. R.*, und *R. M. Brickner*: Arch. Neur. (Am.) *58*, 125 (1947). — 195. *Freeman, N. E.*, und *J. H. Page*: Amer. Heart J. *14*, 405 (1937). — 196. *Freis, E. D., J. R. Stanton* und *R. W. Wilkins*: Am. J. med. Sci. *216*, 163 (1948). — 197. *Freis, E. D., J. R. Stanton, J. Litter, J. W. Culbertson, M. H. Halperin, F. C. Moister* und *R. W. Wilkins*: J. clin. Invest. (Am.) *28*, 1387 (1949). — 198. *Freis, E. D., J. R. Stanton* und *F. C. Moister*: Proc. Soc. exper. Biol. a. Med. (Am.) *71*, 299 (1949). — 199. *Freis, E. D.*: Lancet *1951*, 909. — 200. *Freudiger, A.*, und *E. Rothlin*: Arch. int. Pharmacodyn. *78*, 445 (1949). — 201. *Freund, H.*, und *E. Grafe*: Arch. exper. Path. (D.) *67*, 55 (1912). — 202. *Frey, W.*: Z. exper. Med. *2*, 38 (1914). — 203. *Friedländer*: Verh. dtsch. Ges. inn. Med. *5*, 381 (1886). — 204. *Friedlich, A. L., W. D. Chapman* und *J. B. Stanbury*: New Engld J. Med. *238*, 629 (1948). — 205. *Fuchs, D.*, und *N. Roth*: Z. exper. Path. u. Ther. *10*, 187 (1912). — 206. *Fuchsig, P.*: Wien. klin. Wschr. *61*, 952 (1949).

207. *Gagel, O.*: Verh. dtsch. Ges. inn. Med. *54*, 12 (1949). — 208. *Gagel, O.*: Nervenarzt *12*, 186 (1939). — 209. *Gagel, O.*: Ther. d. Gegenwart 1943. — 210. *Ganem, E. J.*, und *C. F. Cahill*: New Engld J. Med. *238*, 692 (1948). — 211. *Garb, S.*, und *M. B. Chenoweth*: J. Pharmacol. (Am.) *94*, 12 (1948). — 212. *Gast, W.*, und *E. F. Hueber*: Wien. klin. Wschr. *62*, 900 (1950). — 213. *Gautrelet, J.*, und *N. Halpern*: Arch. int. Pharmacodyn. *47*, 4 (1934). — 214. *Germain, J.*, und *M. Brunaud*: C. r. Soc. Biol. *138*, 842 (1944). — 215. *Germer, W. D.*: Med. Klin. *44*, 231 (1949).— 216. *Gernandt, B.*, und *Y. Zottermann*: Acta Soc. physiol. scand. *11*, 301 (1946). — 217. *Glasser, O.*, und *D. H. Page*: Amer. J. Physiol. *154*, 297 (1948). — 218. *Glees, M.*: Arch. Ophthalm. (Am.) *140*, 497 (1939). — 219. *Glock, G. E., G. A. Mogey* und *J. W. Trevan*: Nature (Am.) *162*, 113 (1948). — 220. *Goetz, R. H.*, und *A. Katz*: Lancet *256*, 560 (1949).— 221. *Goetz, R. H.*: Amer. Heart J. *31*, 146 (1946). — 222. *Goldblatt, H.*: Physiol. Rev. (Am.) *27*, 120 (1947). — 223. *Goldenberg, M., K. J. Pines, E. F. Baldwin, D. G. Greene* und *Ch. E. Roh*: Amer. J. Med. Sci. *5*, 792 (1948). — 224. *Goldenberg, M., V. Apgar, R. Deterling* und *K. J. Pines*: J. amer. med. Assoc. *140*, 776 (1949). — 225. *Goldenberg, M., C. H. Snyder* und *H. Aranow*: J. amer. med. Assoc. *135*, 971 (1947). — 226. *Gollwitzer-Meier, Kl.*: Arch. klin. Med. *189*, 167 (1942). — 227. *Gollwitzer-Meier, Kl.*, und *Chr. Kroetz*: Klin. Wschr. *1940*, 580 und 616. — 228. *Goodman, L. S.*, und *M. Nickerson*: Med. Clin. N. Amer. *34*, 379 (1950). — 229. *Gotsev, T.*: Arch. exper. Path. (D.) *194*, 31 und 109 (1939); *195*, 26, 348 und 941 (1940). — 230. *Gowdey, C. W.*: Brit. J. Pharmacol. *3*, 254 (1948). — 231. *Graham, J. R.*, und *H. G. Wolff*: Arch. Neur. (Am.) *39*, 737 (1938). — 232. *Graham, A. J. P.*: Brit. med. J. *1950*, 321. — 233. *Grant, R. L.*: Federation Proc. 1949. — 234. *Green*: J. amer. med. Assoc. *131*, 126 (1946). — 235. *Green, H. D.*, und *B. C. Ogle*: Federation Proc. *7*, 43 (1948). — 236. *Gremeis, H.*: Naunyn-Schmiedebergs Arch. *182*, 1 (1936). — 237. *Griffith, H. W. C.*, und *J. Gillies*: Anaesthesia *3*, 134 (1948). — 238. *Grimson, K. S., F. H. Longino, C. E. Kernodle* und *H. B. O'Rear*: J. amer. med. Assoc. *140*, 1273 (1949). — 239. *Grimson, K. S., J. R. Chittum* und *F. H. Longino*: Surgery (Am.) *26*, 421 (1949). — 240. *Grimson, K. S., M. J. Reardon, F. A. Marzoni* und *J. P. Hendrix*: Ann. Surg. *127*, 968 (1948). — 241. *Grimson, K. S., J. P. Hendrix* und *M. J. Reardon*: J. amer. med. Assoc. *139*, 154 (1949). — 242. *Grimson, K. S., J. R. Chittum* und *F. H. Longino*: Federation Proc. *8*, 61 (1949). — 243. *Grimson, K. S.*: Surgery (Am.) *19*, 277 (1946). — 244. *Grimson, K. S., C. E. Kernodle* und *H. C. Hill*: J. amer. med. Assoc. *126*, 218 (1944). — 245. *Grimson, K. S.*: Proc. Soc. exper. Biol. a. Med. (Am.) *44*, 219 (1940). — 246. *Grimson, K. S.*: Ann. Surg. *122*, 990 (1945). — 247. *Grimson, K. S.*, und *J. R. Chittum*: Amer. J. Med. Sci. *7*, 251 (1949). — 248. *Grimson, K. S.*: J. amer. med. Assoc., Sect. Surgery, San Francisco *1950*. — 249. *Grimson, K. S., H. Wilson* und *D. B. Phemister*: Ann. Surg. *106*, 801 (1937). — 250. *Grob, D., A. M. Harvey* und *D. A. Holladay*: Bull. Johns Hopkins Hosp. *84*, 279 (1949). — 251. *Grob, D., D. A. Holladay* und *A. M. Harvey*: J. clin. Invest. (Am.) *28*, 786 (1949). — 252. *Gross, F., J. Tripod* und *R. Meier*: Schweiz. med. Wschr. *81*, 352 (1951). —

253. *Gross, F.*, und *E. Stricker*: Helvet. Physiol. Acta *8*, 358 (1950). — 254. *Gruhzit, C. C.*, und *G. K. Moe*: J. Pharmacol. (Am.) *96*, 38 (1949). — 255. *Guiot, G.*: Lancet *1951/I*, 666. — 256. *Guiot, G.*: Soc. méd. Hôp. Paris. Oktober 1951. — 257. *Guiot, G.*, und *B. Damoiseau*: Anesth. et Analg. *8*, 641 (1951). — 258. *Guiot, G.*, und *B. Damoiseau*: Rev. Practicien *2*, 172 (1952).

259. *Hafkenschiel, J. H., C. W. Crumpton* und *J. H. Moyer*: J. Pharmacol. *98*, 144 (1949). — 260. *Hafkenschiel, J. H., C. W. Crumpton, J. H. Moyer* und *W. A. Jeffers*: J. clin. Invest. (Am.) *29*, 408 (1950). — 261. *Hafkenschiel, J. H., C. W. Crumpton, P. Kno, N. Keffer, M. A. Lindauer* und *W. A. Jeffers*: J. Pharmacol. (Am.) *98*, 11 (1950). — 262. *Hager, H.*: Neue med. Welt *1*, 1268 (1950). — 263. *Haimovici, H.*: Proc. Soc. exper. Biol. a. Med. (Am.) *64*, 486 (1947). — 263 a. *Haimovici, H.*, und *H. E. Medinets*: Proc. Soc. exper. Biol. a. Med. (Am.) *67*, 163 (1948). — 264. *Hammer, J. M.*: Harper Hosp. Bull. *7*, 191 (1949). — 265. *Handowsky, H.*: Arch. Int. Pharmacodyn. *75*, 449 (1948). — 266. *Hansen, A. T.*: Verh. dtsch. Ges. Kreisl. Forsch. *15*, 97 (1949). — 267. *Hansen, A. T.*: Acta Soc. physiol. scand. *19*, 4 (1949). — 268. *Harmel, M. H., J. H. Hafkenschiel, G. M. Austin, C. W. Crumpton* und *S. S. Kety*: J. clin. Invest. (Am.) *28*, 415 (1949). — 269. *Harvey, A. M.*: Bull. Johns Hopkins Hosp. *65*, 223 (1939). — 270. *Hatieganu, Moga* und *Radu*: Zbl. ges. inn. Med. *61*, 337 (1940). — 271. *Hauss, W. H., H. Kreuziger* und *H. Asteroth*: Klin. Wschr. *27*, 690 (1949) und Verh. dtsch. Ges. Kreisl.Forsch. *15*, 210 (1949). — 272. *Hauss, Kreuziger* und *Asteroth*: Dtsch. med. Wschr. *74*, 1470 (1948). — 273. *Hayes, D. W., K. G. Wakim, B. T. Horton* und *G. A. Peters*: J. Labor. a. clin. Med. *33*, 1197 (1948). — 274. *Hayes, D. W., K. G. Wakim, B. T. Horton* und *G. A. Peters*: J. clin. Invest. (Am.) *28*, 615 (1949). — 275. *Hayward, G. W.*: Lancet *1948/I*, 18. — 276. *Hazard, R.*, und *E. Moisset de Espanés*: Arch. int. Pharmacodyn. *59*, 457 (1938). — 277. *Hazard, R.*, und *C. Vaille*: C. r. Soc. Biol. *137*, 716 (1943). — 278. *Hazard, R.*, und *J. Cheymol*: C. r. Soc. Biol. *135*, 1047 (1941). — 279. *Hazard, R., Y. Frescaline* und *R. Jéquier*: C. r. Soc. Biol. *135*, 1091 (1941). — 280. *Hazard, R., E. Corteggiani* und *A. Cornec*: C. r. Soc. Biol. *143*, 605 (1949). — 281. *Hazard, R., J. Cheymol* und *E. Corteggiani*: C. r. Acad. Sc. *224*, 1307 (1947). — 282. *Hazard, R.* und *C. Vaille*: C. r. Soc. Biol. *118*, 864 (1935). — 283. *Hartmann, M.*, und *H. Isler*: Arch. exper. Path. (D.) *192*, 141 (1939). — 284. *Heath, R. G.*, und *F. Powdermaker*: J. amer. med. Assoc. *125*, 111 (1944). — 285. *Hecht, H. H., F. S. Focht, J. A. Abildskow, T. W. Turns* und *R. O. Christensen*: J. Med. Amer. Sci. *3*, 124 (1947). — 286. *Hecht, H. H., R. Crandall* und *A. J. Samuels*: Federation Proc. *9*, 283 (1950). — 287. *Hecht, H. H.*, und *R. B. Anderson*: Amer. J. Med. Sci. *3*, 3 (1947). — 288. *Heidelmann, G., H. Marx* und *H. Hasse*: Klin. Wschr. *1950*, 691. — 289. *Hendrix, J. P., M. J. Reardon* und *F. A. Marzoni*: Federation Proc. *6*, 338 (1947). — 290. *Hermann, H.*, und *J. Vial*: C. r. Soc. Biol. *136*, 803 (1942). — 291. *Hermann, H., F. Jourdan* und *V. Bonnet*: C. r. Soc. Biol. *135*, 1653 (1941). — 292. *Hering*: Pflügers Arch. *82*, 1 (1900). — 293. *Herwick, R. P., C. R. Linegar* und *T. Koppanyi*: J. Pharmacol. (Am.) *63*, 15 (1938). — 294. *Herwick, R. P., C. R. Linegar* und *T. Koppanyi*: J. Pharmacol. (Am.) *65*, 185 (1939). — 295. *Hess, W. R.*: Schweiz. Arch. Neur. *2*, 3 (1925). — 296. *Hess, W. R.*: Die funktionelle Organisation des vegetativen Nervensystems. Basel: B. Schwabe. 1948. — 297. *Heuwel, G. van den*: Arch. int. Pharmacodyn. *79*, 432 (1949). — 298. *Heymans, C.*, und *J. J. Bouckaert*: C. r. Soc. Biol. *120*, 79 (1935). — 299. *Heymans, C.*, und *J. J. Bouckaert*: Arch. int. Pharmacodyn. *46*, 129 (1933). — 300. *Heymans, C.*, und *A. Ladon*: Arch. int. Pharmacodyn. *30*, 415 (1925). — 301. *Heymans, C.*: Erg. Physiol. *41*, 28 (1939). — 302. *Heymans, C.*, und *J. J. Bouckaert*: C. r. Soc. Biol. *106*, 471 (1931). — 303. *Heymans, C.*: Surgery (Am.) *4*, 487 (1938). — 304. *Heymans, C., J. J. Bouckaert, L. Elaut, F. Byless* und *A. Samaan*: C. r. Soc. Biol. *126*, 434 (1937). — 305. *Heymans, C.*, und *A. Hoorens*: Arch. int. Pharmacodyn. *80*, 347 (1949). — 306. *Heymans, C., J. J. Bouckaert* und *P. Regnier*: Le Sinus carotidien et la Zone homologue cardio-aortique. Paris 1933. — 307. *Hill*: J. Physiol. (Brit.) *18*, 23 (1895). — 308. *Hill, E. J., J. M. Hammer* und *H. C. Saltzstein*: Harper Hosp. Bull. *5*, 173 (1947). — 309. *Hill, E. J., J. M. Hammer, H. C. Saltzstein* und *C. D. Benson*: Arch. Surg. (Am.) *59*, 527 (1949). — 310. *Hochrein, M.*, und *Chr. Keller*: Arch. exper. Path. (D.) *159*, 312 (1931). — 311. *Hofmann, P.*: Schweiz. med. Wschr. *80*, 28 (1950). — 312. *Holden, W. D.*:

Arch. Surg. (Am.) *57*, 373 (1948). — 313. *Holt, J. F., R. H. Lyons, R. B. Neligh,*
G. K. Moe und *F. J. Hodges*: Radiology (Am.) *49*, 603 (1947). — 314. *Hollis, W. J.,*
J. E. Holoubek und *E. F. Chanton*: South. Med. J. (Am.) *41*, 1076 (1948). — 315.
Holtz, P.: Arch. exper. Path. (D.) *206*, 49 (1949). — 316. *Holtz, P.*: Verh. dtsch. Ges. Kreisl.
Forsch. 1949. — 317. *Holtz, P.*: Klin. Wschr. *1949*, 64. — 318. *Holtz, P., K. Credner*
und *K. Kroneberg*: Naunyn-Schmiedebergs Arch. *204*, 238 (1944/47). — 319. *Holtz, P.,*
H. J. Schümann, W. Langenbeck und *H. Le Blanc*: Naturw. *35*, 191 (1948). — 320.
Holtz, P., und *H. J. Schümann*: Naturw. *35*, 159 (1948). — 321. *Holtz, P.,* und *H. J.*
Schümann: Schweiz. med. Wschr. *1949*, 252. — 322. *Holtz, P.*: Persönliche Mit-
teilung. — 323. *Holtz, P.*: Pharmacie *5*, 49 (1950). — 324. *Hoobler, S. W., G. K. Moe*
und *R. H. Lyons*: Med. Clin. N. Amer. *33*, 805 (1949). — 325. *Hoobler, S. W., S. D.*
Malton, H. T. Ballantine, S. Cohen, R. B. Neligh, M. M. Peet und *R. H. Lyons*: J. clin.
Invest. (Am.) *28*, 638 (1949). — 326. *Hoobler, S. W., G. K. Moe, B. R. Rennick, R. B.*
Neligh und *R. H. Lyons*: Univ. Hosp. Bull. (Ann Arbor) *13*, 9 (1947). — 327. *Hoobler,*
S. W., G. K. Moe, B. R. Rennick, R. B. Ne und *R. H. Lyons*: Proc. amer. Feder.
Clin. Research *3*, 19 (1947). — 328. *Hoobler, S. W.* et. al.: Zit. n. *Moe, G. K.,* und *W. A.*
Freyburger: J. Pharmacol. *98*, 61 (1950). — 329. *Horton, B. T., G. A. Peter* und *L. S.*
Blumenthal: Proc. Staff Meet. Mayo Clin., Rochester *20*, 241 (1945). — 330. *Howel,*
T. H.: Lancet *1950*, 204. — 331. *Hughes, G.*: Lancet *1951/I*, 666. — 332. *Hunt, R.*:
J. Pharmacol. (Am.) *28*, 367 (1927). — 333. *Hunt, R.,* und *R. R. Renshaw*: J. Pharma-
col. (Am.) *25*, 315 (1925). — 334. *Hunt, R.,* und *R. R. Renshaw*: J. Pharmacol. (Am.)
29, 17 (1926). — 335. *Hunt, R.,* und *R. R. Renshaw*: J. Pharmacol. (Am.) *35*, 75 (1929).
— 336. *Hunt, R.,* und *R. R. Renshaw*: J. Pharmacol. (Am.) *37*, 177 (1929). — 337.
Hunt, R., und *R. R. Renshaw*: J. Pharmacol. (Am.) *48*, 105 (1933). — 338. *Hunt, R.,*
und *R. R. Renshaw*: J. Pharmacol. (Am.) *58*, 140 (1936).

339. *Imfeld, J. P.*: Schweiz. med. Wschr. *76*, 1263 (1946). — 340. *Ing, H. R.*:
Physiol. Rev. (Am.) *16*, 527 (1936). — 341. *Ipsen, J.*: Hauttemperaturen, Leipzig:
Thieme. 1936. — 342. *Iséri, L. T., H. W. Henderson* und *J. W. Derr*: Amer. Heart J.
42, 149 (1951). — 343. *Israel, H. L., E. L. Keeter, F. E. Urbach* und *W. P. Willis*:
New Engld J. Med. *241*, 738 (1949). — 344. *Issekutz, B.,* und *L. Gyermek*: Arch. int.
Pharmacodyn. *78*, 174 (1949).

345. *Jacobj, C.,* und *J. Hagenberg*: Arch. exper. Path. (D.) *48*, 48 (1902). — 346.
Jakobs, J., und *F. F. Yonkman*: J. Labor. a. clin. Med. (Am.) *29*, 1217 (1944). —
347. *Jang, C. S.*: J. Pharmacol. (Am.) *71*, 87 (1941). — 348. *Jarisch, A.,* und *Y. Zot-*
terman: Acta Soc. physiol. scand. *16*, 31 (1948). — 349. *Jötten, J.*: Arch. Psychiatr.
(D.) u. Z. Neur. *187*, 153 (1951). — 350. *Jones, P. S., H. A. Walker* und *A. P. Richard-*
son: Proc. Soc. exper. Biol. a. Med. (Am.) *73*, 366 (1950). — 351. *Josephs, J. L.*:
Amer. Practit. *4*, 71 (1949). — 352. *Jourdan, F.*: C. r. Soc. Biol. *119*, 1258 (1935). —
353. *Jourdan, F.,* und *P. Guillet*: C. r. Soc. Biol. *136*, 807 (1942). — 354. *Jourdan, F.,*
und *R. Fromment*: C. r. Soc. Biol. *130*, 1264 (1939). — 355. *Just, O.*: Ärztl. Wschr.
1952, 433.

356. *Kaiser, K.,* und *P. Martini*: Dtsch. med. Wschr. *75*, 1516 (1950). — 357.
Kaiser, F., E. Reich und *H. Sarre*: Dtsch. med. Wschr. *76*, 1443 (1952). — 358.
Kampmann, W.: Verh. dtsch. Ges. inn. Med. 1948, 166. — 359. *Kappert, A.*: Helvet.
med. Acta. *16*, Suppl. XXII (1949) Fasc. 1. — 360. *Kappert, A., G. C. Sutton, A. Reale,*
K. H. Skoglund und *G. Nylin*: Acta Cardiolog. *5*, 121 (1950). — 361. *Kappert, A.,*
A. Reale, C. H. Skoglund und *G. C. Sutton*: Acta Soc. phys. scand. *20*, 153 (1950). —
362. *Karr, N. W.*: Federation Proc. *7*, 232 (1948). — 363. *Katz, L. N.,* und *E. Lindner*:
J. amer. med. Assoc. *113*, 2116 (1939). — 364. *Katz, L. N.,* und *L. Friedberg*: Amer.
J. Physiol. *127*, 29 (1939). — 365. *Kay, A. W.,* und *A. N. Smith*: Brit. med. J. *1*,
460 (1950). — 366. *Kelley, D. M.*: Amer. J. Psychiatry *104*, 608 (1948). — 367. *Kety,*
S. S.: Amer. J. med. Sci. *8*, 205 (1950). — 368. *Kety, S. S.,* und *C. F. Schmidt*: Amer.
J. Physiol. *143*, 53 (1945). — 369. *Kety, S. S.*: Year Book Publishers Chicago. 1948,
Vol. I. — 370. *Kety, S. S.,* und *C. F. Schmidt*: J. clin. Invest. (Am.) *27*, 476 (1948). —
371. *Kety, S. S., M. H. Harmel, H. T. Broomell* und *C. B. Rhode*: J. Biol. Chem. *173*,
487 (1948). — 372. *King, T. O.*: Federation Proc. *6*, 345 (1945). — 373. *Kirchhof,*
A. C., C. A. Racely, W. M. Wilson und *N. A. David*: West. J. Surg. (Am.) *52*, 197
(1944). — 374. *Koch, E.*: Verh. dtsch. Ges. Kreisl. Forsch. *1933*, 59. — 375. *Koch, E.*:

Die reflektorische Selbststeuerung des Kreislaufes. Dresden 1931. — 376. *Köhne, J.*: Med. Welt *1951*, Nr. 31/32. — 377. *Konzett, H.*, und *E. Rothlin*: Helvet. physiol. Acta. 7, C—46 (1949). — 378. *Konzett, H.*, und *G. K. Moe*: Zit. n. *Moe, G. K.* und *W. A. Freyburger*: J. Pharmacol. (Am.) *98*, 61 (1950). — 379. *Kositchek, R. J.*, und *M. H. Rabwin*: J. amer. med. Assoc. *144*, 826 (1950). — 380. *Kottmann, K.*: Schweiz. med. Wschr. *63*, 572 (1933). — 381. *Koppanyi, T.*, und *A. E. Vivino*: Federation Proc. *5*, 186 (1946). — 382. *Kral, V. A.*: Schweiz. Arch. Neur. *62*, (1948). — 383. *Kroneberg, G.*: Klin. Wschr. *28*, 353 (1950). — 384. *Kuhlendahl, H.*: Persönliche Mitteilung. — 385. *Kühns, K.*: Helvet. med. Acta *17*, 215 (1950). — 386. *Kühns, K.*: Schweiz. med. Wschr. *81*, 357 (1951). — 387. *Külz, E.*: Pflügers Arch. *195*, 623 (1922). — 388. *Kumogava*: Klin. Mbl. Augenhk. *97*, 611 (1936). — 389. *Kunze, D. C., J. R. Bobb* und *H. D. Green*: Federation Proc. *7*, 235 (1948). — 390. *Kutschera-Aichbergen, H.*: Wien. klin. Wschr. *1944*, 93.

391. *La Due, J. S., P. J. Murison* und *Pack G. T.*: Ann. int. Med. (Am.) *29*, 914 (1948). — 392. *La Franka, S.*: Z. exper. Path. u. Ther. *6*, 1 (1909). — 393. *Lampen, H.*: Dtsch. med. Wschr. *1949*, 536. — 394. *Lampen, H., P. Kezdi* und *L. Kaufmann*: Klin. Wschr. *1949*, 272. — 395. *Landes, G.*: Z. Biol. *101*, (1942) und Arch. Kreisl. Forsch. *15*, 1 (1949). — 396. *Lane, A., C. R. Robertson* und *M. J. Grossman*: Federation Proc. *8*, 91 (1949). — 397. *Lapides, J.*: J. Ur. (Am.) *59*, 501 (1948). — 398. *Larsson, Y.*, und *A. R. Frisk*: Acta Soc. med. scand. *128*, Suppl. *196*, 212 (1947). — 399. *Laszt, L., A. Müller* und *L. Pircher*: Verh. dtsch. Ges. Kreisl. Forsch. *15*, 92 (1949). — 400. *Laurin, E.*: Biochem. Z. *82*, 87 (1917). — 401. *Lennox, W. G.*: Amer. J. med. Sci. *195*, 458 (1938). — 402. *Leroy, G. V., L. A. Nalefski* und *H. W. Christy*: J. Labor. a. clin. Med. (Am.) *33*, 1496 (1948). — 403. *Leschke, E.*: Erkrankungen des vegetativen Nervensystems. Leipzig 1931. — 404. *Lewinson, J. E., M. F. Reiser* und *E. B. Ferris*: J. clin. Invest. (Am.) *27*, 154 (1948). — 405. *Lewis, H. A.*, und *H. Goldblatt*: Bull. N. Y. Acad. Med. *18*, 45 (1942). — 406. *Levis, J.*: Lancet *1951/II*, 150. — 407. *Lichtwitz*: Pathol. d. Funktionen und Relationen, Leyden 1936. — 408. *Liljestrand*: Arch. exper. Path. (D.) *173*, 208 (1949). — 409. *Lindenberg, W.*: Ärztl. Wschr. *5*, 434 (1950). — 410. *Lindgren, J.*, und *A. R. Frisk*: Acta Soc. med. scand. *131*, 581 (1948). — 411. *Linegar, C. R.*: Amer. J. Physiol. *129*, 53 (1940). — 412. *Lion* und *Bergamo*: La Semaine des Hôp. *24/70*, 2237 (1948). — 413. *Lissàk, K.*: Amer. J. Physiol. *124*, 62 (1938). — 414. *Loeb, M.*: Zitiert n. *Leschke, E.* [403]. — 415. *Loew, E. R.*, und *A. Micetich*: J. Pharmacol. (Am.) *93*, 434 (1948). — 416. *Loew, F.*: Vortr. Dtsch. Ges. Neurol. Hamburg 1952. — 417. *Loewe, S.*: Z. exper. Med. *56*, 271 (1927). — 418. *Longino, F. H., K. S. Grimson, J. R. Chittum* und *B. H. Metcalf*: Surgery (Am.) *26*, 421 (1949). — 419. *Longino, F. H., J. R. Chittum* und *K. S. Grimson*: Amer. J. med. Sci. 7, 256 (1949). — 420. *Longino, F. H., J. R. Chittum* und *K. S. Grimson*: Proc. Soc. exper. Biol. a. Med. (Am.) *70*, 467 (1949). — 421. *Longino, F. H., K. S. Grimson, J. R. Chittum* und *B. H. Metcalf*: Gastroenterology *14*, 301 (1950). — 422. *Lottenbach, K.*: Schweiz. med. Wschr. *81*, 310 (1951). — 423. *Luco, J. V., R. Martorell* und *A. Reid*: J. Pharmacol. (Am.) *97*, 171 (1949). — 424. *Luco, J. V.*, und *J. Marconi*: J. Pharmacol. (Am.) *95*, 171 (1947). — 425. *Lyons, R. H., G. K. Moe, R. B. Neligh, S. W. Hoobler, K. N. Campbell, R. L. Berry* und *B. R. Rennick*: Amer. J. med. Sc. *213*, 315 (1947). — 426. *Lyons, R. H., S. W. Hoobler, R. B. Neligh, G. K. Moe* und *M. M. Peet*: J. Amer. med. Assoc. *136*, 608 (1948).

427. *MacFarlane, D. W.* und *K. R. Unna*: J. Pharmacol. (Am.) *98*, 21 (1950). — 428. *MacDonald, J. R.*, und *A. M. Schmith*: Brit. med. J. 2, 620 (1949). — 429. *MacNeal, P. S.*, und *D. Davis*: Ann. internat. Méd. physique et Physiobiol. (Belg.) *26*, 526 (1947). — 430. *Magendie*: Zit. n. *Bodechtel, G.*: Verh. dtsch. Ges. inn. Med. *54*, 57 (1948). — 431. *Maier, H. W.*: Rev. neur. (Fr.) 33, I, 1104 (1926). — 432. *Marrazzi, A. S.*: J. Pharmacol. (Am.) *65*, 18 (1939). — 433. *Marrazzi, A. S.*: J. Pharmacol. (Am.) *65*, 395 (1939). — 434. *Marrazzi, A. S.*, und *R. N. Marrazzi*: J. Neurophysiol. *10*, 167 (1947). — 435. *Marshall, C. R.*: Trans. Roy. Soc. Edin. *50*, 379 (1914). — 436. *Marshall, C. R.*: Pharmaceut. J. *36*, 622 (1913). — 437. *Marsh, D. F.*, und *E. J. van Liere*: J. Pharmacol. (Am.) *94*, 221 (1948). — 438. *Martin, J.*, und *K. Lissak*: Arch. exper. Path. (D.) *196*, 1 (1940). — 439. *Marxer, A.*, und *C. Miescher*: Helvet. chim. Acta. 1951. — 440. *May, L. G., A. Bennet, R. Gregory, Shih*

Yuan Tsai und *M. Lynn-Schoomer*: Proc. Cent. Soc. Clin. Research *22*, 50 (1949). —
441. *Marzoni, F. A., M. J. Reardon, J. P. Hendrix* und *K. S. Grimson*: Bull. amer.
Coll. Surgeons *32*, 232 (1947). — 442. *Marzoni, F. A., M. J. Reardon* und *J. P. Hendrix*: Federation. Proc. *6*, 355 (1947). — 443. *McAllister, F. F.*, und *W. S. Root*:
Amer. J. Physiol. *133*, 70 (1941). — 444. *McDowall*: J. Physiol. (Brit.) *81*, 5 (1934).
— 445. *McIntyre, C. H., R. L. Marsh* und *J. D. Brix*: Surgery (Am.) *25*, 348 (1949).
— 446. *Medinets, H. E., N. S. Kline* und *F. A. Mettler*: Proc. Soc. exper. Biol. a.
Med. (Am.) *69*, 328 (1948). — 447. *Meier, R.*, und *H. J. Bein*: Bull. Schweiz. Akad.
med. Wiss. *6*, 209 (1950). — 448. *Meier, R., F. F. Yonkman, B. N. Craver* und *F.
Gross*: Proc. Soc. exper. Biol. a. Med. (Am.) *71*, 70 (1949). — 449. *Meier, R.*, und
R. T. Meyer: Schweiz. med. Wschr. *71*, 1206 (1941). — 450. *Meier, R.*, und *R. Müller*: Schweiz. med. Wschr. *69*, 1271 (1939). — 451. *Meier, R.*: Schweiz. med. Wschr.
76, 860 (1946). — 452. *Meier, M.*: Praxis *39*, 569 (1950). — 453. *Mechelke, K.*, und
E. Nusser: Arch. exper. Path. (D.) *214*, 1 (1951). — 454. *Melville, K. S.*: J. Pharmacol. (Am.) *59*, 317 (1937). — 455. *Mendez, R.*: J. Pharmacol. (Am.) *32*, 451 (1928).
— 456. *Mercier, F.*, und *J. Mercier*: C. r. Soc. Biol. *140*, 144 (1946). — 457. *Mertens, O., H. Rein* und *F. G. Valdecasas*: Pflügers Arch. *237*, 454 (1936). — 458. *Meurer, H.*: Verh. dtsch. Ges. Kreisl.Forsch. *15*, 77 (1949). — 459. *Messinger, W. J.,
E. N. Goodman* und *J. C. White*: Amer. med. Sci. *6*, 168 (1949). — 460. *Meyer, R. T.*:
Helvet. med. Acta (Supp. 7) *8*, 18 (1941). — 460 a. *Minz, B.*, und *M. Peterfalvi*:
C. r. Acad. Sc. *224, 158* (1947). — 461. *Minz, B.*, und *C. Veil*: C. r. Soc. Biol. a. Med.
141, 573 (1947). — 462. *Moe, G. K., S. D. Malton, B. R. Rennick* und *W. A. Freyburger*: J. Pharmacol. (Am.) *94*, 319 (1948). — 463. *Moe, G. K., B. R. Rennick,
L. R. Capo* und *M. R. Marshall*: Amer. J. Physiol. *157*, 158 (1949). — 464. *Moe, G. K.,
W. A. Freyburger, C. Gruzit, B. R. Rennick, L. R. Capot* und *E. G. Pardo*: Zit. n.
Moe, G. K., und *W. A. Freyburger*: J. Pharmacol. (Am.) *98*, 61 (1950). — 464 a. *Moe,
G. K.*, und *W. A. Freyburger*: J. Pharmacol. (Am.) *98*, 61 (1950). — 465. *Moe, G. K.*:
J. amer. med. Assoc. *137*, 1115 (1948). — 465 a. *Moeller, J.*, und *E. Koppermann*:
Z. Kreisl.Forsch. *39*, 333 (1950). — 466. *Möller, E.*: Nord. med. Tskr. (Schwd.) *33*,
610 (1947). — 467. *Moore, R. M.*, und *W. B. Cannon*: Amer. J. Physiol. *94*, 201
(1930). — 468. *Moore, B.*, und *C. O. Purinton*: Pflügers Arch. *81*, 473 (1900). —
469. *Morin, G.*: C. r. Soc. Biol. *130*, 1267 (1939). — 470. *Morison, R. S.*, und *K. Lissak*: Amer. J. Physiol. *123*, 404 (1938). — 471. *Morawitz, P.*, und *A. Zahn*: Dtsch.
Arch. klin. Med. *116*, 364 (1914). — 472. *Moss, W. G.*, und *G. E. Wackerlin*: Federation. Proc. *7*, 82 (1948). — 473. *Müller, L. R.*: Die Lebensnerven. Berlin: Springer, 1924. — 474. *Müller, R.*: Schweiz. med. Wschr. *75*, 29 (1945). — 475. *Muralt, A. v.*:
Praktische Physiologie. Berlin-Göttingen-Heidelberg: Springer, 1948.

476. *Näf, R.*: Praxis *37*, 503 (1948). — 477. *Neligh, R. B., J. F. Holt, R. H. Lyons,
S. W. Hoobler* und *G. K. Moe*: Gastroenterology *12*, 275 (1949). — 478. *Nesbit, R. M.,
J. Lapides, W. W. Valk, M. Sutler, R. L. Berry, R. H. Lyons, K. N. Campbell* und
G. K. Moe: J. Ur. (Am.) *57*, 242 (1947). — 479. *Nickerson, M.*: J. Pharmacol. (Am.)
95, 27 (1949). — 480. *Nickerson, M.*, und *L. S. Goodman*: J. Pharmacol. (Am.) *89*,
167 (1947). — 481. *Nickerson, M.*, und *S. M. Smith*: Anesthesiology *10*, 562 (1949).
— 482. *Nickerson, M.*: Endocrinology (Am.) *44*, 287 (1949). — 483. *Nickerson, M.*,
und *G. M. Nomaguchi*: J. Pharmacol. (Am.) *95*, 1 (1949). — 484. *Nickerson, M.*,
und *G. M. Nomaguchi*: J. Pharmacol. (Am.) *93*, 40 (1948). — 485. *Nickerson, M.*,
und *L. S. Goodman*: Federation Proc. *7*, 397 (1948). — 486. *Nickerson, M.*, und
W. S. Gump: Zit. n. [479]. — 487. *Nickerson, M.*: Amer. J. med. Sci. *8*, 342 (1950).
— 488. *Nickerson, M., F. Bullock* und *G. M. Nomaguchi*: Proc. Soc. exper. Biol.
a. Med. (Am.) *68*, 425 (1948). — 489. *Nickerson, M., H. O. Brown* und *S. M. Smith*:
Amer. J. med. Sci. 1949. — 490. *Nickerson, M.*, und *S. M. Smith*: Anesthesiology
10, 562 (1949). — 491. *Nickerson, M.*, und *L. S. Goodman*: Proc. Ann. Fed. Clin.
Res. *2*, 109 (1945). — 492. *Nell, W.*, und *M. Schneider*: Pflügers Arch. *246*, 181 (1942),
247, 514 (1944), *250*, 35 (1948). — 493. *Nordmann* und *Westphal*: Nordwestdtsch.
Internisten-Kongr. 1949 Göttingen. — 494. *Norpoth, L.*: Dtsch. med. Wschr. *76*,
1066 (1951). — 495. *Nowak, S. J.*, und *J. I. Walker*: New Engld J. Med. *220*, 269 (1939).

496. *Odenthal, F.*: Dtsch. med. Wschr. *76*, 1907 (1951). — 497. *Ogden, E.*: Bull.
N. Y. Acad. Med. *23*, 643 (1947). — 498. *Orcutt, F. S.*, und *R. M. Waters*: J. biol.

Chem. (Am.) *117*, 509 (1937). — 499. *Organe, G.*, *W. D. M. Paton* und *E. J. Zaimis*: Lancet *1949/I*, 21. — 500. *Orth, O. S.*: Arch. int. Pharmacodyn. *78*, 163 (1949). — 501. *Orth, O. S.*, und *G. Ritchie*: J. Pharmacol. (Am.) *90*, 166 (1947). — 502. *O'Sullivan, M. E.*: J. amer. med. Assoc. *107*, 1208 (1936).

503. *Page, J. H.*: Bull. N. Y. Acad. Med. *19*, 461 (1948). — 504. *Page, J. H.*, und *R. D. Taylor*: J. amer. med. Assoc. *135*, 348 (1947). — 505. *Palme, F.*: Z. exper. Med. *113*, 415 (1944). — 506. *Pardo, E. G.*, *B. R. Rennick* und *G. K. Moe*: Amer. J. Physiol. *161*, 245 (1950). — 507. *Paton, W. D. M.*, und *E. J. Zaimis*: Nature (Brit.) *161*, 718 (1948) und *162*, 810 (1948). — 508. *Paton, W. D. M.*, und *E. J. Zaimis*: Brit. J. Pharmacol. *4*, 381 (1949). — 509. *Patterson, J. L.*, *A. Heyman* und *F. T. Nichols*: J. clin. Invest. (Am.) *28*, 803 (1949). — 510. *Pau, H.*: Persönliche Mitteilung. — 511. *Pau, H.*: Klin. Mbl. Augenhk. *115*, 513 (1949). — 512. *Pearl, F. L.*: Ann. Surg. *128*, 1092 (1948). — 513. *Pearl, F. L.*: Ann. Surg. *128*, 1100 (1948). — 514. *Pearson, S.*, und *J. C. Lundgreen*: Ann. Western Med. a. Surg. *2*, 550 (1948). — 515. *Peet, M. M.*, und *E. M. Isberg*: J. amer. med. Assoc. *130*, 467 (1946). — 516. *Pieper*: Vortr. Tag. Rhein.-Westf. Chir., Düsseldorf 1949. — 517. *Plester, D.*, und *W. Rummel*: Arch. int. Pharmacodyn. *85*, 431 (1951). — 518. *Plummer, A.*: J. Pharmacol. (Am.) *98*, 27 (1950). — 519. *Pollock, L. A.*: J. amer. med. Assoc. *133*, 502 (1947). — 520. *Popkin, R. J.*: Calif. Med. *72*, 108 (1950). — 521. *Poppen, J. L.*, und *C. Lemmon*: J. amer. med. Assoc. *134*, 1 (1947). — 522. *Posey, E. L.*, *H. S. Brown* und *J. A. Bargen*: Gastroenterology *11*, 83 (1948). — 523. *Posternak, J. M.*, und *M. G. Larrabee*: Helvet. physiol. Acta *6*, C-62 (1948). — 524. *Pritzker, B.*: Schweiz. med. Wschr. *77*, 985 (1947). — 525. *Prunty, F. T. G.*, und *H. J. C. Swan*: Lancet *1950*, 759.

526. *Raab, W.*, und *J. R. Humphreys*: J. Pharmacol. (Am.) *88*, 268 (1946). — 527. *Raab, W.*, und *J. R. Humphreys*: J. Pharmacol. (Am.) *89*, 64 (1947). — 528. *Randall, L. O.*, *W. G. Peterson* und *G. Lehmann*: Federation Proc. *8*, 240 (1949). — 529. *Randall, L. O.*, *W. G. Peterson* und *G. Lehmann*: J. Pharmacol. (Am.) *97*, 48 (1949). — 530. *Ratschow, M.*: Münch. med. Wschr. *1951*, 2594. — 531. *Ratschow, M.*: Die peripheren Durchblutungsstörungen. 4. Aufl. Dresden und Leipzig: Steinkopff, 1949. — 532. *Ray, B. S.*: N. Y. J. Med. *45*, 2515 (1945). — 533. *Ray, T.*, *G. E. Burch* und *M. E. de Bakey*: New Orleans med. J. *100*, 6 (1947). — 534. *Raymond-Hamet*: C. r. Soc. Biol. *180*, 2074 (1925). — 535. *Raymond-Hamet*: C. r. Soc. Biol. *183*, 485 (1926). — 536. *Reed, R. K.*, *L. A. Sapirstein*, *F. D. Southard* und *E. Ogden*: Amer. J. Physiol. *141*, 707 (1944). — 537. *Reed, R. K.*, *L. A. Sapirstein*, *F. D. Southard* und *E. Ogden*: Amer. J. Physiol. *141*, 707 (1944). — 538. *Rein, H.*: Z. Biol. *92*, 101 und 115 (1931). — 539. *Relman, A. S.*, und *F. H. Epstein*: Proc. Soc. exper. Biol. a. Med. (Am.) *70*, 11 (1949). — 540. *Reiser, M. F.*, und *E. B. Ferris*: J. clin. Invest. (Am.) *27*, 156 (1948). — 541. *Restall, P. A.*, und *F. H. Smirk*: Brit. Heart J. *14*, 1 (1952). — 542. *Restall, P. A.*, und *F. H. Smirk*: Prov. Univ. Otago. *29*, 10 (1951). — 543. *Restall, P. A.*, und *F. H. Smirk*: New Zeald med. J. *49*, 206 (1950). — 544. *Remington, J. W.*, *N. C. Wheeler*, *G. H. Boyd* und *H. M. Caddell*: Proc. Soc. exper. Biol. a. Med. (Am.) *69*, 150 (1948). — 545. *Richards, B.*, *A. Cameron*, *B. Craver* und *E. Herrold*: Federation Proc. *7*, 251 (1948). — 546. *Richards, R. K.*, *L. W. Roth* und *K. Kueter*: Federation Proc. *6*, 364 (1947). — 547. *Richardson, J. A.*, und *R. P. Walton*: Federation Proc. *7*, 251 (1948). — 548. *Ricker, G.*: Pathologie als Naturwissenschaft. Berlin 1924. — 549. *Roch, M.*, und *B. Roch-Besser*: Schweiz. med. Wschr. *77*, 679 (1947). — 550. *Rockwell, F. V.*: Psychosom. Med. *10*, 230 (1948). — 551. *Root, M. A.*: Federation Proc. *6*. 366 (1947). — 552. *Rosenblueth, A.*, und *B. Cannon*: Amer. J. Physiol. *105*, 373 (1933). — 553. *Ross, J. F.*: Amer. J. Physiol. *116*, 574 (1936). — 554. *Rothlin, E.*: Bull. schweiz. Akad. med. Wiss. *1*, 194 (1945). — 555. *Rothlin, E.*: Helvet. physiol. Acta *2*, C.-48 (1944). — 556. *Rothlin, E.*: J. Pharmacol. (Am.) *36*, 657 (1929). — 557. *Rothlin, E.*: Klin. Wschr. *4*, 1437 (1925). — 558. *Rothlin, E.*: Schweiz. med. Wschr. *76*, 1254 (1946). — 559. *Rothlin, E.*, und *A. Cerletti*: Verh. dtsch. Ges. Kreisl.Forsch. *15*, 158 (1949). — 560. *Rothlin, E.*: Bull. schweiz. Akad. med. Wiss. *2*, 1 (1946/47). — 561. *Rothlin, E.*: Bull. schweiz. Akad. med. Wiss. *2*, 249 (1947). — 562. *Rothlin, E.*, und *A. Cerletti*: Helvet. med. Acta *17*, 3 (1950). — 563. *Rothlin, E.*: C. r. Soc. Biol. *119*, 1302 (1936). — 564. *Rothlin, E.*: Schweiz. med. Wschr. *65*, 947 (1935). — 565. *Rothlin, E.*: Klin. Wschr. *1949*, 576. —

566. *Rothlin, E.*: Arch. int. Pharmacodyn. *27*, 459 (1923). — 567. *Rothlin, E.*: Schweiz. med. Wschr. *60*, 1001 (1930).

568. *Sack, H.*, und *A. Bernsmeier*: Klin. Wschr. *1949*, 305. — 569. *Sack, H.*, und *A. Bernsmeier*: Z. ges. inn. Med. *5*, 152 (1950). — 570. *Sack, H.*, und *H. G. Handrick*: Med. Welt *1952*, Nr. 12. — 571. *Sack, H.*: Diskussion Dtsch. Ges. Neurol. Marburg 1948. — 572. *Sack, H.*, und *A. Bernsmeier*: Dtsch. med. Wschr. *75*, 886 (1950). — 573. *Sack, H.*: Zur Frage der zentralnervösen Regulationsstörungen beim Hirntraumatiker. Hamburg: Nölke, 1947. — 574. *Sack, H.*: Dtsch. med. Rundsch. *3*, 31 (1949). — 575. *Sack, H.*: Das Phaeochromozytom. Hamburg: Nölke, 1951. — 576. *Samuel*: Zit. n. *Bodechtel, G.*: Verh. dtsch. Ges. inn. Med. *54*, 57 (1948). — 577. *Samuels, A. J., H. H. Hecht, F. Tyler* und *R. Carlisle*: Amer. J. med. Sci. *8*, 533 (1950). — 578. *Sapirstein, L. A.*, und *R. K. Reed*: Proc. Soc. exper. Biol. a. Med. (Am.) *57*, 135 (1944). — 579. *Sarre, H.*: Verh. dtsch. Ges. Kreisl.Forsch. *15*, 137 (1949). — 580. *Sarre, H.*, und *E. Koppermann*: Verh. dtsch. Ges. inn. Med. *1948*, 169. — 581. *Sarre, H.*: Verh. dtsch. Ges. Kreisl.Forsch. *1949*, 137. — 582. *Sautter, H.*: Klin. Mbl. Augenhk. *116*, 471 (1950). — 583. *Schaefer, H.*: Erg. Physiol. *46*, 71 (1950). — 584. *Schaefer, H.*: Pflügers Arch. *248*, 527 (1944). — 585. *Schaepdryver, A.*: Arch. int. Pharmacodyn. *77*, 46 (1948). — 586. *Schär-Wüthrich, B.*: Helvet. chim. Acta *26*, 1836 (1943). — 587. *Scheinberg, P.*: Amer. J. med. Sci. *8*, 139 (1950). — 588. *Schellong, F.*: Regulationsprüfung des Kreislaufs. Dresden und Leipzig: Steinkopff, 1938. — 589. *Schellong, F.*, und *Heinemeier*: Z. exper. Med. *89*, 49 und 61 (1933). — 590. *Schiemert, O.*, und *H. Zickgraf*: Klin. Wschr. *27*, 59 (1949). — 591. *Schneider, M.*, und *K. Wiemers*: Klin. Wschr. *29*, 580 (1951). — 592. *Schneider, P. B.*: Schweiz. Arch. Neur. *65*, 283 (1950). — 593. *Schneider, M.*: Naturforschung und Medizin in Deutschland, Bd. *57*, Physiologie, Bd. I, 126. — 594. *Schneider, M.*: Dtsch. Z. Nervenhk. *1950*. — 595. *Schneider, J.*: Helvet. chir. Acta *18*, 370 (1951). — 596. *Schneider, J.*: Schweiz. med. Wschr. *81*, 704 (1951). — 597. *Schneider, P. B.*: Schweiz. Arch. Neur. *65*, 283 (1950). — 598. *Schnetz, H.*, und *M. Fluch*: Z. klin. Med. *137*, 667 (1940). — 599. *Schnetz, H.*, und *M. Fluch*: Z. klin. Med. *140*, 593 (1942). — 600. *Schoen* und *Berchthold*: Arch. exper. Path. (D.) *105*, 63 (1925). — 601. *Schuler, W.*: Zit. n. *Bein, H. J.*, und *R. Meier*: Schweiz. med. Wschr. *81*, 446 (1951). — 602. *Schwarz, M.*: Lancet *1949/I*, 1001. — 603. *Schwiegk, H.*: Pflügers Arch. *136*, 206 (1935). — 604. *Shackleton, R. P. W.*: Brit. med. J. *1951/I*, 1054. — 605. *Shapiro, A. P., H. M. Baker, M. S. Hoffman* und *E. G. Ferris*: Proc. Cent. Clin. Res. *22*, 78 (1949). — 606. *Shea, P. A., P. E. Dunklee, M. J. Tinney* und *W. W. Woods*: California Med. *69*, 193 (1948). — 607. *Shen, T. C. R.*, und *R. Marri*: Arch. int. Pharmacodyn. *64*, 58 (1940). — 608. *Shen, T. C. R.*: Arch. int. Pharmacodyn *59*, 243 (1938). — 609. *Shingleton, W. W.*, und *H. M. Baker*: Federation Proc. *8*, 145 (1949). — 610. *Simeone, F. A.*, und *S. J. Sarnoff*: Surgery (Am.) *22*, 391 (1947). — 611. *Simon, J.*: Arch. int. Pharmacodyn. *47*, 74 (1934). — 612. *Singuier, F., B. Damoiseau* und *G. Guiot*: Bull. Soc. méd. Hôp. Paris *1951*, 1201. — 613. *Slaughter, O. L., H. S. Brown* und *K. G. Wakim*: J. Labor. a. clin. Med. (Am.) *33*, 743 (1948). — 614. *Smirk, F. H.*: Lancet *1951*, 346. — 615. *Smirk, F. H.*: Lancet *1950*, 477. — 616. *Smirk, F. H.*, und *K. S. Altstad*: Brit. med. J. *1951*, 1217. — 617. *Smirk, F. H.*: New Zeald med. J. *49*, 637 (1950). — 618. *Smirk, F. H.*: persönliche Mitteilung. — 619. *Smirk, F. H.*: Amer. Heart J. *42*, 530 (1951). — 620. *Smith, E., D. J. Graubard, N. Goldstein* und *W. Bikoff*: N. Y. J. Med. *48*, 2608 (1948). — 621. *Smith, H. W., N. Finkelstein, L. Alminosa, B. Crawford* und *M. Graber*: J. clin. Invest. (Am.) *24*, 388 (1945). — 622. *Smithwick, R. H.*: Amer. J. med. Sci. *4*, 744 (1948). — 623. *Smithwick, R. H.*: Brit. med. J. *1948*, 4569. — 624. *Smithwick, R. H.*: Zit. n. *Goldenberg, M., C. H. Snyder* und *H. Aranow*: J. amer. med. Assoc. *135*, 971 (1947). — 625. *Spear, H. C.*, und *D. Griswold*: New Engld J. Med. *239*, 736 (1948). — 625 a. *Sollmann, T.*, und *E. D. Brown*: J. amer. med. Assoc. *45*, 229 (1905). — 626. *Speckmann* und *Knauf*: Nervenarzt *1943*, 8. — 627. *Spühler, O., H. Walther* und *W. Brunner*: Schweiz. med. Wschr. *79*, 357 (1949). — 628. *Spühler, O.*: Schweiz. med. Wschr. *77*, 28 (1947). — 629. *Spühler, O.*: Praxis (Bern) *37*, 557 (1948). — 630. *Spühler, O.*: Helvet. med. Acta *15*, 519 (1948). — 631. *Spühler, O.*: Schweiz. med. Wschr. *76*, 1259 (1946). — 632. *Stead, E. A.*, und *J. V. Warren*: Arch. int. Med. (Am.) *80*, 237 (1947). —

633. *Sterne, J., D. Bovet* und *J. Lenoir*: C. r. Soc. Biol. *130*, 207 (1939). — 634. *Stock, F. E.*: Lancet *1948/II*, 570. — 635. *Stoll, A.*, und *A. Hofmann*: Helvet. chim. Acta *26*, 2070 (1943). — 636. *Stoll, A., A. Hofmann* und *Th. Petrzilka*: Helvet. chim. Acta *29*, 635 (1946). — 637. *Stoll, A.*, und *A. Hofmann*: Helvet. chim. Acta *26*, 1570 (1943). — 638. *Stone, C. A., P. Achenbach* und *B. R. Loew*: Federation Proc. *7*, 258 (1948). — 639. *Storch, Th. v.*: J. amer. med. Assoc. *111*, 293 (1938). — 640. *Strauss, H. L.*: Med. Welt *20*, 113 (1951). — 641. *Stricker, F.*: Inaug.-Diss. Basel (1948). — 642. *Stübinger, H. G.*: Verh. dtsch. Ges. Kreisl.Forsch. *17*, 246 (1951). — 643. *Stutzman, J. W., F. L. Pettinga, E. J. Fruggiero* und *G. L. Maison*: Proc. Soc. exper. Biol. a. Med. (Am.) *68*, 686 (1948). — 644. *Sutton, G. C., A. Cerletti* und *M. Taeschler*: Arch. int. Pharmacodyn. *84*, 393 (1950). — 645. *Syben, E.*: Inaug.-Diss. Düsseldorf 1952.

646. *Taliaferro, J., R. A. Adams* und *H. B. Haag*: J. amer. med. Assoc. *140*, 1271 (1949). — 647. *Taylor, R. D., L. C. Underwood* und *I. H. Page*: J. Labor. a. clin. Med. (Am). *32*, 1491 (1947). — 648. *Te Neues, U.*: Inaug.-Diss. Düsseldorf 1952. — 649. *Teschendorf, W.*: Biochem. Z. *118*, 267 (1921). — 650. *Thiele, W.*: Klin. Wschr. *19*, 620 (1940). — 651. *Thiel*: in *Schieck-Brückner*, Krz. Handb. d. Ophthalm. *1931*. — 652. *Tillie, J.*: Arch. exper. Path. (D.) *27*, 1 (1890). — 653. *Torda, C.*, und *H. G. Wolff*: Arch. Neur. (Am.) *53*, 329 (1945). — 654. *Trautmann, E.*: Münch. med. Wschr. *75*, 513 (1928). — 655. *Tripod, J.*, und *R. Meier*: Experientia *6*, 307 (1950). — 656. *Trapold, J. H., M. R. Warren* und *R. A. Woodbury*: J. Pharmacol. (Am.) *100*, 119 (1950). — 657. *Tripod, J.*: Helvet. physiol. Acta *9*, 1 (1951). — 658. *Turner, R.*: Lancet *1950*, 408.

659. *Urech, E., A. Marxer* und *C. Miescher*: Helvet. chim. Acta *33*, 1386 (1950). — 660. *Uvnäs, B.*: Acta Soc. physiol. scand. (D.) *15*, 362 (1948).

661. *Veil* und *Sturm*: Pathologie des Stammhirns. Jena: Fischer, 1942. — 662. *Verney, E. B.*, und *M. Vogt*: Quart. J. exper. Physiol. *28*, 253 (1938). — 663. *Vleeschhouwer, G. R.*: Proc. Soc. exper. Biol. a. Med. *66*, 151 (1947). — 664. *Vleeschhouwer, G. R.*: Arch. int. Pharmacodyn. *50*, 251 (1935). — 665. *Vleeschhouwer, G. R.*: Arch. int. Pharmacodyn. *78*, 461 (1949). — 666. *Volhard, F.*: Verh. dtsch. Ges. Kreisl.Forsch. *1949*, 40. — 667. *Volhard, F.*: Mschr. Geburtsh. *66*, 79 (1924). — 668. *Volhard, F.*: Die doppelseitigen haematogenen Nierenerkrankungen. Hdb. Inn. Med. Bd. VI/1 und 2 (1931). — 669. *Volhard, F.*: Verh. dtsch. Ges. inn. Med. *44*, 30 (1932). — 670. *Volkmann*: Vortr. 69. Tagung Dtsch. Ges. Chir., München 1952; Ref.: Therapiewoche *1952*, 502. — 671. *Voßschulte, K.*: Grundlagen der Schmerzbekämpfung durch Sympathicusausschaltung. Berlin und München: Urban und Schwarzenberg, 1949.

672. *Wagner, S.*: Dtsch. med. Wschr. *75*, (1950). — 673. *Walker, H. A., S. Wilson, C. Heymans* und *A. P. Richardson*: Arch. int. Pharmacodyn. *82*, 395 (1950). — 674. *Wang, S. C.*, und *H. L. Borison*: Amer. J. Physiol. *150*, 712 und 722 (1947). — 675. *Wedler, H. W.*: Verh. dtsch. Ges. inn. Med. *54*, 136 (1949). — 676. *Weigelin* und *Niessel*: Graefes Arch. *150*, 374 (1950). — 677. *Weissbecker*: Zit. n. *Bodechtel, G.*: Verh. dtsch. Ges. inn. Med. *1948*, 57. — 678. *Weitzmann, G.*: Münch. med. Wschr. *88*, 99 (1941). — 679. *Wells, J. A.*, und *D. P. Rall*: Federation Proc. *7*, 264 (1948). — 680. *Werner, A.*: Ärztl. Praxis *II/40* (1950). — 681. *Werner, A.*: Die Therapiewoche *1951/52*. H. 3. — 682. *West, G. B.*: Brit. J. Pharmacol. *4*, 63 (1949). — 683. *West, G. B.*: J. Physiol. *106*, 418 (1947). — 684. *Wetterer, E.*: Z. Biol. *100*, 260 (1940). — 685. *Wetterer, E.*, und *B. Deppe*: Z. Biol. *99*, 307 (1939) und *99*, 320 (1939) und *100*, 105 (1940). — 686. *Wezler, K.*, und *A. Böger*: Erg. Physiol. *41*, 292 (1939). — 687. *Wezler, K.*: Pflügers Arch. *244*, 622 (1941). — 688. *Wezler, K.*: Organismus und Umwelt. Dresden: Steinkopff 1939. — 689. *White, A. C.*: J. Pharm. a. Pharmacol. *16*, 344 (1943). — 690. *Whitrock, R. M., H. L. Tieche* und *M. H. Seevers*: Federation Proc. *7*, 265 (1948). — 691. *Wick, H.*: Arch. exper. Path. (D.) *205*, 490 (1948). — 692. *Wierzuckowski, M.*, und *Z. Bielinski*: C. r. Soc. Biol. *131*, 269 (1939). — 693. *Wiggers, H. C., R. C. Ingraham, F. Roemhild* und *H. Goldberg*: Amer. J. Physiol. *153*, 511 (1948). — 694. *Wilburne, M., L. N. Katz, S. Rodbard* und *A. Surtshin*: J. Pharmacol. (Am.) *90*, 215 (1947). — 695. *Wild, H.*: Habilitationsschrift, Düsseldorf 1950. — 696. *Wilson, G. M.*: Lancet *1950*, 761. — 697. *Wolff, H. G.*: Headache.

New York: Oxford University Press, 1948. — 698. *Wunsch, R. E., R. D. Warnke*, und *G. B. Myers*: Ann. Int. Med. (Am.) 1950. — 699. *Wyatt, B. L.*: Ann. West. Med. a. Surg. *3*, 273 (1949).

700. *Yonkman, F. F.*: J. Pharmacol. (Am.) *43*, 251 (1931). — 701. *Yonkman, F. F., H. W. Hays, A. Cameron, E. Pellet* und *N. Hansen*: Federation Proc. *5*, 216 (1946). — 702. *Yonkman, F. F., D. Stilwell* und *R. Jeremias*: J. Pharmacol. (Am.) *81*, 111 (1944). — 703. *Youmans, W. B.*, und *V. M. Rankins*: Proc. Soc. exper. Biol. a. Med. (Am.) *66*, 241 (1947).

704. *Zenker, R.*: Verh. dtsch. Ges. inn. Med. *1948*, 174. — 705. *Zenker, R.*, und *Löhr*: Klin.-Wschr. *26*, 170 (1948). — 706. *Zuckschwerdt, L.*: Dtsch. med. Wschr. *77*, 460 (1952). — 707. *Zuelzer, G.*: Berl. klin. Wschr. *38*, 1209 (1901). — 708. *Zunz* und *Perla*: Ann. Physiol. *11*, 920 (1935), Arch. int. Pharmacodyn. *51*, 429 (1935). — 709. *Zweig, M., F. Steigmann* und *K. A. Meyer*: Gastroenterology *11*, 200 (1948).